国家卫生健康委员会"十三五"规划教材配套教材

全国高等学校配套教材

供基础、临床、预防、口腔医学类专业用

医学计算机应用
习题集与上机指导教程

主　编　袁同山　阳小华

副主编　卜宪庚　张筠莉　时松和　娄　岩

编　者　（以姓氏笔画为序）

卜宪庚　哈尔滨医科大学	张东圆　河北医科大学
王　哲　河北医科大学	张建莉　长治医学院
王　颖　南华大学	张筠莉　锦州医科大学
阳小华　南华大学	娄　岩　中国医科大学
李　燕　哈尔滨医科大学（大庆）	姚　琳　锦州医科大学
肖　峰　大连医科大学	袁同山　河北医科大学
时松和　郑州大学	黄晓涛　华中科技大学
吴曦华　温州医科大学	雷国华　滨州医学院
何慧敏　广西医科大学	

人民卫生出版社

图书在版编目（CIP）数据

医学计算机应用习题集与上机指导教程 / 袁同山，阳小华主编 . —北京：人民卫生出版社，2019

全国高等学校五年制本科临床医学专业第九轮规划教材配套教材

ISBN 978-7-117-28270-3

Ⅰ.①医… Ⅱ.①袁… ②阳… Ⅲ.①计算机应用 – 医学 – 高等学校 – 教学参考资料 Ⅳ.①R319

中国版本图书馆 CIP 数据核字（2019）第 046166 号

人卫智网	www.ipmph.com	医学教育、学术、考试、健康，购书智慧智能综合服务平台
人卫官网	www.pmph.com	人卫官方资讯发布平台

医学计算机应用习题集与上机指导教程

主　　编：袁同山　阳小华
出版发行：人民卫生出版社（中继线 010-59780011）
地　　址：北京市朝阳区潘家园南里 19 号
邮　　编：100021
E - mail：pmph @ pmph.com
购书热线：010-59787592　010-59787584　010-65264830
印　　刷：三河市尚艺印装有限公司
经　　销：新华书店
开　　本：787 × 1092　1/16　印张：27
字　　数：708 千字
版　　次：2019 年 6 月第 1 版　2019 年10月第 1 版第 2 次印刷
标准书号：ISBN 978-7-117-28270-3
定　　价：58.00 元

打击盗版举报电话：010-59787491　E-mail：WQ @ pmph.com
（凡属印装质量问题请与本社市场营销中心联系退换）

前　言

本书是为本科临床医学专业等专业第九轮规划教材《医学计算机应用》第6版教材专门编写的配套学习用书。全书分为两部分，第一部分为习题与答案，第二部分为上机实验与操作指导。

第一部分紧密结合各章知识点和重点内容，设计了二十五套习题，其中包括单选题、多选题、判断题、填空题、简答题和操作题等多种题型，有的章节还给出了思考题。这些配套题目，覆盖面广，梯度合理，有助于读者更好地学习掌握教材内容。

第二部分结合各章具体情况，配备了五十个上机实验，其目的是培养学生运用计算机解决具体问题的动手能力。这些实验内容设计循序渐进、实用性强，能够满足学生上机练习的基本需求。实验题目需要的文件、图片等扩展资源以压缩文件形式放置在人民卫生出版社的网站上，登录后下载即可使用。

参加本书编写的编委来自国内12所医学高等院校，大家经验丰富，共同协作，相互审稿，共同完成了本书的编写工作。本书具体分工为：习题一和实验一、实验二由娄岩和袁同山编写，习题二和实验三～实验八由肖峰编写，习题三和实验九、实验十由姚琳和何慧敏编写，习题四、习题六和实验十一～实验十五及实验二十一、实验二十二由李燕和张筠莉编写，习题五和实验十六～实验二十由雷国华编写，习题七～习题十一和实验二十三～实验三十由张建莉和王哲编写，习题十二由黄晓涛编写，习题十三～习题二十一和实验三十一～实验四十一由吴暾华和王颖编写，习题二十二和实验四十二～实验四十六由卜宪庚编写，习题二十三、习题二十四和实验四十七～实验五十由张东圆和阳小华编写，习题二十五由时松和编写，习题答案和实验指导由相应编委编写。全书由主编和副主编负责统稿和审稿。

本书的出版，得到了各位编者所在院校的领导和同事们的大力支持，在此，一并表示衷心的感谢！

袁同山　阳小华

2019 年 2 月 15 日

3

本书数字资源使用说明

本书配有上机实验使用的图片、数据等扩展资源，并以压缩文件形式放置在人民卫生出版社增值服务网站上，需使用电脑下载至本地解压后使用（移动端暂不支持解压使用），具体步骤如下：

1. 扫描教材封底圆形图标中的二维码，或登录 jh.ipmph.com 打开激活平台。

2. 注册或使用已有人卫账号登录，输入封底刮开的激活码。

3. 使用电脑输入网址 zengzhi.ipmph.com，点击"登录"按钮，使用人卫账号登录。

4. 在"我的网络增值服务"中找到《医学计算机应用习题集与上机指导教程》。

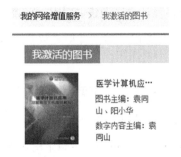

5. 进入图书详情页，打开名为"《医学计算机应用习题集与上机指导教程》压缩文件"的链接，点击"下载"将压缩文件下载至本地解压使用。

《医学计算机应用习题集与上机指导教程》压缩文件

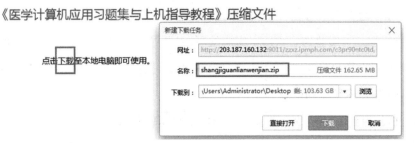

目　录

第一篇　习题与答案

习　题

习题一　计算机基础

一、单选题

1. 第一台电子计算机是 1946 年在美国研制成功的，该机的英文缩写名是
   A. ENIAC
   B. EDVAC
   C. EDSAC
   D. MARK

2. 计算机的发展历史按其结构中采用的主要电子元器件划分，一般分为多少个时代
   A. 3
   B. 4
   C. 5
   D. 2

3. 计算机系统由硬件系统和软件系统两部分组成，下列选项中不属于硬件系统的是
   A. 中央处理器
   B. 内存储器
   C. I/O 设备
   D. 系统软件

4. 计算机的硬件系统由五大部分组成，下列各项中不属于这五大部分的是
   A. 运算器
   B. 软件
   C. I/O 设备
   D. 控制器

5. 计算机内部用于处理数据和指令的编码是
   A. 十进制码
   B. 二进制码
   C. ASCII 码
   D. 汉字编码

6. 计算机软件分为系统软件和应用软件两大类，下列各项中不属于系统软件的是
   A. 操作系统
   B. 办公软件
   C. 数据库管理系统
   D. 系统支持和服务程序

7. 在计算机中，存储数据的最小单位是
   A. 字节
   B. 位
   C. 字
   D. 主频

8. 保持微型计算机正常运行必不可少的输入/输出设备是
   A. 键盘和鼠标
   B. 显示器和打印机
   C. 键盘和显示器
   D. 鼠标和扫描仪

1

9. 下列各项中,计算机存储容量的基本单位是
  A. 字长   B. 字节
  C. 主频   D. 位

10. 一个完备的计算机系统应该包含计算机的
  A. 主机和外设   B. 控制器和运算器
  C. CPU 和存储器   D. 硬件系统和软件系统

11. 下面各组设备中,按顺序包括输入设备、输出设备和存储设备的是
  A. CRT、CPU、ROM   B. 绘图仪、鼠标器、键盘
  C. 鼠标器、绘图仪、光盘   D. 磁带、打印机、激光印字机

12. 以下选项中,**不属于**信息时代的定律的是
  A. 吉尔德定律   B. 摩尔定律
  C. 麦特卡尔夫定律   D. 达律多定律

13. 目前世界上不同型号的计算机,就其工作原理而言,一般都认为是基于冯·诺伊曼提出的什么理论
  A. 二进制原理   B. 布尔代数原理
  C. 摩尔定律   D. 存储程序控制原理

14. 计算机的多媒体技术是以计算机为工具,接受、处理和显示由下列哪个等表示的信息技术
  A. 中文、英文、日文   B. 图像、动画、声音、文字和影视
  C. 拼音码、五笔字型码   D. 键盘命令、鼠标器操作

15. 以下**不是**虚拟现实技术特点的是
  A. 沉浸感   B. 交互性
  C. 想象力   D. 虚实结合

16. 下列关于数据重组的说法中,**错误**的是
  A. 数据重组是数据的重新生产和重新采集
  B. 数据重组能够使数据焕发新的光芒
  C. 数据重组实现的关键在于多源数据融合和数据集成
  D. 数据重组有利于实现新颖的数据模式创新

17. 智能健康手环的应用开发,体现了下列哪个数据采集技术的应用
  A. 统计报表   B. 网络爬虫
  C. 传感器   D. API 接口

18. 当前社会中,最为突出的大数据环境是
  A. 综合国力   B. 互联网
  C. 物联网   D. 自然资源

19. 关于大数据在社会综合治理中的作用,以下理解**不正确**的是
  A. 大数据的运用能够维护社会治安
  B. 大数据的运用能够加强交通管理
  C. 大数据的运用能够杜绝抗生素的滥用
  D. 大数据的运用有利于走群众路线

20. 下面**不属于**人工智能研究基本内容的是
  A. 机器感知   B. 机器学习

    C. 机器思维   D. 自动化

二、填空题

1. 电子计算机按体积大小可以分为巨型机、大型机、中型机、小型机和_____。

2. 微型计算机,也称为_____。

3. _____是研究、开发用于模拟、延伸和扩展人的智能的理论、方法、技术及应用系统的一门新的技术科学。

4. _____的功能是完成数据的算术运算和逻辑运算,并且被集成在中央处理单元(Central Processing Unit,简称CPU)中,用来进行数据处理。

5. 虚拟现实技术的三大特征:交互性、沉浸感、_____。

6. 虚拟现实技术的三个特点中,交互性与沉浸感是决定一个系统是否属于虚拟现实系统的关键特性,其中_____是虚拟现实最终实现的目标。

7. 十进制数13的二进制表示是_____。

8. 大数据时代的数据格式特性包括的数据结构类型有_____、_____、_____。

9. 大数据呈现出的“4V+1O”特征是_____、_____、_____、_____、_____。

10. 大数据的_____技术主要针对已接收的半结构化和非结构化大数据进行辨析、抽取、清洗等工作。

11. _____是指通过影像学、医学图像处理技术以及其他可能的生理、生化手段,结合计算机的分析计算,辅助发现病灶,提高诊断的准确率。

12. 未来新型计算机将可能在光子计算机、_____和_____三个方面取得革命性的突破。

13. _____是运用计算机科学的基础概念进行问题求解、系统设计,以及人类行为理解等涵盖计算机科学之广度的一系列思维活动。

14. 射频识别,简称_____,是一种通信技术,俗称电子标签。可通过无线电讯号识别特定目标并读写相关数据,而无需识别系统与特定目标之间建立机械或光学接触。

15. _____是将宽度不等的多个黑条和空白,按照一定的编码规则排列,用以表达一组信息的图形标识符。

三、判断题

1. 就计算机硬件而言,通常外存储器容量大于内存储器,但其读取速度是内存储器快于外存储器。

2. 一般而言,计算机的字长越长,其运算速度越快,精度越高。

3. 开发新一代智能型计算机的目标是完全替代人类的智力劳动。

4. 信息系统的计算与处理技术可用于扩展人的思维器官功能,增强对信息的加工处理能力。

5. 关于计算机,64位的CPU配上64位的操作系统,才能充分发挥CPU的处理能力。

6. 二维码包含矩阵式二维码和行排式二维码,矩阵式二维码其编码原理是建立在一维条码基础之上,按需要堆积成两行或多行。

7. 最基本的RFID是由标签、阅读器和天线三部分构成。

8. 数据压缩的方法由编码和解码两个过程组成。

9. 音频信号的数字化一般需要经过采样、量化和解码三个步骤来完成。

10. 在多媒体计算机中,可以处理的图像文件格式主要有以下几种图像格式:BMP格式、JPEG格式、GIF格式、TIFF格式、MIDI格式等。

11. 科学思维包括:理论思维、实验思维和计算思维,它是人类认识世界和改造世界的三大科学思维。

12. 二进制数 11001 对应的十进制数是 26。

13. 增强现实和影像现实都属于虚拟现实。

14. 计算思维的本质(Essence)是抽象(Abstraction)和自动化(Automation)。

15. 虚拟现实技术具有虚实结合、实时交互、三维注册的特点。

16. 大数据具有体量大、结构单一、时效性强的特征。

17. 对于大数据而言,最基本、最重要的要求就是减少错误、保证质量。因此,大数据收集的信息要尽量精确。

18. 物联网的发展必将促进大数据应用的进一步发展。

19. 虚拟现实与通常 CAD 系统所产生的模型以及传统的三维动画是不一样的。

20. 人工智能 AI 在医学的应用愈来愈多,如读片技术用于癌症筛查等有非常优秀的表现,但它并不能代替医生进行诊断。

（娄　岩　袁同山）

习题二　操作系统

一、单选题

1. 在下列软件中,属于计算机操作系统的是
   A. Windows7　　　　　　　　　　B. Word2010
   C. Ghost　　　　　　　　　　　　D. Photoshop

2. 操作系统的作用是管理计算机系统的
   A. 软件和硬件资源　　　　　　　　B. 网络资源
   C. 软件资源　　　　　　　　　　　D. 硬件资源

3. 在搜索文件时,"?"代表所在位置上有任意的几个字符
   A. 1　　　　　　　　　　　　　　B. 2
   C. 3　　　　　　　　　　　　　　D. 任意

4. 文本文件的扩展名是
   A. TXT　　　　　　　　　　　　　B. EXE
   C. JPG　　　　　　　　　　　　　D. AVI

5. 如果一个文件的名字是"AA. BMP",则该文件是
   A. 可执行文件　　　　　　　　　　B. 文本文件
   C. 网页文件　　　　　　　　　　　D. 位图文件

6. 文件的类型可以根据什么来识别
   A. 文件的大小　　　　　　　　　　B. 文件的用途
   C. 文件的扩展名　　　　　　　　　D. 文件的存放位置

7. 在同一文件夹中,下列说法正确的是
   A. 允许有同名的文件
   B. 允许有同名的文件夹
   C. 不允许有同名的文件,但允许有同名的文件夹
   D. 不允许有同名的文件或文件夹

8. 删除桌面上某个程序的快捷图标,意味着

    A. 并不删除与其链接的程序

    B. 删除与其链接的程序

    C. 快捷图标与链接的应用程序一起隐藏

    D. 快捷图标被删除,链接的应用程序被隐藏

9. 移动窗口时,应将鼠标放在何处然后按住鼠标拖动

    A. 窗口边框线   B. 窗口的工作区

    C. 窗口的标题栏   D. 窗口工具栏

10. 在 Windows7 操作系统中,显示桌面的快捷键是

    A. "Win" + "D"   B. "Win" + "P"

    C. "Win" + "Tab"   D. "Alt" + "Tab"

11. 在 Windows7 中,若鼠标指针形状为 ✥ 时,表示

    A. 系统忙,处于等待状态   B. 可以改变窗口大小

    C. 可移动窗口或其他对象   D. 超级链接

12. 在 Windows7 操作系统中,选定多个不连续的文件或文件夹需要哪个键配合

    A. Shift   B. Ctrl

    C. Tab   D. Alt

13. 打开任务管理器的快捷键是

    A. Ctrl+Delete   B. Ctrl+Alt

    C. Ctrl+Tab   D. Ctrl+Shift+Esc/Ctrl+Alt+Delete

14. 同时选择某一位置下全部文件或文件夹的快捷键是

    A. Ctrl+C   B. Ctrl+V

    C. Ctrl+A   D. Ctrl+S

15. 直接永久删除文件而不是先将其移至回收站的快捷键是

    A. Esc+Delete   B. Alt+Delete

    C. Ctrl+Delete   D. Shift+Delete

16. 回收站是何处中的一块区域

    A. 内存   B. 硬盘

    C. 软盘   D. 高速缓存

17. 在 Windows7 中,**不属于**桌面或窗口图标排列方式的是

    A. 名称   B. 大小

    C. 项目类型   D. 图标

18. 在 Windows7 中,同一驱动器中进行文件或文件夹复制,操作方法是

    A. 选定后按 Ctrl+X 键,再按 Ctrl+V 键

    B. 用鼠标拖动该文件或文件夹

    C. 按 Ctrl 键同时用鼠标拖动该文件或文件夹

    D. 按 Shift 键同时用鼠标拖动该文件或文件夹

19. Windows7 的哪个部分提供了有关计算机性能的信息,并显示计算机上所运行的程序和进程的详细信息

    A. 我的电脑   B. 计算机

　　　　C. 控制面板　　　　　　　　　　　　D. 任务管理器

20. Windows7 为用户提供了对系统环境、显示状态、软件、更改与卸载等功能进行管理的工具,这个管理工具是

　　　　A. 计算机　　　　　　　　　　　　　B. Program Files
　　　　C. 控制面板　　　　　　　　　　　　D. 库

21. 选用中文输入法后,可以实现全角半角切换的组合键是

　　　　A. CapsLock　　　　　　　　　　　　B. Ctrl+ "."
　　　　C. Shift+Space　　　　　　　　　　　D. Ctrl+Space

22. Windows7 中,按什么键可在各中文输入法和英文间切换

　　　　A. Ctrl+Shift　　　　　　　　　　　 B. Ctrl+Alt
　　　　C. Ctrl+ 空格　　　　　　　　　　　 D. Ctrl+Tab

23. 当一个应用程序窗口被最小化后,该应用程序将

　　　　A. 被终止执行　　　　　　　　　　　B. 继续在前台执行
　　　　C. 被暂停执行　　　　　　　　　　　D. 转入后台执行

24. 在 Windows7 中使用删除命令删除硬盘中的文件后

　　　　A. 文件确实被删除,无法恢复
　　　　B. 在没有存盘操作的情况下,还可恢复,否则不可以恢复
　　　　C. 文件被放入回收站,可以通过"查看"菜单的"刷新"命令恢复
　　　　D. 文件被放入回收站,可以通过回收站操作恢复

25. 安装 Windows7 操作系统时,系统磁盘分区必须是什么格式才能安装

　　　　A. FAT　　　　　　　　　　　　　　B. FAT16
　　　　C. FAT32　　　　　　　　　　　　　D. NTFS

26. 操作系统的主要功能是

　　　　A. 微处理器管理、文件管理、设备管理、作业管理
　　　　B. 进程与处理机管理、作业管理、存储管理、设备管理、文件管理
　　　　C. 硬盘管理、软盘管理、存储器管理、光盘管理、文件管理
　　　　D. 程序管理、文件管理、系统文件管理、编译管理、存储设备管理

27. Windows7 操作系统是一个

　　　　A. 单用户单任务系统　　　　　　　　B. 单用户多任务系统
　　　　C. 多用户多任务系统　　　　　　　　D. 多用户单任务系统

28. Windows7 的"开始菜单"包括了 Windows7 系统的

　　　　A. 主要功能　　　　　　　　　　　　B. 部分功能
　　　　C. 全部功能　　　　　　　　　　　　D. 绝大部分功能

29. 在 Windows7 桌面上有某一应用程序的图标,要打开该应用程序的窗口,应

　　　　A. 左单击该应用程序的图标　　　　　B. 右单击该应用程序的图标
　　　　C. 双击该应用程序的图标　　　　　　D. 拖动该应用程序的图标

30. Windows7 的"即插即用"功能是指

　　　　A. 对硬件设备有自动识别和配置的能力　　B. 对音乐有自动播放的功能
　　　　C. 对应用软件有自动打开的功能　　　　　D. 具有自动完成任何功能的能力

二、填空题

1. 正常退出 Windows7 并关闭计算机,应首先保存所有应用程序中处理的工作,退出这些程序,再从_____菜单中选择_____。

2. 在 Windows7 的菜单命令中:显示暗淡的命令表示_____;命令名后有符号"..."表示_____;命令名前有符号"√"表示_____;命令名后有顶点向右的实心三角符号,表示_____;命令名的右边若还有另一组合键,这种组合键称为_____,它的作用是_____。

3. 用鼠标单击前台运行的应用程序窗口的"最小化"按钮,这个应用程序在任务栏仍有_____,这个程序_____(停止/没有停止)运行。

4. 寻求 Windows7 帮助的方法之一是,从开始菜单中选择_____;在对话框中获得帮助,可_____。

5. 若一个文件夹有子文件夹,那么在"文件夹"窗口中,单击该文件夹的图标或标识名的作用是_____。

6. 在资源管理器中,用鼠标复制一个文件到另一个驱动器中,要_____这个文件,然后拖动其图标到_____,释放鼠标按键,在同一驱动器中复制文件则拖动过程需按住_____键。

7. 打开回收站窗口,执行"文件"菜单的"删除"命令后,被删除的文件_____;通过_____可恢复被误删的文件或文件夹。

8. 在 Windows7 "计算机"窗口中,要整理 C 盘的碎片,应选择磁盘"属性"对话框的_____选项卡。

9. 在 Windows7 系统下,若想改变显示器的分辨率,应利用_____进行设置。

10. 在画图窗口,利用"矩形"工具要画一个正方形,在按住鼠标器拖动的同时,应按住_____键。

三、简答题

1. 如何理解快捷方式和对象之间的关系?

2. Windows7 中的菜单有几种? 如何打开一个对象的快捷菜单? 如何打开窗口的控制菜单? 简述控制菜单中各命令的作用。

3. 如何理解剪贴板及其作用?

4. 简述 Windows7 附件中提供的一些系统维护工具和办公程序的功能。

（肖　峰）

习题三　网络基础与应用

一、单选题

1. 1965 年科学家提出"超文本"概念,其"超文本"的核心是

   A. 链接　　　　　　　　　　　B. 网络

   C. 图像　　　　　　　　　　　D. 声音

2. 下列四项中表示域名的是

   A. www.cctv.com　　　　　　　B. hk@zj.school.com

   C. zjwww@china.com　　　　　 D. 202.96.68.1234

3. 计算机网络最突出的特点是

   A. 资源共享　　　　　　　　　B. 运算精度高

C. 运算速度快　　　　　　　　　　　D. 内存容量大

4. 网址 "www.pku.edu.cn" 中的 "cn" 表示

    A. 英国　　　　　　　　　　　　　　B. 美国

    C. 日本　　　　　　　　　　　　　　D. 中国

5. 电子邮件地址格式为:username@hostname,其中 hostname 为

    A. 用户地址名　　　　　　　　　　　B. 某国家名

    C. 某公司名　　　　　　　　　　　　D. ISP 某台主机的域名

6. Internet 中 URL 的含义是

    A. 统一资源定位器　　　　　　　　　B. Internet 协议

    C. 简单邮件传输协议　　　　　　　　D. 传输控制协议

7. 区分局域网(LAN)和广域网(WAN)的依据是

    A. 网络用户　　　　　　　　　　　　B. 覆盖范围

    C. 联网设备　　　　　　　　　　　　D. 传输协议

8. 连接到 Internet 的计算机中,必须安装的协议是

    A. 双边协议　　　　　　　　　　　　B. TCP/IP 协议

    C. NetBEUI 协议　　　　　　　　　　D. SPSS 协议

9. 在地址栏中显示 http://www.sina.com.cn/,则所采用的协议是

    A. WWW　　　　　　　　　　　　　B. FTP

    C. HTTP　　　　　　　　　　　　　D. 电子邮件

10. 下列 IP 地址中书写正确的是

    A. 168*192*0*1　　　　　　　　　　B. 325.255.231.0

    C. 192.168.1　　　　　　　　　　　D. 255.255.255.0

11. 以下**不属于**无线介质的是

    A. 激光　　　　　　　　　　　　　　B. 电磁波

    C. 光纤　　　　　　　　　　　　　　D. 微波

12. TCP 协议工作在以下的哪个层

    A. 物理层　　　　　　　　　　　　　B. 链路层

    C. 传输层　　　　　　　　　　　　　D. 应用层

13. TCP/IP 层的网络接口层对应 OSI 的

    A. 物理层　　　　　　　　　　　　　B. 链路层

    C. 网络层　　　　　　　　　　　　　D. 物理层和链路层

14. 所有站点均连接到公共传输媒体上的网络结构是

    A. 总线型　　　　　　　　　　　　　B. 环型

    C. 树型　　　　　　　　　　　　　　D. 混合型

15. 网络协议主要要素为

    A. 数据格式、编码、信号电平　　　　B. 数据格式、控制信息、速度匹配

    C. 语法、语义、同步　　　　　　　　D. 编码、控制信息、同步

16. 网络接口卡的基本功能包括:数据转换、通信服务和

    A. 数据传输　　　　　　　　　　　　B. 数据缓存

    C. 数据服务　　　　　　　　　　　　D. 数据共享

17. IPv6 地址由一组几位的二进制数字组成
    A. 16 位
    B. 32 位
    C. 64 位
    D. 128 位

18. 在常用的传输介质中,谁的带宽最宽,信号传输衰减最小,抗干扰能力最强。
    A. 双绞线
    B. 同轴电缆
    C. 光纤
    D. 微波

19. 在下面的 IP 地址中属于 C 类地址的是
    A. 141.0.0.0
    B. 3.3.3.3
    C. 197.234.111.123
    D. 23.34.45.56

20. 在企业内部网与外部网之间,用来检查网络请求分组是否合法,保护网络资源不被非法使用的技术是
    A. 防病毒技术
    B. 防火墙技术
    C. 差错控制技术
    D. 流量控制技术

21. 传输介质中,哪种传输介质的抗电磁干扰性最好
    A. 双绞线
    B. 同轴电缆
    C. 光纤
    D. 无线介质

22. 以下哪个命令用于测试网络连通
    A. telnet
    B. ping
    C. nslookup
    D. ftp

23. 在 Internet 中,用字符串表示的 IP 地址称为
    A. 帐户
    B. 域名
    C. 主机名
    D. 用户名

24. ISP 是指
    A. Internet 服务提供商
    B. 一种协议
    C. 一种网络
    D. 网络应用软件

25. 若两台主机在同一子网中,则两台主机的 IP 地址分别与它们的子网掩码相"与"的结果一定
    A. 为全 0
    B. 为全 1
    C. 相同
    D. 不同

26. DNS 的作用是
    A. 为客户机分配 IP 地址
    B. 访问 HTTP 的应用程序
    C. 将域名翻译为 IP 地址
    D. 将 MAC 地址翻译为 IP 地址

27. 系统可靠性最高的网络拓扑结构是
    A. 总线型
    B. 网状型
    C. 星型
    D. 树型

28. IPv4 的 32 位地址共 40 多亿个,IPv6 的 128 位地址是 IPv4 地址总数的几倍
    A. 4
    B. 96
    C. 2 的 96 次方
    D. 2 的 4 次方

29. 以下关于 VPN 说法正确的是
    A. VPN 指的是用户自己租用线路,和公共网络物理上完全隔离的、安全的线路

    B. VPN 指的是用户通过公用网络建立的临时的、安全的连接

    C. VPN 不能做到信息认证和身份认证

    D. VPN 只能提供身份认证、不能提供加密数据的功能

30. 网络蠕虫病毒以网络带宽资源为攻击对象,主要破坏网络的

    A. 可用性   B. 完整性

    C. 保密性   D. 可靠性

二、填空题

1. 计算机网络系统由硬件系统和软件系统组成。硬件组成包括主体设备即主机、_____和_____三大部分。

2. 计算机网络软件包括网络操作系统、应用软件及网络中的各种_____。

3. 传输介质可分为_____和_____两大类。

4. 在 TCP/IP 分层体系结构中,_____是最底层,负责通过网络发送和接收 IP 数据报。

5. 当数据报在物理网络中进行传输时,IP 地址被转换成_____地址。

6. Internet 中,IPv4 地址表示形式是彼此之间用圆点分隔的四个十进制数,每个十进制数的取值范围为_____。

7. 在公共总线型局域网上,任何站点帧的发送和接收过程,通常都使用_____技术。

8. Office 中的 Word、Excel、PowerPoint、Visio 等很容易感染_____病毒。

9. _____是用户用私钥对原始数据加密所得的特殊数字串,是用来保证文件或资料来源的真实性、数据传输的完整性和防抵赖性的一种方法。

10. 在加密或解密过程中,起重要参与作用的关键性信息称为_____。

三、简答题

1. 简述计算机病毒。

2. 简述对称加密与非对称加密。

3. 简述网络协议及三要素。

4. 简述特殊 IP 地址。

（姚　琳　何慧敏）

习题四　Word

一、单选题

1. Word2010 文档扩展名的默认类型是

    A. DOCX   B. DOC

    C. DOTX   D. DAT

2. Word2010 软件处理的主要对象是

    A. 表格   B. 文档

    C. 图片   D. 数据

3. Word2010 窗口界面的组成部分中,除常见的组成元素外,还新增加的元素是

    A. 标题栏   B. 快速访问工具栏

    C. 状态栏   D. 滚动条

4. 按快捷键 "Ctrl+S" 的功能是

    A. 删除文字   B. 粘贴文字

    C. 保存文件   D. 复制文字

5. 在 Word2010 中,快速工具栏上标有 "软磁盘" 图形按钮的作用是哪个文档

    A. 打开   B. 保存

    C. 新建   D. 打印

6. 在 Word2010 中 "打开" 文档的作用是

    A. 将指定的文档从内存中读入、并显示出来

    B. 为指定的文档打开一个空白窗口

    C. 将指定的文档从外存中读入、并显示出来

    D. 显示并打印指定文档的内容

7. Word2010 有记录最近使用过的文档功能。如果用户处于保护隐私的要求需要将文档使用记录删除,可以在打开的 "文件" 面板中单击 "选项" 按钮中的下列哪项进行操作

    A. 常规   B. 保存

    C. 显示   D. 高级

8. 在 Word2010 中页眉和页脚的默认作用范围是

    A. 全文   B. 节

    C. 页   D. 段

9. 哪个标记包含前面段落格式信息

    A. 行结束   B. 段落结束

    C. 分页符   D. 分节符

10. 在 Word2010 中,当建立一个新文档时,默认的文档格式为

    A. 居中   B. 左对齐

    C. 两端对齐   D. 右对齐

11. Word2010 的视图模式中新增加的模式是

    A. 普通视图   B. 页面视图

    C. 大纲视图   D. 阅读版式视图

12. 在 Word 的编辑状态,单击 "还原" 按钮的操作是指

    A. 将指定的文档打开   B. 为指定的文档打开一个空白窗口

    C. 使当前窗口缩小   D. 使当前窗口扩大

13. 在 Word2010 的编辑状态,执行编辑菜单中 "复制" 命令后

    A. 被选择的内容将复制到插入点处   B. 被选择的内容将复制到剪贴板

    C. 被选择的内容出现在复制内容之后   D. 光标所在的段落内容被复制到剪贴板

14. 在 Word 文档中有一段落的最后一行只有一个字符,想把该字符合并到上一行,下述方法中哪一个**无法**达到该目的

    A. 减少页的左右边距   B. 减小该段落的字体的字号

    C. 减小该段落的字间距   D. 减小该段落的行间距

15. 在 Word 中,下述关于分栏操作的说法,正确的是

    A. 可以将指定的段落分成指定宽度的两栏

    B. 任何视图下均可看到分栏效果

    C. 设置的各栏宽度和间距与页面宽度无关

D. 栏与栏之间不可以设置分隔线

16. 在 Word2010 编辑状态下,若鼠标在某行行首的左边选择区,下列哪个操作可以仅选择光标所在的行。

  A. 双击鼠标左键   B. 单击鼠标右键

  C. 将鼠标左键击三下   D. 单击鼠标左键

17. 要设置行距小于标准的单倍行距,需要选择下列哪项再输入磅值

  A. 两倍   B. 单倍

  C. 固定值   D. 最小值

18. 在 Word2010 编辑状态下,使选定的文本倾斜的快捷键是

  A. Ctrl+H   B. Ctrl+I

  C. Ctrl+B   D. Ctrl+U

19. 在 Word2010 编辑状态下,使选定的文本加粗的快捷键是

  A. Ctrl+H   B. Ctrl+I

  C. Ctrl+B   D. Ctrl+U

20. 在 Word2010 编辑状态下,使选定的文本加下划线的快捷键是

  A. Ctrl+H   B. Ctrl+I

  C. Ctrl+B   D. Ctrl+U

21. 在 Word2010 编辑状态下,要撤消上一次操作的快捷键是

  A. Ctrl+H   B. Ctrl+Z

  C. Ctrl+Y   D. Ctrl+U

22. 在 Word2010 编辑状态下,要重复上一次操作的快捷键是

  A. Ctrl+Y   B. Ctrl+Z

  C. Ctrl+B   D. Ctrl+U

23. 在 Word2010 文档中,可以使被选中的文字内容看上去像使用荧光笔作了标记一样。此效果是使用 Word2010 的哪个文本功能

  A. "字体颜色"   B. "突出显示"

  C. "字符底纹 "   D. "文字效果"

24. 在 Word2010 的编辑状态打开一个文档,并对文档进行修改,然后"关闭"文档操作后

  A. 文档将被关闭,但修改后的内容不能保存

  B. 文档不能被关闭,并提示出错

  C. 文档将被关闭,并自动保存修改后的内容

  D. 将弹出对话框,并询问是否保存对文档的修改

25. 在 Word2010 的编辑状态下,下列四个组合键中,可以从输入汉字状态转换到输入 ASCII 字符状态的组合键是

  A. Ctrl+ 空格键   B. Alt+Ctrl 键

  C. Shift+ 空格键   D. Alt+ 空格键

26. 在 Word2010 中,当剪贴板中的"复制"按钮呈灰色而不能使用时,表示的是

  A. 剪贴板里没有内容   B. 剪贴板里有内容

  C. 在文档中没有选定内容   D. 在文档中已选定内容

27. 修改文档时,要在输入新的文字的同时替换原有文字,最简便的操作是

A. 直接输入新内容

B. 选定需替换的内容,直接输入新内容

C. 先用 Delete 删除需替换的内容,再输入新内容

D. 无法同时实现

28. 在 Word2010 文档中,通过"查找和替换"对话框查找任意字母,在"查找内容"文本框中使用何代码表示匹配任意的字母

    A. ^#

    B. ^$

    C. ^&

    D. ^*

29. 在 Word2010 文档编辑中,给选定的段落快速增加缩进量的快捷键是

    A. Ctrl+N

    B. Ctrl+Alt+M

    C. Ctrl+M

    D. Ctrl+Shift+M

30. 在 Word2010 文档编辑中,给选定的段落快速减少缩进量的快捷键是

    A. Ctrl+N

    B. Ctrl+Alt+M

    C. Ctrl+M

    D. Ctrl+Shift+M

31. 在 Word2010 文档中,调整图片色调是通过"图片工具"的"格式"选项卡中的"色调"按钮完成的。那"图片工具"的"格式"选项卡是通过下列哪项出现的

    A. "选项"设置

    B. 系统设置

    C. 添加选项卡

    D. 选中图片后,系统自动

32. 一张完整的图片,只有部分区域能够排开文本,其余部分被文字遮住。这是由于

    A. 图片是嵌入型

    B. 图片是紧密型

    C. 图片是四周型

    D. 图片进行了环绕顶点的编辑

33. 在 Word2010 编辑中,要移动或拷贝文本,可以用什么方法来选择文本

    A. 鼠标

    B. 键盘

    C. 扩展选取

    D. 以上方法都可以

34. 在 Word2010 的编辑状态下,设置了由多个行和列组成的表格。如果选中一个单元格,再按 Del 键,则

    A. 删除该单元格所在的行

    B. 删除该单元格的内容

    C. 删除该单元格,右方单元格左移

    D. 删除该单元格,下方单元格上移

35. 当一个文档窗口被关闭后,该文档将被

    A. 保存在外存中

    B. 保存在剪贴板中

    C. 保存在内存中

    D. 既保存在外存也保存在内存中

36. 在 Word2010 中可以在文档的每页或一页上打印一图形作为页面背景,这种特殊的文本效果被称为

    A. 图形

    B. 艺术字

    C. 插入艺术字

    D. 水印

37. 在 Word2010 中,文本框

    A. 不可与文字叠放

    B. 文字环绕方式多于两种

    C. 随着框内文本内容的增多而增大

    D. 文字环绕方式只有两种

38. 等于每行中最大字符高度两倍的行距被称为何行距

    A. 两倍

    B. 单倍

　　C. 1.5 倍　　　　　　　　　　　　　　D. 最小值

39. 在 Word2010 表格的编辑中,快速的拆分表格应按何快捷键

　　A. Ctrl+ 回车键　　　　　　　　　　　B. Shift+ 回车键

　　C. Ctrl+Shift+ 回车键　　　　　　　　D. Alt+ 回车键

40. 在 Word2010 编辑状态下,当前输入的文字显示在

　　A. 当前行尾部　　　　　　　　　　　　B. 插入点

　　C. 文件尾部　　　　　　　　　　　　　D. 鼠标光标处

41. 在 Word2010 编辑中,模式匹配查找中能使用的通配符是

　　A. + 和 –　　　　　　　　　　　　　　B. * 和,

　　C. * 和?　　　　　　　　　　　　　　 D. / 和 *

42. 在 Word2010 的编辑状态下,执行两次 "剪切" 操作后,则剪贴板中

　　A. 有两次被剪切的内容　　　　　　　　B. 仅有第二次被剪切的内容

　　C. 仅有第一次被剪切的内容　　　　　　D. 无内容

43. 下列操作中,不能退出 Word2010 的操作是

　　A. 双击文档窗口左上角的控制按钮

　　B. 选 "文件" 菜单,弹出下拉菜单后单击 "退出"

　　C. 右键单击程序窗口右上角的关闭按钮 X

　　D. 按 <Alt>+F4

44. 删除一个段落标记后,前后两段文字将合并成一个段落,原段落内容所采用的编排格式是

　　A. 删除后的标记确定的格式　　　　　　B. 原后一段落的格式

　　C. 格式没有变化　　　　　　　　　　　D. 与后一段落格式无关

45. 将文档中的一部分文本内容复制到别处,先要进行的操作是

　　A. 粘贴　　　　　　　　　　　　　　　B. 复制

　　C. 选择　　　　　　　　　　　　　　　D. 视图

46. 在 Word 中,要将第一自然段复制到文件的最后,需要进行的操作是

　　A. 复制、粘贴　　　　　　　　　　　　B. 剪切、粘贴

　　C. 粘贴、复制　　　　　　　　　　　　D. 粘贴、剪切

47. 在 Word2010 中**无法**实现的操作是

　　A. 在页眉中插入剪贴画　　　　　　　　B. 建立奇偶页内容不同的页眉

　　C. 在页眉中插入分隔符　　　　　　　　D. 在页眉中插入日期

48. Word2010 中的 "格式刷" 可用于复制文本或段落的格式,若要将选中的文本或段落格式重复应用多次,应

　　A. 单击 "格式刷"　　　　　　　　　　B. 双击 "格式刷"

　　C. 右击 "格式刷"　　　　　　　　　　D. 拖动 "格式刷"

49. 打印页码 2–5,10,12 表示打印的是

　　A. 第 2 页,第 5 页,第 10 页,第 12 页　　B. 第 2 至 5 页,第 10 至 12 页

　　C. 第 2 至 5 页,第 10 页,第 12 页　　　　D. 第 2 页,第 5 页,第 10 至 12 页

50. 在 Word 文档中,为了看清文档的打印效果,应使用何视图方式

　　A. 大纲　　　　　　　　　　　　　　　B. 页面

　　C. 普通　　　　　　　　　　　　　　　D. 全屏

51. 在 Word2010 的表格操作中,计算求和的函数是
    A. Total
    B. Sum
    C. Count
    D. Average

52. 在查找替换过程中,如果只替换当前被查到的字符串,应单击哪个按钮
    A. 查找下一处
    B. 替换
    C. 全部替换
    D. 格式

53. 使用下列哪项可以进行快速格式复制操作
    A. 编辑菜单
    B. 段落命令
    C. 格式刷
    D. 格式菜单

54. 在 Word2010 文档中,要使文本环绕剪贴画产生图文混排的效果,应该
    A. 在快捷菜单中选择"设置艺术字格式"
    B. 在快捷菜单中选择"设置自选图形的格式"
    C. 在快捷菜单中选择"设置剪贴画格式"
    D. 在快捷菜单中选择"设置图片的格式"

55. 在 Word2010 中保存文件不可以使用的保存类型是
    A. .TXT
    B. .WAV
    C. .html
    D. 上述三种都不能

56. Word2010 中,鼠标拖动选定文本的同时按下【Ctrl】键执行的是
    A. 移动操作
    B. 复制操作
    C. 剪切操作
    D. 粘贴操作

57. Word2010 在"全角"方式下显示一个英文字符,要占用的显示位置是
    A. 2 个西文字符
    B. 1 个西文字符
    C. 半个汉字
    D. 2 个汉字

58. 在 Word2010 的编辑状态,关于拆分表格,正确的说法是
    A. 可以自己设定拆分的行列数
    B. 只能将表格拆分为左右两部分
    C. 只能将表格拆分为上下两部分
    D. 只能将表格拆分为列

59. 在打印预览状态下,若要打印文件
    A. 必须退出预览状态后才能打印
    B. 在打印预览状态也可以直接打印
    C. 在打印预览状态不能打印
    D. 只能在打印预览状态打印

60. 在 Word2010 文档中,可以在"页眉/页脚"中插入各种图片,插入图片后只有在下列哪项中才能看到该图片
    A. 普通视图
    B. 页面视图
    C. 母版视图
    D. 文档视图

61. 在 Word2010 文档中,如果要指定每页中的行数,可以通过下列哪项进行设置
    A. "开始"选项卡的"段落"组
    B. "插入"选项卡的"页眉页脚"组
    C. "页面布局"选项卡的"页面设置"组
    D. 无法设置

62. 当前活动窗口是文档 A. doc 的窗口,单击该窗口的"最小化"按钮
    A. 不显示 A. doc 文档内容,但 A. doc 文档并未关闭
    B. 该窗口和 A. doc 文档都被关闭
    C. A. doc 文档未关闭,且继续显示其内容

D. 关闭了 A. doc 文档但该窗口并未关闭

63. 在打开的多个 Word2010 文档间切换,可利用快捷键
    A. Alt+Tab
    B. Shift+F6
    C. Ctrl+F6
    D. Ctrl+Esc

64. 如果文档很长,那么用户可以用 Word2010 提供的什么技术,同时在二个窗口中滚动查看同一文档的不同部分
    A. 拆分窗口
    B. 滚动条
    C. 排列窗口
    D. 帮助

65. 在 Word2010 中,按何键与功能区中的剪切按钮功能相同
    A. Ctrl+C
    B. Ctrl+V
    C. Ctrl+X
    D. Ctrl+S

66. 在 Word2010 文档中,若要添加一些符号,如数学符号、标点符号等,可通过何选项卡来实现。
    A. "开始"
    B. "插入"
    C. "视图"
    D. "页面布局"

67. 在设定纸张大小的情况下,要调整每页行数和每行字数,是通过页面设置对话框中的下列哪项选项卡设置。
    A. 页边距
    B. 版式
    C. 文档网络
    D. 纸张

68. Word2010 具有多个义档窗口并排查看的功能,通过多窗口并排查看,可以对不同窗口中的内容进行比较。实现并排查看窗口的功能区是
    A. "引用"功能区
    B. "开始"功能区
    C. "视图"功能区
    D. "插入"功能区

69. 如要用矩形工具画出正方形,应同时按下哪个键
    A. Ctrl
    B. Shift
    C. Alt
    D. Ctrl+Alt

70. 下列关于页眉页脚,说法正确的是
    A. 页眉线就是下划线
    B. 页码可以插入在页面的任何位置
    C. 插入的对象在每页中都可见
    D. 页码可以直接输入

71. 在 Word2010 文档编辑中,从插入点开始选定到上一行,组合键是
    A. Shift+↑
    B. Shift+↓
    C. Shift+Home
    D. Shift+End

72. 在 Word2010 表格编辑中,合并的单元格都有文本时,合并后会产生什么结果
    A. 原来的单元格中的文本将各自成为一个段落
    B. 原来的单元格中的文本将合并成为一个段落
    C. 全部删除
    D. 以上都不是

73. 在 Word2010 文档编辑中,输入文本时插入软回车符的快捷键是
    A. Shift+ 回车键(Enter)
    B. Ctrl+ 回车键(Enter)
    C. Alt+ 回车键(Enter)
    D. 回车键(Enter)

74. 为保证一幅图片固定在某一段的后面,而不会因为前面段落的删除而改变位置。应设置图片为下列哪个格式

    A. 紧密型环绕   B. 四周型环绕

    C. 嵌入型   D. 穿越型环绕

75. Word 是一种

    A. 操作系统   B. 文字处理软件

    C. 多媒体制作软件   D. 网络浏览器

二、填空题

1. Word2010 是美国_____公司推出的办公应用软件的套件之一。

2. 当启动完 Word2010 后,Word2010 会自动创建一个新的名为_____的空白文档。

3. 编辑完文档,如果要退出 Word,最简单的方法是_____击标题栏上的 Word 图标。

4. 在 Word2010 文档编辑中,要将插入光标移动到文档的开头的位置,快捷键是_____。

5. 在 Word2010 文档编辑中,新建 Word 空白文档的快捷键是_____。

6. 在 Word2010 文档编辑中,要选中不连续的多处文本,应按下_____键控制选取。

7. 在 Word2010 窗口的工作区中,闪烁的垂直条表示_____。

8. 在 Word2010 文档编辑中,要选择光标所在段落,可_____该段落。

9. Word2010 把格式化分为 3 类设置,分别是字符、_____和页面格式化。

10. 使用"开始"选项卡中的_____命令。可以将 Word 文档中的一个关键词改变为另一个关键词。

11. Word2010 文档的缺省文件扩展名是_____。

12. 在 Word2010 文档编辑中实现打一字消一字,是将 Word 状态栏中的_____字样,单击它变成_____字样。

13. 在 Word2010 文档编辑中,段落的标记是在输入_____之后产生的。

14. 在 Word2010 编辑状态下,若要设置左右边界,利用_____更直接、快捷。

15. 在 Word2010 界面中,能显示页眉和页脚的视图是_____。

16. 在 Word2010 编辑中,将鼠标指针放置到文档左侧的选定栏,按_____键单击鼠标,可以实现快速选定整个文档。

17. 在 Word2010 编辑状态下,要选定整个文本的快捷键是_____。

18. 在 Word2010 中,保存文件的快捷键是_____。

19. Word2010 中,"字体"功能区上的 B,I,U,分别代表字符的粗体、_____、下划线按钮。

20. Word2010 中,将剪贴板中的内容插入到文档中的指定位置,叫做_____。

21. 在 Word2010 文档中,要截取计算机屏幕的内容,可以利用 Word2010 提供的_____功能。

22. 如果要在 Word2010 文档中添加水印效果,需使用_____选项卡中的"水印"命令。

23. Word2010 中可以利用_____图形制作出表示演示流程、层次结构、循环或关系等图形。

24. 在 Word2010 中,首行缩进效果是通过打开_____对话框来设置。

25. 在 Word2010 中_____操作,是取消最近一次所做的编辑或排版动作,或删除最近一次输入的内容。

26. 在 Word2010 中,如果键入的字符替换或覆盖插入点后的字符,这种方式叫_____。

27. 如果要在 Word2010 文档中寻找一个关键词,需使用_____选项卡中的"查找"命令。

28. 在 Word2010 编辑状态下,如果双击左端的选定栏,就选择_____。

29. 在 Word2010 编辑状态下,拖动标尺左侧上面的倒三角可设定_____。

30. 在 Word2010 文档编辑中,能删除插入点前字符的按键是_____。

31. 在 Word2010 文档中,给选定的文本添加阴影、发光或映像等外观效果的命令称为_____。

32. 在 Word2010 文档中,给选定的文本设置字符缩放,可切换到_____选项卡,单击_____组上的_____按钮进行设置。

33. 在 Word2010 文档中,设置字体格式最常用的 3 种设置方法,即"字体"工具组、_____工具栏和"字体"对话框。

34. 在 Word2010 中,打开"段落"对话框的方式是单击"段落"选项组的_____按钮。

35. 在 Word2010 文档中,给选定的文本设置分栏,可切换到_____选项卡,单击_____组上的_____按钮进行设置。

36. 在 Word2010 文档中,设置首字下沉,可切换到_____选项卡,单击_____组上的_____按钮进行设置。

37. 在 Word2010 表格编辑中,插入列是指在选定列的_____边插入一列。

38. 在 Word2010 中,如果要在文档中选定的位置添加另一个 DOCX 文件的全部内容,可切换到_____选项卡,单击_____组上的_____按钮。

39. _____是 Word2010 新增的图片处理功能,它能够将图片主体部分周围的_____删除。

40. 在 Word2010 中,设置图片不同风格的艺术效果,可切换到_____选项卡,单击_____组上的_____按钮进行设置。

41. 在 Word2010 中,设置图片的文字环绕效果,可切换到_____选项卡,单击_____组上的_____按钮进行设置。

42. 在 Word2010 中为了能在打印之前看到打印后的效果,以节省纸张和重复打印花费的时间,一般可采用_____的方法。

43. 在 Word2010 中,要统计文档字数,需要使用的选项卡是_____。

44. 在 Word2010 中,若要退出阅读版式视图方式,应当按键盘上的_____键。

45. 在功能区中_____当前打开的选项卡标签,也能够快速隐藏功能区。

三、判断题

1. 在 Word2010 中,当前正在编辑文档的文档名显示在标题栏上。

2. 在 Word2010 中,对于用户的错误操作只能撤消最后一次对文档的操作。

3. 在 Word2010 文档窗口中,可以同时打开多个文档窗口,但在屏幕上只能见到一个文档窗口。

4. 在退出 Word2010 时,如果有工作文档尚未存盘,系统的处理是有时会有对话框,有时不会有。

5. 在退出 Word2010 时,如果有工作文档尚未存盘,系统的处理是会弹出要求保存文档的对话框供用户决定保存与否。

6. 在 Word2010 文档操作中,按 Enter 键其结果是产生一个段落标记符。

7. 在 Word 文本区最左边缘区域,当鼠标指针移入此区时,指针将变成向右上倾斜的空心箭头,指针继续向中间移动将变成十字,此区域称选定文本区域。

8. 在 Word2010 文档操作中,按 Enter 键其结果是产生一个段落结束符。

9. 在 Word2010 中要建立一个表格,方法是选择插入选项卡中的表格命令。

10. 如果要使 Word2010 编辑的文档可以用 Word2003 打开,操作方法是打开"文件"菜单,另存为"word97-2003 文档"。

11. Word2010 可以同时打开多个文档窗口,但是,文档窗口打开的越多,占用内存会越多,因而速度会更慢。

12. 在 Word 文本区左边缘一个向上、下延伸的狭窄区域,当鼠标指针移入此区时,指针将变成向左上倾斜的空心箭头,此区域称选定文本区域。

13. 在 Word2010 中选择某句话后,连击两次"字体"组中的"B"按钮后,这句话格式不变。

14. 当一个文档窗口被关闭后,该文档将既保存在外存也保存在内存中。

15. 在 Word2010 表格中,对当前单元格右边的所有单元格中的数值求和,应使用 =SUM(ABOVE)公式。

16. 在 Word2010 中,如果使用了项目符号或编号,则项目符号或编号在每次按回车键时会自动出现。

17. 在 Word2010 中,使用格式刷可以快速复制选定文本的字体格式和段落格式。

18. 在 Word2010 中,设置页眉时会自动出现一根直线,这条直线是边框线。

19. 目前在打印预览状态,若要打印文件,则必须退出预览状态后才可以打印。

20. 在 Word2010 中,如果要在文档的每一页中出现相同的文字内容,这些文字应放在页眉页脚中。

21. 在 Word2010 编辑时,Ctrl+C 是执行剪贴板的复制操作,Ctrl+V 是执行剪贴板的粘贴操作,Ctrl+x 是执行剪贴板的剪切操作。

22. 在 Word2010 中,可以通过屏幕截图功能将计算机屏幕显示的内容作为图片插入到文档中。

23. Word2010 中增强了图片处理功能,可以调整图片的色调、图片颜色的饱和度、亮度对比度、为图片重新着色和删除图片背景等操作。

24. 当用 Word 图形编辑器的基本绘图工具绘制正方形、圆或 30°、45°、60°、90° 直线时,在单击相应的绘图工具按钮后,必须按住 Ctrl 键来拖动鼠标绘制。

25. 段落格式化是指对段落前后间距、行距、段落缩进等属性的设置。

26. 对表格中的数据进行组合排序时,作为关键字的列不能超过三列。

27. 正常情况下文档的分页是根据所设定的页面的大小自动分页的。

28. 人工分页实际上是通过在某个位置插入分页符来实现的。

29. 文档经人工分页后,分页效果是可以看到的,但分页符是不可见的。

30. "文件"选项卡实际上是一个多级菜单的分级结构,左侧为命令选项区,中间区域显示该命令选项的可用命令按钮,右侧区域将显示其下级命令或操作选项。

（李　燕　张筠莉）

习题五　Excel

一、单选题

1. 王同学从网站上查到了最近一次全国人口普查的数据表格,他准备将这份表格中的数据引

用到 Excel 中以便进一步分析,最优的操作方法是

    A. 对照网页上的表格,直接将数据输入到 Excel 工作表中

    B. 通过复制、粘贴功能,将网页上的表格复制到 Excel 工作表中

    C. 通过 Excel 中的"自网站获取外部数据"功能,直接将网页上的表格导入到 Excel 工作表中

    D. 先将包含表格的网页保存为 .htm 或 .mht 格式文件,然后在 Excel 中直接打开该文件

2. 张同学利用 Excel 对销售人员的销售额进行统计,销售工作表中已包含每位销售人员对应的产品销量,且产品销售单价为 456 元,计算每位销售人员销售额的最优操作方法是

    A. 直接通过公式"=销量 ×456"计算销售额

    B. 将单价 456 定义名称为"单价",然后在计算销售额的公式中引用该名称

    C. 将单价 456 输入到某个单元格中,然后在计算销售额的公式中绝对引用该单元格

    D. 将单价 456 输入到某个单元格中,然后在计算销售额的公式中相对引用该单元格

3. 在 Excel 工作表中存放了第一中学和第二中学所有班级总计 300 个学生的考试成绩,A 列到 D 列分别对应"学校""班级""学号""成绩",利用公式计算第一中学 3 班的平均分,最优的操作方法是

    A. =SUMIFS(D2 :D301,A2 :A301,″第一中学 ″,B2 :B301,″3 班 ″)/ COUNTIFS(A2 :A301, ″第一中学 ″,B2 :B301,″3 班 ″)

    B. =SUMIFS(D2 :D301,A2 :A301,″第一中学 ″,B2 :B301,″3 班 ″)/ COUNTIFS(A2 :A301, ″第一中学 ″,B2 :B301,″3 班 ″)

    C. =AVERAGEIFS(D2 :D301,A2 :A301,″第一中学 ″,B2 :B301,″3 班 ″)

    D. =AVERAGEIF(D2 :D301,A2 :A301,″第一中学 ″,B2 :B301,″3 班 ″)

4. Excel 工作表 F 列保存了 18 位身份证号码信息,为了保护个人隐私,需将身份证信息的第 9 到 12 位用"*"表示,以 F3 单元格为例,最优的操作方法是

    A. =MID(F3,1,8)+″****″+MID(F3,13,6)

    B. =CONCATENATE(MlD(F3,1,8),″****″,MID(F3,13,6))

    C. =REPLACE(F3,9,4,″****″)

    D. =MlD(F3,9,4,″****″)

5. 在 Excel 中,如果要在 Sheet1 的 A1 单元格内输入公式,引用 Sheet3 表中的 B1 :C5 单元格区域,其正确的引用为

    A. Sheet3!B1 :C5   B. Sheet3(B1 :C5)

    C. Sheet3 B1 :C5   D. B1 :C5

6. 在 Excel2010 中,下列叙述错误的是

    A. 单元格的名字是用行号和列标表示的。例如,第 5 行第 5 列的单元格的名字是 E5

    B. 单元格的名字是用行号和列标表示的。例如,第 5 行第 5 列的单元格的名字是 5E

    C. 单元格区域地址是该区域的左上角单元格地址和右下角单元格地址中间加冒号

    D. D3 :E6 表示从左上角 D3 到右下角 E6 的一片连续的矩形区域

7. 在工作表中输入数据时,如果需要在单元格中回车换行,哪组按键可以实现

    A. Alt+Enter   B. Ctrl+Enter

    C. Shift+Enter   D. Ctrl+Shift+Enter

8. 在 Excel2010 中,在单元格中求 4 的平方,下列说法正确的是

A. 输入一个单引号"'",然后输入"4^2"　　B. 输入"4^2"

C. 输入一个双引号""",然后输入"4^2"　　D. 输入"=4^2"

9. 在 Excel2010 中,要在单元格中输入分数"3/8",下列输入方法正确的是

A. 先输入"0"及一个空格,然后输入"3/8"

B. 直接输入"3/8"

C. 先输入一个单引号"'",然后输入"3/8"

D. 在编辑栏中直接输入"3/8"

10. 在 Excel 某列单元格中,快速填充 2011—2013 年每月最后一天日期的最优操作方法是

A. 在第一个单元格中输入"2011-1-31",然后使用 MONTH 函数填充其余 35 个单元格

B. 在第一个单元格中输入"2011-1-31",拖动填充柄,然后使用智能标记自动填充其余 35 个单元格

C. 在第一个单元格中输入"2011-1-31",然后使用格式刷直接填充其余 35 个单元格

D. 在第一个单元格中输入"2011-1-31",然后执行"开始"选项卡中的"填充"命令

11. 在 Excel 中,按快捷键 Ctrl+Shift+;(分号),则在当前单元格中插入

A. 系统当前日期　　　　　　　　　　　B. :(冒号)

C. 系统当前时间　　　　　　　　　　　D. 当前北京标准时间

12. 在 Excel2010 中,活动工作表

A. 有 3 个　　　　　　　　　　　　　　C. 只能有 1 个

B. 其个数根据用户需要确定　　　　　　D. 其个数由系统确定

13. 在 Excel2010 中,下列**不属于**单元格引用符的是

A. :　　　　　　　　　　　　　　　　　B. ,

C. 空格　　　　　　　　　　　　　　　D. @

14. 如果 Excel 单元格值大于 0,则在本单元格中显示"已完成";单元格值小于 0,则在本单元格中显示"还未开始";单元格值等于 0,则在本单元格中显示"正在进行中",最优的操作方法是

A. 使用 IF 函数

B. 通过自定义单元格格式,设置数据的显示方式

C. 使用条件格式命令

D. 使用自定义函数

15. 在 Excel2010 的数据清单中,若使用"排序"命令按钮或对某列数据进行排序,此时,用户应先

A. 单击工作表标签　　　　　　　　　　B. 选取整个工作表数据

C. 单击该列中任一单元格　　　　　　　D. 单击数据清单中任一单元格

16. 在 Excel2010 中,清除和删除

A. 完全一样

B. 不一样,清除是指清除选定的单元格区域内的内容、格式等,单元格依然存在,而删除则是将选定的单元格和单元格内的内容一并删除

C. 不一样,删除是指对选定的单元格区域内的内容作清除,单元格依然存在,而清除则是将选定的单元格和单元格内的内容一并删除

D. 不一样,清除是指对选定的单元格区域内的内容作清除,单元格的数据格式和附注保持不变,而删除则是将单元格和单元格数据格式及附注一并删除

17. 在单元格 A1、A2、A3、B1、B2、B3 中分别有数据 1、2、3、4、5、6，则在单元格 C5 中输入"=AVERAGE(B3 : A1)"，C5 单元格中的数据为

    　　A. 21　　　　　　　　　　　　　　B. #NAME？

    　　C. 3　　　　　　　　　　　　　　 D. 3.5

18. 在 Excel2010 中，设定新建的工作簿中工作表的数目的方法是

    　　A. "工具"→"选项"→"常规"　　　　B. "文件"→"选项"→"常规"

    　　C. "插入"→插入工作表数目　　　　D. "视图"→显示工作表数目

19. 在 Excel2010 中，当公式中以零做分母时，将在单元格中显示

    　　A. #N/A!　　　　　　　　　　　　B. #DIV/0!

    　　C. #NUM !　　　　　　　　　　　 D. #VALUE!

20. 在 Excel2010 中，对数据清单进行多重排序

    　　A. 主要关键字和次要关键字都必须升序

    　　B. 主要关键字和次要关键字都必须降序

    　　C. 主要关键字或次要关键字都必须同为升序或降序

    　　D. 主要关键字或次要关键字可以独立选定升序或降序

21. 在 Excel 中，假设当前工作簿已打开 5 个工作表，此时插入一个工作表，其默认工作表名为

    　　A. Sheet6　　　　　　　　　　　　B. Sheet(5)

    　　C. Sheet5　　　　　　　　　　　　D. Sheet(6)

22. 如果 Excel2010 工作簿中既包含一般工作表又包含图表，则执行"文件"中的"保存"命令时

    　　A. 只保存工作表　　　　　　　　　B. 只保存图表

    　　C. 将工作表和图表作为一个文件保存　　D. 分成两个文件夹保存

23. 在 Excel 工作表中，如果双击输入有公式的单元格或先选择单元格再按 F2 键，则单元格显示

    　　A. 公式　　　　　　　　　　　　　B. 公式的结果

    　　C. 公式和结果　　　　　　　　　　D. 空白

24. 在 Excel 中，使用命令，可以防止工作表的移动、删除、添加等操作

    　　A. 共享工作簿　　　　　　　　　　B. 工作表锁定

    　　C. 保护工作表　　　　　　　　　　D. 保护工作簿

25. 在 Excel 中，若在某一工作表的某一单元格出现错误值"#VALUE！"，可能的原因是

    　　A. 公式被零除

    　　B. 单元格所含的数字、日期或时间比单元格宽，或者单元格的日期时间公式产生了一个负值

    　　C. 公式中使用了 Excel2010 不能识别的文本

    　　D. 使用了错误的参数或运算对象类型，或者公式自动更正功能不能更正公式

26. 在 Excel 中，若 A1 数据为 1，函数 AVERAGE(10*A1, AVERAGE(12,0)) 的值是

    　　A. 6　　　　　　　　　　　　　　 B. 7

    　　C. 8　　　　　　　　　　　　　　 D. 9

27. 在 Excel 活动单元格中输入"=(SUM(1,2,3)=6)"并单击"√"按钮，则单元格显示的

    　　A. 6　　　　　　　　　　　　　　 B. 3

C. TRUE　　　　　　　　　　　　　D. FALSE

28. 在 Excel 中,使用公式进行自动填充时,应在公式中使用单元格的

　　A. 数据　　　　　　　　　　　　B. 地址

　　C. 批注　　　　　　　　　　　　D. 格式

29. 下列属于 Excel 单元格地址混合引用的是

　　A. A5　　　　　　　　　　　　　B. 9F

　　C. $5D　　　　　　　　　　　　D. $E5

30. 在 Excel 当前工作表中的 C 列为字符型身份证号,要取出 C2 单元格身份证号中出生日期的选项为

　　A. LEFT(C2,7,8)　　　　　　　　B. RIGHT(C2,7,8)

　　C. MIDS(C2,7,8)　　　　　　　　D. MID(C2,7,8)

二、多选题

1. 在 Excel 中,对活动单元格进行数据输入的类型有

　　A. 字符型　　　　　　　　　　　B. 备注型

　　C. 数值型　　　　　　　　　　　D. 日期型

2. 在 Excel 单元格中输入数值 3000,与它相等的表达式是

　　A. 300000%　　　　　　　　　　B. =3000/1

　　C. 30E+2　　　　　　　　　　　D. 3,000

3. 在 Excel2010 中,可以在活动单元格中

　　A. 输入文字　　　　　　　　　　B. 插入迷你图

　　C. 设置边框　　　　　　　　　　D. 设置超级链接

4. 在 Excel 中单元格的引用地址方式有

　　A. 直接引用　　　　　　　　　　B. 相对引用

　　C. 绝对引用　　　　　　　　　　D. 间接引用

5. 在 Excel 中,图表

　　A. 可以改变位置　　　　　　　　B. 可以调整大小

　　C. 不可以改变类型　　　　　　　D. 可打印,但必须和相关工作表一起打印

6. 下列选择单元格的说法正确的有

　　A. 可以使用拖动鼠标的方法来选中多列或多行

　　B. 单击行号即可选定整行单元格

　　C. 若要选定几个相邻的行或列,可选定第一行或第一列,然后按住 Ctrl 键再选中最后一行或列

　　D. Excel 不能同时选定几个不连续的单元格

7. 在 Excel 中,要对数据进行填充,可以

　　A. 拖动填充柄进行填充　　　　　B. 用"填充"对话框进行填充

　　C. 用"序列"对话框进行填充　　　D. 用"替换"对话框进行填充

8. 在 Excel 中,公式或函数对单元格的引用包括

　　A. 相对引用　　　　　　　　　　B. 绝对引用

　　C. 交叉引用　　　　　　　　　　D. 混合引用

9. 在 Excel2010 中,下列叙述正确的有

   A. Excel2010 工作表中最多有 255 列

   B. 按快捷键 Ctrl+S 可以保存工作簿文件

   C. 按快捷键 Shift+F12 可以保存工作簿文件

   D. 对单元格内容的"删除"与"清除"操作是相同的

10. 在 Excel 中,清除一行内容的方法是

   A. 选中该行行号,再按 Del 键

   B. 用鼠标将该行隐藏

   C. 用鼠标拖动功能

   D. 选中要清除的部分,使用"开始"选项卡"编辑"组中的"全部清除"命令

11. 在 Excel 中,下列属于单元格引用运算符的有

   A. 冒号(:)　　　　　　　　　　　　B. 逗号(,)

   C. 分号(;)　　　　　　　　　　　　D. 空格

12. 在 Excel 工作表中,A1 单元格的内容是 1,如果要在区域 A1 :A5 中生成序列 1,3,5,7,9,则下列操作正确的有

   A. 在 A2 中输入 3,选中区域 A1 :A2 后拖曳填充柄至 A5

   B. 选中 A1 单元格后,按 Ctrl 键拖曳填充柄至 A5

   C. 在 A2 中输入 3,选中 A2 后拖曳填充柄至 A5

   D. 选中 A1 单元格后,使用"开始"选项卡"编辑"组中的"填充"→"系列"命令,然后选中相应选项

13. 在 Excel 中,要编辑单元格中的数据,下列方法正确的是

   A. 单击数据所在的单元格,直接输入可对其中的内容进行修改

   B. 选定单元格,然后在编辑栏中要添加数据的位置单击,可添加新数据

   C. 先选定单元格,然后选定编辑栏中要修改的字符,输入新内容

   D. 双击数据所在的单元格,可对其中的内容进行修改

14. 在 Excel 中,关于工作表的重命名,下列说法正确的是

   A. 双击相应的工作表标签,输入新名称覆盖原有名称即可

   B. 单击相应的工作表标签,执行"开始"选项卡"单元格"组中的"格式"→"重命名工作表"命令

   C. 单击相应的工作表标签,输入新名称覆盖原有名称即可

   D. 右击要改名的工作表标签,选择快捷菜单中的"重命名"命令,然后输入新的工作表名

15. 在 Excel 中,调整行高可以通过

   A. 拖动行的下边界来调整所需的行高

   B. 复制行高(先选定一行,单击"复制",右击目标行,从快捷菜单中选择粘贴格式)

   C. 右击该行,从快捷菜单中选择"行高",直接输入数值

   D. 双击行的下边界,使行高调整到最适合高度

16. 在 Excel 数据清单中,要按某列进行排序,下列说法正确的是

   A. 单击该列任一单元格,选择"开始"选项卡"编辑"组中的"排序和筛选"的下拉菜单中的"升序"或"降序"命令

   B. 单击该列任一单元格,选择"数据"选项卡"排序和筛选"组中的"升序"或"降序"命令

   C. 单击数据清单中任一单元格,选择"开始"选项卡"编辑"组中的"排序和筛选"命令

D. 要对某一列数据排序,必须选中该列,然后才能排序

17. 在 Excel 中,下列打印方法正确的是

  A. 单击"文件"→"打印"→"页面设置",打开"页面设置"对话框,在"页面"选项卡中单击"打印"按钮,最后单击"确定"按钮

  B. 单击"文件"→"打印",进行相应设置后,单击"打印"按钮即可开始打印

  C. 单击快速访问工具栏中的"打印预览"图标,再单击"打印"按钮

  D. 单击"视图"选项卡中的"打印"命令

18. 单击含有内容的单元格,将鼠标移到填充柄上,当鼠标指针变为黑色十字形时,按住鼠标左键拖动到所需位置,所经过的单元格将被填充

  A. 相同的数字型数据   B. 不具有增减可能的文字型数据

  C. 日期时间型自动增 1   D. 右侧数字自动增 1

19. 在 Excel 中,关于输入数据,下列说法正确的是

  A. 字母、汉字可直接输入

  B. 如果输入文本型数字,则可先输入一个半角单引号

  C. 如果输入的首字符是等号,则可先输入一个半角双引号

  D. 如果输入的数值超过 15 位,15 位后的数据将以 "0" 显示

20. 在 Excel 中,下列输入方式可输入日期时间型数据的是

  A. 2020/8/16   B. 9/5

  C. 5–SEP   D. SEP/5

三、判断题

1. 在 Excel 中不能同时打开文件名相同的工作簿。

2. 在 Excel 中可以设置按笔画对数据清单进行排序。

3. 在 Excel 中可以对任意区域命名,包括连续的和不连续的,甚至对某个单元格也可以重新命名。

4. B4 单元格中为 "50",C4 单元格中为 "=$B4",D4 单元格中为 "= B4",C4 和 D4 中数据没有区别。

5. 数据清单的排序,既可以按行进行,也可以按列进行。

6. 对于数值型数据,如果将单元格格式设成小数点后第 3 位,这时计算精度将保持在 0.001 上。

7. 在 Excel2010 中,混合引用的单元格,如果被复制到其他位置,其值可能变化,也可能不变。

8. 复制或移动工作表使用同一个对话框。

9. 在 Excel2010 中,可以设置在单元格内直接编辑,也可以设置单元格内不允许编辑。

10. 逻辑值 TRUE 大于 FALSE。

四、填空题

1. Excel2010 中,在对数据进行分类汇总前,必须对数据进行_____操作。

2. 在 Excel2010 中输入数据时,如果输入的数据具有某种内在规律,则可以利用它的_____功能。

3. 在 Excel2010 中,单元格的引用(地址)有_____、_____和_____三种形式。

4. Excel2010 提供了_____和_____两种筛选命令。

5. 在 Excel2010 中,若存在一个二维表,其中第 5 列是学生奖学金,第 6 列是学生成绩。已知

第 5~20 行为学生数据,现要将奖学金总数填入第 21 行第 5 列,则该单元格填入＿＿＿＿。

6. Excel2010 文档以文件形式存放于磁盘中,其默认扩展名为＿＿＿＿。

7. 在 Excel 中的某个单元格中输入"1/5",按回车后显示＿＿＿＿。

8. ＿＿＿＿是在 Excel2010 中根据实际需要对一些复杂的公式或者某些特殊单元格中的数据添加相应的注释。

9. 在 Excel2010 中,执行一次排序命令,最多只能按＿＿＿＿个字段来排序。

10. 要冻结 1~5 行,应先选定第＿＿＿＿行,然后选择"视图"选项卡"窗口"组中的"冻结窗格"命令。

11. 用拖动的方法移动单元格的数据时,应拖动单元格的＿＿＿＿;自动填充数据时,应拖动单元格的＿＿＿＿。

12. 快速复制数据格式,可以使用＿＿＿＿工具。

13. 如果全屏显示工作簿,可以执行＿＿＿＿选项卡中的"全屏显示"命令。

14. 设置自动保存时间,应该选择"文件"选项卡中的＿＿＿＿命令。

15. 在 Excel2010 中,按某列值在该行某列自动填充排名的函数为＿＿＿＿。

五、操作题

根据所学知识,为医院护理科室设计一个简单的奖金核算表,掌握工作表的格式化、公式及函数使用、图表功能、排序、筛选、分类汇总等操作。

(雷国华)

习题六　PowerPoint

一、单选题

1. PowerPoint2010 的默认文件扩展名为
   A. ppta
   B. pptx
   C. ppsx
   D. potx

2. PowerPoint2010 模版文件格式是
   A. *.pptx
   B. *.pps
   C. *.potx
   D. *.ptt

3. PowerPoint 的各种视图中,显示单个幻灯片以进行文本编辑的视图是
   A. 普通视图
   B. 浏览视图
   C. 放映视图
   D. 大纲视图

4. PowerPoint 提供了多种新建演示文稿的方法,只有下面**不是**
   A. 根据现有演示文稿创建
   B. 根据模板创建
   C. 根据主题创建
   D. 根据母板创建

5. 在 PowerPoint 中,插入幻灯片的操作可以在下列哪项下进行
   A. 列举的三种视图方式
   B. 普通视图
   C. 幻灯片浏览视图
   D. 大纲视图

6. 在 PowerPoint 下列哪项下,可以用鼠标拖动方法改变幻灯片的顺序
   A. 阅读视图
   B. 普通视图
   C. 幻灯片浏览视图
   D. 备注视图

7. 在 PowerPoint 提供的功能中,下列哪项包含了相应的配色方案、母版和字体样式等,可供用户快速生成风格统一的演示文稿。

　　A. 版式　　　　　　　　　　　　B. 模板

　　C. 母版　　　　　　　　　　　　D. 幻灯片

8. 在 PowerPoint 大纲窗格中创建的演示文稿的大纲,可以在大纲视图中采用下列哪项编辑它们。

　　A. 更改大纲的段落次序　　　　　B. 更改大纲的层次结构

　　C. 折叠与展开大纲　　　　　　　D. 以上都是

9. PowerPoint 中,新建幻灯片时,下面哪个对象的占位符**不会**出现在内容版式中

　　A. 表格　　　　　　　　　　　　B. 图表

　　C. 形状　　　　　　　　　　　　D. SmartArt

10. 下面的选项中,**不属于** PowerPoint 的窗口部分的是

　　A. 幻灯片区　　　　　　　　　　B. 大纲区

　　C. 备注区　　　　　　　　　　　D. 播放区

11. PowerPoint 中,要打印内容幻灯片下面**不可以**打印的是

　　A. 幻灯片　　　　　　　　　　　B. 讲义

　　C. 母版　　　　　　　　　　　　D. 备注

12. PowerPoint 中,利用母版可以实现的是

　　A. 统一改变字体设置　　　　　　B. 统一添加相同的对象

　　C. 统一修改项目符号　　　　　　D. 以上都是

13. PowerPoint 中,放映幻灯片的快捷键是

　　A. F1 键　　　　　　　　　　　　B. F5 键

　　C. F7 键　　　　　　　　　　　　D. F8 键

14. PowerPoint 的"超链接"命令的作用是

　　A. 实现演示文稿幻灯片的移动　　B. 中断幻灯片放映

　　C. 在演示文稿中插入幻灯片　　　D. 实现幻灯片内容的跳转

15. 给 PowerPoint 幻灯片中添加图片,可以通过下列哪项来实现

　　A. 插入 / 图片 / 剪贴画　　　　　B. 插入 / 图片 / 图片

　　C. 插入 / 图片 / 屏幕截图　　　　D. 以上均可以

16. PowerPoint 中,幻灯片浏览视图下**不能**

　　A. 复制幻灯片　　　　　　　　　B. 改变幻灯片位置

　　C. 修改幻灯片内容　　　　　　　D. 隐藏幻灯片

17. PowerPoint 中,幻灯片母版视图下可以

　　A. 查看所有幻灯片

　　B. 安排各幻灯片的位置

　　C. 可以添加对象,并在各个幻灯片中显示出来

　　D. 全不是

18. PowerPoint 中,Word 中什么内容可以导入到幻灯片

　　A. 正文文字　　　　　　　　　　B. 图片

　　C. 图形　　　　　　　　　　　　D. 标题文字

19. PowerPoint 中,执行了插入新幻灯片的操作,被插入的幻灯片将出现在
    A. 当前幻灯片之前　　　　　　　　　B. 当前幻灯片之后
    C. 最前　　　　　　　　　　　　　　D. 最后

20. 在 PowerPoint 中,下列说法**错误**的是
    A. PowerPoint 和 Word 文稿一样,也有页眉与页脚
    B. 用大纲方式编辑设计幻灯片,可以使文稿层次分明、条理清晰
    C. 在电脑上展现幻灯片时,幻灯片上设计的各种动画效果都可以完整的呈现出来
    D. 在幻灯片的播放过程中,可以用 ESC 键停止退出

21. 在 PowerPoint 中,下列说法**错误**的是
    A. 可以利用放映功能,直接在电脑上展示
    B. 幻灯片的版式是指视图的预览模式
    C. 幻灯片中能设置页眉 / 页脚
    D. 在 PowerPoint2010 制作的演示文稿,无法在其他版本的 PowerPoint2003 中打开

22. 在 PowerPoint 中,创建新的幻灯片时出现的虚线框称为
    A. 占位符　　　　　　　　　　　　　B. 文本框
    C. 图片框　　　　　　　　　　　　　D. 表格框

23. 在 PowerPoint 中,SmartArt 图形不包含下面的
    A. 图表　　　　　　　　　　　　　　B. 流程图
    C. 循环图　　　　　　　　　　　　　D. 层次结构图

24. 在 PowerPoint 中,下列说法正确的是
    A. 通过背景命令只能为一张幻灯片添加背景
    B. 通过背景命令只能为所有幻灯片添加背景
    C. 通过背景命令既可以为一张幻灯片添加背景也可以为所有添加背景
    D. 以上说法都不对

25. 在幻灯片视图窗格中,要删除选中的幻灯片,**不能**实现的操作是
    A. 按下键盘上的 Delete 的键
    B. 按下键盘上的 BackSpace 键
    C. 按下功能区上的隐藏幻灯片按钮
    D. 按鼠标右键执行菜单中的删除幻灯片命令

26. 在 PowerPoint 中,超级链接只有在下列哪种视图中才能被激活
    A. 幻灯片视图　　　　　　　　　　　B. 大纲视图
    C. 幻灯片浏览视图　　　　　　　　　D. 幻灯片放映视图

27. PowerPoint 的一大特色就是可以使演示文稿中的幻灯片具有一致的外观,一般采用下面方法来实现
    A. 母版的使用　　　　　　　　　　　B. 主题的使用
    C. 幻灯片背景的设置　　　　　　　　D. 以上方法都是

28. 在 PowerPoint 中,幻灯片放映时要有对象进入放映界面的动画效果,应选择下列哪项动画效果设置
    A. 进入　　　　　　B. 强调　　　　　　C. 退出　　　　　　D. 动作路径

29. 在 PowerPoint 中,幻灯片放映时某个对象按照一定的路径轨迹运动的动画效果,应选择下

列哪项动画效果设置

    A. 进入   B. 强调

    C. 退出   D. 动作路径

30. 在 PowerPoint 中,将所选窗口的图片复制到剪贴板上的快捷键是

    A. Ctrl+H   B. Alt+Print Screen

    C. Shift+F10   D. Ctrl+F1

二、填空题

1. PowerPoint2010 中,插入幻灯片的操作可以在_____视图下进行。

2. 在 PowerPoint2010 中,为每张幻灯片设置放映时的切换方式,应使用_____选项卡设置幻灯片切换效果。

3. 在 PowerPoint2010 中,可以对幻灯片进行移动、删除、复制、设置动画效果,但不能对单独的幻灯片的内容进行编辑的视图是_____。

4. 在打印演示文稿时,在一页纸上能包括几张幻灯片缩图的打印内容称为_____。

5. 在 PowerPoint2010 幻灯片浏览视图中,按住 CTRL 键,并用鼠标拖动幻灯片,将完成幻灯片的_____操作。

6. 在 PowerPoint2010 中,幻灯片删除可以通过快捷键_____删除幻灯片。

7. PowerPoint 的一大特色就是可以使演示文稿的所有幻灯片具有一致的外观。控制幻灯片外观的方法主要有_____。

8. PowerPoint2010 中,如要终止幻灯片的放映,可直接按_____键。

9. PowerPoint2010 的演示文稿具有普通、幻灯片浏览、备注、幻灯片放映和_____等 5 种视图。

10. 对于演示文稿中不准备放映的幻灯片可以用_____选项卡中的"隐藏幻灯片"命令隐藏。

11. PowerPoint 中_____用于查看幻灯片的播放效果。

12. PowerPoint 中,在幻灯片中添加文本,需要用_____和_____。

13. 在 PowerPoint 中,进行插入屏幕截图操作是给 PowerPoint 幻灯片中添加_____。

14. 在 PowerPoint 中,不能对个别幻灯片内容进行编辑修改的视图是_____。

15. 在 PowerPoint 中,_____视图模式可以实现在其他视图中可实现的一切编辑功能。

16. 在 PowerPoint 中,单击_____选项卡中的_____组中的_____按钮,可以将文本转换为 SmartArt 图形。

17. 在 PowerPoint 中,创建组织结构图可以选择_____类型的 SmartArt 图形。

18. 在 PowerPoint 中,如果要一次性修改演示文稿中所有幻灯片的背景,可以在幻灯片_____视图中一次性修改幻灯片母版的背景。

19. 在 PowerPoint 中,_____母版可以作为演示者在演示文稿时的提示和参考,可以单独打印出来。

20. 在 PowerPoint 中,为了使每张幻灯片中都出现相同图片,最快速的方法是在_____中插入该图片。

三、判断题

1. 在 PowerPoint 中,利用绘图工具绘制的图形中,可以加入文字。

2. PowerPoint 提供了多种版式,它包含了相应的配色方案、母版和字体样式等,可供用户快速

生成风格统一的演示文稿。

3. PowerPoint 中,幻灯片内容的跳转可以通过"超链接"命令实现。

4. 备注区是属于 PowerPoint 窗口的一部分。用户可在备注区中输入一些提示信息。

5. 关闭 PowerPoint 时,如果需要保存已修改的内容,会出现提示对话框,问是否要保存对 PowerPoint 的修改。

6. PowerPoint 中,不允许插入在其他图形程序中创建的图片。

7. PowerPoint 中,可以直接通过复制和粘贴的方式将图表插入到幻灯片,对不含图表占位符的幻灯片可以插入新图表。

8. 在 Powerpoint 窗口下使用"大纲"视图,能对图片、图表、图形等进行修改、删除、复制和移动的操作。

9. PowerPoint 中,将文本转换为 SmartArt 图形后,文本的格式不会发生改变。

10. 幻灯片设计的作用可以针对构成幻灯片的颜色、字体和效果等进行统一的设计。

11. PowerPoint 中,动画效果是指幻灯片放映时各个主要对象不是一次全部显示,而是按照某个规律,以动画的方式逐个显示出来。

12. 在 PowerPoint 幻灯片浏览视图中不能查看幻灯片的动画效果。

13. PowerPoint 中,主题包括一组主题颜色、一组主题字体和一组主题效果。

14. PowerPoint 中,不能在演示文稿中加入多个音乐。

15. PowerPoint 中,幻灯片母版中的占位符不可以删除。

(李　燕　张筠莉)

习题七　数据库基础与应用(一):基础

一、单选题

1. 逻辑数据模型主要有三种,Access 数据库属于

    A. 层次模型　　　　　　　　　　　B. 网状模型

    C. 关系模型　　　　　　　　　　　D. 面向对象模型

2. DBMS 是

    A. 数据库　　　　　　　　　　　　B. 数据库系统

    C. 数据库管理系统　　　　　　　　D. 数据处理系统

3. 为了合理组织数据,设计数据库时应遵从的设计原则是

    A. "一事一地"原则,即一个表描述一个实体或实体间的一种关系

    B. 表中的字段必须是原始数据和基本数据元素,并避免在之间出现重复字段

    C. 用外部关键字保证有关联的表之间的联系

    D. 以上各条原则都包括

4. 一个关系对应一个

    A. 二维表　　　　　　　　　　　　B. 关系模式

    C. 记录　　　　　　　　　　　　　D. 属性

5. 表是 Access 数据库的重要对象,表是由下列哪项组成的

    A. 字段和记录　　　　　　　　　　B. 查询和字段

    C. 记录和窗体　　　　　　　　　　D. 报表和字段

6. 用二维表结构表示实体与实体之间的联系的模型是
    A. 物理模型
    B. 层次模型
    C. 关系模型
    D. 网状模型

7. 新版本的 Access2010 的默认数据库格式是
    A. MDB
    B. ACCDB
    C. ACCDE
    D. MDE

8. 如果字段内容为声音文件,则该字段的数据类型应定义为
    A. 文本
    B. 备注
    C. 超级链接
    D. OLE 对象

9. 如果字段内容为长文本(如大于 255 个字符),则该字段的数据类型应定义为
    A. 文本
    B. 备注
    C. 超级链接
    D. OLE 对象

10. 有关空值,以下叙述正确的是
    A. 空值等同于空字符串
    B. 不支持空值
    C. 空值等同于数值 0
    D. 空值表示字段还没有确定值

11. 要求主表中没有相关记录时就不能将记录添加到相关表中,则应该在表关系中设置
    A. 输入掩码
    B. 有效性规则
    C. 参照完整性
    D. 级联更新相关字段

12. 如果在表中建立字段 "性别" 并要求用汉字表示,其数据类型应当是
    A. 是 / 否
    B. 数字
    C. 文本
    D. 备注

13. Access2010 中提供的数据类型,不包括
    A. 备注
    B. 密码
    C. 货币
    D. 日期时间

14. 在 Access2010 数据库的表设计视图中,不能进行的操作是
    A. 修改字段类型
    B. 删除记录
    C. 增加字段
    D. 设置索引

15. 在数据表视图中,不能
    A. 修改字段的类型
    B. 修改字段的名称
    C. 删除一个字段
    D. 删除一条记录

16. 照片字段的数据类型应定义为
    A. OLE 对象
    B. 数字
    C. 文本
    D. 备注

17. 邮政编码是由 6 位数字组成的字符串,为该字段设置输入掩码,正确的是
    A. 999999
    B. 000000
    C. CCCCCC
    D. LLLLLL

18. 下列关于数据编辑的说法中,正确的是
    A. 表中的数据有两种排列方式,一种是升序排序,另一种是降序排序
    B. 可以单击 "升序排列" 或 "降序排列" 按钮,为两个不相邻的字段分别设置升序和降序排列

  C. "取消筛选"就是删除筛选窗口中所作的筛选条件

  D. 将 Access2010 表导出到 Excel 数据表时,Excel 将自动应用源表中的字体格式

19. 下面**不属于** Access2010 提供的数据筛选方式是

  A. 按选定内容筛选   B. 按内容排除筛选

  C. 按数据表视图筛选   D. 高级筛选 / 排序

20. 下列四项中说法**不正确**的是

  A. 数据库减少了数据冗余   B. 数据库中的数据可以共享

  C. 数据库避免了一切数据的重复 D. 数据库具有较高的数据独立性

21. 医院中有多个科室和多名医生,每个医生只能属于一个科室,一个科室可以有多名医生,从科室到医生的联系类型是

  A. 多对多   B. 一对一

  C. 多对一   D. 一对多

22. 下述哪条**没有**体现了数据库系统的特点

  A. 数据冗余度高   B. 数据结构化

  C. 数据面向应用程序   D. 数据共享性高

23. 在下面所列出的条目中,哪个**不是**数据库管理系统的基本功能

  A. 数据库定义   B. 数据库的建立和维护

  C. 数据库存取   D. 数据库和网络中其他软件系统的通信

24. 建立数据库的终极目的就是要为各种应用提供数据服务。应用的对象可以是应用程序,也可以是最终用户或者是 DBA。无论是哪一类应用对象,他们所要求提供的服务项目**不包括**

  A. 自动生成数据库中的数据

  B. 将新的数据添加到数据库中

  C. 清除数据库中的部分(或全部)数据

  D. 对数据库中的数据进行更新

25. Access 主要具有以下主要功能,但**不包括**

  A. 定义数据表,表是基本对象,所有收集来的数据都存储在表中

  B. 定义表之间的关系,从而方便地将各个表中相关的数据有机地结合起来

  C. 方式多样的数据处理能力。可以创建查询来检索数据;可以创建窗体来直接查看、输入及更改表中的数据;可以通过创建报表来分析数据并将数据以特定的方式打印出来

  D. 根据 E-R 模型自动生成数据库

26. 从关系中找出满足给定条件的元组的操作称为

  A. 选择   B. 投影

  C. 连接   D. 自然连接

27. 下面说法中,正确的是

  A. 文本型字段最长为 64 000 个字符

  B. 要得到一个计算字段的结果,仅能运用总计查询来完成

  C. 在创建一对一关系时,两个表的相关字段不一定都是主关键字

  D. 创建表之间的关系时,需要关闭所有要创建关系的表

二、多选题

1. 下面各项中属于 access 数据库中对象的是

A. 表 　　　　　　　　　　　　　　　　B. 查询

C. 窗体 　　　　　　　　　　　　　　　D. 宏

2. 对象之间的联系包括

A. 一对一 　　　　　　　　　　　　　　B. 一对多

C. 多对多 　　　　　　　　　　　　　　D. 无

3. 下面各项中属于 access 字段的数据类型的是

A. 文本 　　　　　　　　　　　　　　　B. 日期

C. 备注 　　　　　　　　　　　　　　　D. 索引

4. 关于字段的有效性规则**错误**的是

A. 字段设置有效性规则后,可保证修改字段的值不会出错

B. 字段的有效性规则只针对数字、文本字段

C. 字段的有效性规则提高了输入数据的准确性

D. 有效性规则和有效性文本通常配合使用

5. 以下关于字段属性的叙述,正确的是

A. 可以为任意类型的字段设置默认值属性

B. 不同的字段类型,其字段属性有所不同

C. 有效性规则属性是用于限制该字段输入值的表达式

D. 字段大小属性可用于设置文本和数字类型的字段

6. 关于掩码,下列说法正确的是

A. 数字 0,代表必须输入数字(0~9);不允许使用加号和减号

B. 数字 9,代表可以选择输入数字或空格;不允许使用加号和减号

C. 字母 L,必须输入字母(A~Z)

D. 字母 A,代表必须输入字母

三、判断题

1. 一般将表中学号、工号、身份证号等字段设为主键。

2. 一个表的主键不可以由两个或三个字段组成。

3. 两个表建立联系,一般是一个表中的键与另一个表中的同字段建立关联。

4. 数字类型的字段大小系统默认为是双精度型。

5. 字段设置默认值后,可减少数据录入量。

6. 像性别等字段通过查询向导建立选项表后,可提高录入数据的准确性。

7. "格式"属性用来统一数据的输出样式,可对不同的数据类型设置不同的格式。

8. 删除表中的记录后可以通过撤消恢复。

9. 不同类型的字段属性集有所不同。

10. 表一旦建立后便不可再修改字段的属性。

11. 数据库(DataBase,简称 DB)是存放数据的仓库,它是长期储存在计算机内的、有组织的、可共享的数据的集合。

12. 实体只能是具体的人、事、物,不能是抽象的概念或联系。

13. 元组指表中的各列。

14. 投影运算也是对单个关系进行的运算,它将产生一个只有某些列的新关系。

15. 一个关系型数据库就是由二维表及其之间的联系组成的一个数据组织。

16. 选择运算是对多个关系进行的双目运算,它将产生一个包含若干个指定关系中的元组从左至右连接构成新关系。

17. 每个表应该包含一个字段或字段组合,且该字段是表中所保存的每一条记录的唯一标识,此信息称作表的主关键字(主键)。为表设置主键后,Access 可以使任何重复值或空值进入主键字段。

18. 数据表是数据库中最基本的对象。

19. 实体完整性是指关系表中组成主关键字的属性不能有空值,而且主键的值不能相同,以保证实体的唯一性和可标识性,减少数据库的冗余度。

20. Access 数据库把数据表以及表示和使用这些数据表的对象都存放在扩展名为 .acedb 的数据库文件中。

21. 字段大小是指存储在文本型字段中数据所占长度,只有文本型字段具有该属性。

22. 在 Access 中,一个汉字和一个西文字符一样,都占一个字符位置。

23. "格式"属性用来统一数据的输入形式,可对不同的数据类型设置不同的格式。

24. 输入掩码用于定义数据的输入格式,可以控制用户按指定格式在文本框中输入数据,以避免输入错误。

25. 可以将其他格式的数据导入到新的 Microsoft Access 2010 表中,但不可以通过导出方式将 Access 数据库中的表复制到其他关系数据库或 Excel 等其他格式的数据文件中。

四、填空题

1. 数据库系统的核心是_____。

2. 在关系数据库的基本操作中,从表中取出满足条件的元组的操作称为_____;把两个关系中相同属性值的元组连接到一起形成新的二维表的操作称为_____;从表中抽取属性值满足条件列的操作称为投影。

3. 在 Access 中数据类型主要包括:文本、备注、数字、日期/时间、货币、自动编号、是/否、OLE 对象、超链接、_____、_____共 11 种。

4. Access 数据库对象包括:表、查询、_____、_____、_____、_____。

5. 关系学生(学号、姓名、性别、籍贯、入学成绩、备注)中,字段_____可用来设置主键。

6. 职工表(工号、姓名、基本工资、职务工资、效益工资、水费、电费、税费、应发工资、实发工资),其中字段_____、_____应设为计算字段。

7. 有时用自动编号字段作为主键,每个表的自动编号个数最多有_____个。

8. 数据完整性约束包括_____、_____和_____。

9. _____是一个规则系统,能确保相关表的记录之间关系的有效性,并且确保不会在无意中删除或更改相关数据。

10. 如果表中一个字段不是本表的主关键字,而是另外一个表的主关键字或候选关键字,这个字段称为_____。

11. 某文本型字段的值只能是字母且不允许超过 6 个,则正确的输入掩码是_____。

12. 表的设计视图分为上下两部分,上部分是_____,下部分是字段属性区。

13. 在数据表视图中,可以利用_____只显示出满足条件的记录,将不满足条件的记录隐藏起来,方便用户重点查看。

14. 如果字段的内容取自一组固定的数据,可以使用_____数据类型。

15. _____属性是用来设置用户输入字段数据时的格式。

16. _____是指一个表达式,用户输入的数据必须满足该表达式,使表达式的值为真,利用该属性可以防止非法数据输入到表中。

17. 如果设置"姓名"字段的值必须姓万,则有效性规则应为_____。

18. 在"有效性规则"中,_____代表所输入的值必须在 A 和 B 之间。

19. 在显示表中数据时,表中列的栏目名称可通过设置字段的_____属性值,以代替"字段名称"显示。

20. _____,也叫主关键字,是唯一能标识一条记录的字段或字段的组合。

21. 数据库中的多个表之间要建立关系,必须先给各个表建立_____,并且要关闭所有打开状态的表。

22. 对表结构的修改是在_____视图中进行的,主要包括添加字段、删除字段、改变字段顺序及更改字段属性。

23. 维护表内容的操作均是在_____视图中进行的,主要包括添加、删除和修改记录等操作。

24. Access2010 可根据某一字段的值对记录进行排序,也可以根据几个字段的组合对记录进行排序。但是应该注意,排序字段的类型不能是_____。

五、操作题

1. 在"D:\ 上机实习"文件夹中创建数据库"成绩管理 1.accdb"。

(1) 在设计视图中依次创建"学生"表、"院系"表、"成绩"表。表结构如下:

学生(学号 / 文本 /6/ 主键,姓名 / 文本 /5,性别 / 文本 /1,民族 / 文本 /20,出生日期 /"日期 / 时间",院系代码 / 文本 /2,专业 / 文本 /20,手机号码 / 文本 /11,照片 /OLE 型);

院系(院系代码 / 文本 /2/ 主键,院系名称 / 文本 /20,办公电话 / 文本 /20,院系简介 / 备注);

成绩(学号 / 文本 /6,课程号 / 文本 /5,平时成绩 / 数字 / 单精度型,笔试成绩 / 数字 / 单精度型),该表主键为"学号"与"课程号"字段组合。

(2) 将"D:\ 上机实习"文件夹中电子表格文件"课程 .xlsx"中的工作表导入到当前数据库中,导入的表名为"课程",并设置"课程表"课程号字段大小为5。

(3) 分析各表主键并创建表间关系,创建关系的同时设置参照完整性。

2. 在"D:\ 上机实习"文件夹中已有一个数据库文件"成绩管理 .accdb",其中存在已设计好的表对象:"学生"表、"院系"表、"课程"表、"成绩"表。按照以下要求,完成对表的修改。

(1) 设置"学生"表显示的字体大小为 14、行高为 18。

(2) 在"学生"表"照片"字段后添加文本型字段"兴趣爱好",为该字段设置查阅列"音乐、美术、舞蹈、体育、读书、旅游、摄影"。

(3) 设置"学生"表"手机号码"字段大小为 11,并为其设置"输入掩码",手机号码前两位"18"是固定内容,用户不必输入,后 9 位必须是数字。

(4) 设置"学生"表"性别"字段的有效性规则为:"男"or "女",出错信息提示为:您必须输入"男"或"女"。

(5) 设置"学生"表"出生日期"字段的格式为"yyyy-mm-dd"。

(6) 为"学生"表中学号为"000001"的记录即第一条记录的照片字段输入数据,照片为"D:\ 上机实习"文件夹中"stu1.bmp"图像文件。

(7) 完成上述操作后,将"学生"中"兴趣爱好"字段删除。

(8) 设置"课程"表学分字段的设计说明为"每 18 学时为 1 学分"。

(9) 为"成绩"表添加"最终成绩"字段,数据类型为"计算"型,最终成绩计算方法为:平时成绩 + 笔试成绩 ×80%,设置该字段结果类型为单精度型,小数位为 1。

六、思考题

1. 数据库系统由哪几部分组成?

2. 实体之间联系有哪 3 种类型? 举例说明。

3. 关系、元组、属性是指的什么?

4. 关系规范化的意义是什么?

5. 什么是参照完整性? 如果实施了参照完整性则应遵守哪些规则?

6. 简述数据库的设计步骤。

(张建莉　王　哲)

习题八　数据库基础与应用(二):查询

一、单选题

1. 下面哪类属于查询向导建立的查询

  A. 生成表   B. 查找不匹配项

  C. 删除   D. 参数

2. 将 b 表的数据追加到 a 表中,下面叙述正确的是

  A. 可将 a 中任一字段的值追加到 b 中任一字段

  B. 只要两表中字段同名即可

  C. 两表的字段可以不同名,但需要有相同的数据类型和字段大小

  D. 上述三个都不正确

3. 使用哪类查询可增加表中的记录数

  A. 追加   B. 选择

  C. 参数   D. 删除

4. 要在查找表达式中使用通配符通配任意个数的字符,应选用的通配符是

  A. *   B. ?

  C. !   D. #

5. 要在查找表达式中使用通配符通配任何单个字符,应选用的通配符是

  A. *   B. ?

  C. !   D. #

6. 要在查找表达式中使用通配符通配一个数字字符,应选用的通配符是

  A. *   B. ?

  C. !   D. #

7. 若在数据库中已有同名表,要通过查询覆盖原来的表,应使用的查询类型是

  A. 删除   B. 追加

  C. 生成表   D. 更新

8. 将表 A 的记录添加到表 B 中,要求保持表 B 中原有的记录。可以使用的查询是

  A. 选择查询   B. 生成表查询

  C. 追加查询   D. 更新查询

9. 在创建交叉表查询时,列标题字段的值显示在交叉表的位置是

　　A. 第 1 行　　　　　　　　　　　　B. 第 1 列

　　C. 上面若干行　　　　　　　　　　D. 左面若干列

10. 在一个 Access2010 的表中有字段"专业",要查找包含"信息"两字的记录,正确的条件表达式是

　　A. =Left([专业],2)=″信息 ″　　　B. Like ″* 信息 *″

　　C. =″信息 ″　　　　　　　　　　D. Mid([专业],1,2)=″信息 ″

11. 假设雇员表中有一个"姓名"字段,查找姓"万"的记录的准则是

　　A. ″万 ″　　　　　　　　　　　　B. Not ″万 ″

　　C. Like ″万 ″　　　　　　　　　　D. Left([姓名],1)=″万 ″

12. 利用表中的行和列来统计数据的查询是

　　A. 选择查询　　　　　　　　　　　B. 操作查询

　　C. 交叉表查询　　　　　　　　　　D. 参数查询

13. 查询最近 30 天的记录应使用下列哪项作为准则

　　A. Between Date ( ) And Date ( )－30　　　B. <=Date ( )－30

　　C. Between Date ( )－30 And Date ( )　　　D. <Date ( )－30

14. 以下的 SQL 语句中,下列哪项语句用于创建表

　　A. CREATE TABLE　　　　　　　　B. CREATE INDEX

　　C. ALTER TABLE　　　　　　　　　D. DROP

15. 在 Access 中已建立了"学生"表,表中有"学号"、"姓名"、"性别"和"入学成绩"等字段。执行如下 SQL 命令,其结果是

Select 性别,avg(入学成绩)From 学生 Group By 性别

　　A. 计算并显示所有学生的性别和入学成绩的平均值

　　B. 按性别分组计算并显示性别和入学成绩的平均值

　　C. 计算并显示所有学生的入学成绩的平均值

　　D. 按性别分组计算并显示所有学生的入学成绩的平均值

16. 可以计算当前日期所处年份的表达式是

　　A. Day(Date)　　　　　　　　　　B. Year(Date)

　　C. Year(Day(Date))　　　　　　　D. Day(Year(Date))

17. 下面显示的是查询设计视图的"设计网络"部分(图 1-8-1),从此部分所示的内容中可以判断出要创建的查询是

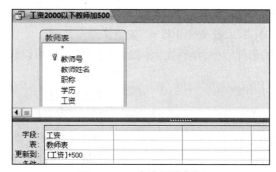

图 1-8-1　查询设计视图

　　A. 删除查询　　　　　　　　　　　　B. 生成表查询

　　C. 选择查询　　　　　　　　　　　　D. 更新查询

18. 在 SQL 查询中,若要取得"学生"数据表中的所有记录和字段,其 SQL 语法为

　　A. SELECT 姓名 FROM 学生

　　B. SELECT * FROM 学生

　　C. SELECT 姓名 FROM 学生 WHERE 学号 ="02650"

　　D. SELECT * FROM 学生 WHERE 学号 ="02650"

19. 在 SQL 的 SELECT 语句中,用于实现选择运算的是

　　A. FOR　　　　　　　　　　　　　　B. WHILE

　　C. IF　　　　　　　　　　　　　　　D. WHERE

20. 假设图书表中有一个时间字段,查找 2006 年出版的图书的准则是

　　A. Between #2006-01-01# And #2006-12-31#

　　B. Between "2006-01-01" And "2006-12-31"

　　C. Between "2006.01.01" And "2006.12.31"

　　D. #2006.01.01# And #2006.12.31#

21. 在图书表中要查找图书名称中包含"等级考试"的图书,对应"图书名称"字段的正确准则表达式是

　　A. "等级考试"　　　　　　　　　　　B. "* 等级考试 *"

　　C. Like "等级考试"　　　　　　　　 D. Like "* 等级考试 *"

22. 假设某设备表中有一个设备名称字段,查找设备名称最后一个字为"机"的记录的准则是

　　A. Right([设备名称],1)="机"　　　　B. Right([设备名称],2)="机"

　　C. Right("设备名称",1)="机"　　　　D. Right("设备名称",2)="机"

23. 创建参数查询时,在查询设计视图准则行中应将参数提示文本放置在

　　A. [ ]中　　　　　　　　　　　　　 B. ( )中

　　C. {}中　　　　　　　　　　　　　　D. <>中

24. 可将"医学计算机应用"课程不及格的学生从"学生"表中删除的是

　　A. 更新查询　　　　　　　　　　　　B. 删除查询

　　C. 生成表查询　　　　　　　　　　　D. 追加查询

25. 从"职工表"中将职称为"主治医师"的医生的所有信息筛选出来,正确的语句为

　　A. SELECT * FROM "职工表" WHERE [职称]="主治医师"

　　B. SELECT * FROM "职工表" WHERE 职称 = 主治医师

　　C. SELECT * FROM 职工表 WHERE 职称="主治医师"

　　D. SELECT * FROM 职工表 WHERE ="主治医师"

26. 在查询设计视图的条件行中,年龄在 18~21 岁之外的条件可以设置为

　　A. >18 Or <21　　　　　　　　　　　B. >18 And <21

　　C. >18 Not <21　　　　　　　　　　 D. <18 Or >21

27. 从身份证中提取出生年月正确的表达是

　　A. Left([身份证号],4)　　　　　　　 B. Mid([身份证号],7,4)

　　C. Left(身份证号,4)　　　　　　　　 D. Mid(身份证号,7,4)

28. 在 Access 中已经建立了"职工"表,若查找"职工号"是"S00001"或"S00002"的记录,应

在查询设计视图的"条件"行中输入

    A. ″S00001″ Or ″S00002″　　　　　　　B. ″S00001″ And ″S00002″

    C. In(″S00001″ Or ″S00002″)　　　　　D. In(″S00001″ And ″S00002″)

29. 在下列查询语句中,与下列语句功能等价的语句是

SELECT * FROM TAB1 WHERE INSTR([特长],″音乐″)<>0

    A. SELECT * FROM TAB1 WHERE TAB1.特长 LIKE ″音乐″

    B. SELECT * FROM TAB1 WHERE TAB1.特长 LIKE ″* 音乐″

    C. SELECT * FROM TAB1 WHERE TAB1.特长 LIKE ″* 音乐 *″

    D. SELECT * FROM TAB1 WHERE TAB1.特长 LIKE ″音乐 *″

30. 使用 SELECT 进行数据库的查询,可以在数据库中方便地查询数据库中符合条件的数据,它具有各种子句以实现灵活和丰富的功能,其中**不包括**

    A. FROM 子句　　　　　　　　　　　B. ORDER BY 子句

    C. INPUT 子句　　　　　　　　　　　D. WHERE 子句

31. 在查询设计视图中

    A. 可以添加表,也可以添加查询　　　B. 只能添加表

    C. 只能添加查询　　　　　　　　　　D. 表和查询都不能添加

32. 在学生成绩表中,若要查询姓"张"的女同学的信息,正确的条件设置为

    A. 在"条件"单元格输入:姓名 =″张 ″And 性别 =″女 ″

    B. 在"性别"对应的"条件"单元格中输入:″女 ″

    C. 在"性别"的条件行输入 ″女 ″,在"姓名"的条件行输入:Like″张 *″

    D. 在"条件"单元格输入:性别 =″女 ″And 姓名 =″张 *″

33. SQL 中用于删除基本表的语句是

    A. DROP　　　　　　　　　　　　　　B. UPDATE

    C. ZAP　　　　　　　　　　　　　　　D. DELETE

34. 除了从表中选择数据外,还可以对表中数据进行修改的查询是

    A. 选择查询　　　　　　　　　　　　B. 参数查询

    C. 操作查询　　　　　　　　　　　　D. 生成表查询

35. 假设有一组数据:工资为 800 元,职称为"讲师",性别为"男",在下列逻辑表达式中结果为"假"的是

    A. 工资 >800　　And　职称 =″助教 ″　Or　职称 =″讲师 ″

    B. 性别 =″女 ″Or Not 职称 =″助教 ″

    C. 工资 =800　　And　(职称 =″讲师 ″　Or　性别 =″女 ″)

    D. 工资 >800　　And　(职称 =″讲师 ″　Or　性别 =″男 ″)

36. 在建立查询时,若要筛选出图书编号是"T01"或"T02"的记录,可以在查询设计视图准则行中输入

    A. ″T01″ Or ″T02″　　　　　　　　　B. ″T01″ And ″T02″

    C. In(″T01″ And ″T02″)　　　　　　D. Not In(″T01″ And ″T02″)

37. 在 Access 数据库中使用向导创建查询,其数据可以来自

    A. 多个表　　　　　　　　　　　　　B. 一个表

    C. 一个表的一部分　　　　　　　　　D. 表或查询

二、多选题

1. 关于查询设计,其中查询类型有

A. 选择 　　　　　　　　　　　　B. 自定义

C. 追加 　　　　　　　　　　　　D. 更新

2. 表中有"参加工作时间"字段,若查找表中 2015 年底前参加工作的职工,则对改字段的查询约束条件正确的是

A. <=#2015-12-31# 　　　　　　B. <#2016#

C. year(〔参加工作时间〕)<2016 　D. <"2016-1-1"

3. 下面哪个属于字符串函数

A. Trim( ) 　　　　　　　　　　B. Abs( )

C. Len( ) 　　　　　　　　　　　D. Mid( )

4. 关于 SQL 语句 Where 条件表达式,下面表达正确的是

A. "科室编号"Between 5 And 15

B. 性别 = "男"Or 省市 in("北京","天津","河北")

C. 计算机 >=60 And 计算机 <=100

D. 姓名 like "张 *"Or 职称 = "主任医师"

5. 查询向导中新建查询包括下面哪些选项

A. 交叉表查询向导 　　　　　　　B. 参数查询向导

C. 查找重复项查询向导 　　　　　D. 查找不匹配项查询向导

6. 关于查询的数据源,叙述正确的是

A. 可以是一个数据表 　　　　　　B. 必须是一个数据表

C. 可以是数据表或已有查询 　　　D. 可以是多个相关联的数据表

7. 以"学生"表创建查询,检索"年龄"为 19、20 岁的学生信息,下面查询条件正确的是

A. Between 19 And 20 　　　　　B. >18 And <21

C. =19 Or =20 　　　　　　　　D. In(19,20)

三、判断题

1. 可以通过选择查询将 2012 年以前参加工作的具有博士学位的教师的职称改为副教授。

2. SELECT 语句中 ORDER BY 子句用来对检索结果进行排序,如果排序时选择 ASC,表示检索结果按某一字段值降序排序。

3. SELECT 语句进行分组统计的关键字是 ORDER BY。

4. 可以通过 UPDATE 语句对表中的某列数据进行有规律的更新,如性别为"女"的职工增加夜班费 20 元。

5. 不能用 ALTER 语句修改表的结构。

6. 关于建表,既可以通过设计视图建立表,也可以通过 SQL 语句建立表。

7. INSERT 语句实现数据的插入功能,可以将一条新记录插入到指定表中。

8. 利用查询向导"查找重复项查询向导"建立查询,可查找表中姓名中重名的个人。

9. 利用查询向导"查找不匹配项查询向导"建立查询,可查找学生表中缺考的同学。

10. 交叉表查询可用来显示来源于表中某个字段的合计值、计算值、平均值等,并将数据分组,一组列在数据表的左侧,一组列在数据表的上部,行列交叉处为统计结果的值。

11. SELECT 查询语句是所有关系数据库通用查询语句,大量地用于数据库应用系统开发,它

在窗体中的查询操作简便易行。

12. 逻辑运算符主要包括 And、Or 和 Not 分别对应"与""或""非"三种运算,逻辑运算的优先顺序为 Not > Or > And。

13. 参数查询是一种人机交互形式的条件选择查询,Access 中只能创建单参数查询,不能创建多参数查询。

14. 追加查询可将某个表中符合一定条件的记录添加到另一个表的任何位置。

15. 操作查询主要有四种类型:生成表查询、追加查询、更新查询和重新查询。

四、填空题

1. Access2010 共有 5 种类型的查询,包括选择查询、_____、_____、_____和 SQL 查询。

2. 参数查询会在执行时_____,提示用户输入必要的信息(参数),然后按此信息进行查询。参数查询设计中,用_____作为提示信息定界符(标识符)。

3. 操作查询属于在一个操作中对表中许多记录进行更改的查询,分为四种类型:删除查询、_____、追加查询和_____。

4. 生成表查询的数据源既可是一个表,也可以是多个表,也可以是_____。

5. 在 SQL 语句中,_____子句的作用是不显示重复值。

6. SQL 是_____的缩写。

7. 在 SQL 的 SELECT 语句中,用_____短语对查询的结果进行排序。

8. 在 SQL 的 SELECT 语句中,用于实现选择运算的短语是_____。

9. 在查询设计视图中,设计查询准则的相同行之间是_____的关系,不同行之间是_____的关系。

10. SQL 语言中用_____语句定义基本表。

11. _____查询类似于 Excel 的数据透视表,利用表中的行和列以及交叉点信息,显示来自一个或多个表的统计数据,在行与列交叉处显示表中某字段的统计值。

12. 查询条件在创建带条件的查询时经常用到,其中逻辑运算符有以下三种:_____、_____、_____。

13. 函数 Right("计算机等级考试",4)的执行结果是_____。

14. 在数据库窗口中的每个操作查询图标之后显示一个_____以引起注意。

15. SQL 窗口中只能输入一条 SQL 语句,但可分行输入,系统会把_____作为命令的结束标志。

五、操作题

对"D:\上机实习"文件夹中数据库文件"成绩管理.accdb"做如下操作

(1) 对"学生"表创建查询,显示民族不是"汉族"的学生记录,将查询命名为"查询1"。

(2) 创建一个多表查询,查找并显示最终成绩大于等于 90 的学生的"姓名""课程名"和"最终成绩"3 个字段内容,将查询命名为"查询2"。

(3) 按"课程号"分组统计"最终成绩"的平均值,查询结果显示两位小数,将查询命名为"查询3"。

(4) 查看学生表中每个学生的年龄,结果显示学号、姓名、性别、民族、年龄,将查询命名为"查询4"。

(5) 查询出生日期最早的 3 名学生,将查询命名为"查询5"。

(6) 统计各民族的人数,将查询命名为"查询6"。

(7) 统计各专业男女生的人数,将查询命名为"查询7"。

(8) 复制"院系"表生成"院系1"表,更新"院系1"表中电话字段:在电话号码最后增加一个"0"。

(9) 复制"学生"表生成"学生备份"表,对"学生备份"表做删除查询,删去"院系代码"为"04"的学生记录,将此查询命名为查询9。

(10) 创建一个生成表查询,查找并显示男生的"学号""姓名""院系名称"和"专业"4个字段内容并生成新表,将查询命名为"查询10",新表名为"男生信息"。

六、思考题

1. 在创建查询时经常会使用数值作为查询的条件。以数值作为查询条件的示例如表1-8-1所示,请完善该表。

表1-8-1 查询条件

字段名	条件	功能
成绩	>=90	①
成绩	②	查询成绩在60~90分之间的记录

2. 在创建查询时经常会使用文本值作为查询条件,使用可以方便地限定查询的文本范围。以文本值作为查询条件的示例表1-8-2所示,请完善该表。

表1-8-2 查询条件

字段名	条件	功能
职称	①	查询职称为主任护师或副主任护师的记录
姓名	len([姓名])=4	②
姓名	left([姓名],2)="上官"	③

3. 使用处理日期结果作为条件可以方便地限定查询的时间范围。以处理日期结果作为查询条件的示例如表1-8-3所示,请完善该表。

表1-8-3 查询条件

字段名	条件	功能
出生日期	Year([出生日期])=1999	①
出生日期	Year(Now())-Year([出生日期])>=25	②

4. 使用SQL命令建立"学生"表,其表结构及要求如表1-8-4所示。要求写出操作对应的SQL语句

表1-8-4 表的结构

字段名	字段类型	字段长度	特殊要求
学号	文本	8	主键
姓名	文本	8	不能为空值
性别	文本	1	

续表

字段名	字段类型	字段长度	特殊要求
出生日期	日期		
籍贯	文本	30	
平均成绩	数字（双精度）		
是否党员	是 / 否		
简历	备注		
照片	OLE 对象		

5. 假设 4 题中"学生"表已存在，要求写出以下查询操作对应的 SQL 语句：

(1) 查询姓"张"的学生。

(2) 查出姓王的女生，显示字段为学号，姓名，性别。

(3) 统计籍贯为山西的人数，并将计算字段命名为"山西学生人数"。

6. 参考表 1-8-5 和表 1-8-6，根据 SQL 语句写出相应功能。

表 1-8-5　医生表

医生编号	姓名	职称
D1	李一	主任医师
D2	刘二	副主任医师
D3	王三	副主任医师
D4	张四	主任医师

表 1-8-6　病人表

病人病例号	病人姓名	性别	年龄	医生编号
P1	李东	男	36	D1
P2	张南	女	28	D3
P3	王西	男	12	D4
P4	刘北	女	40	D4
P5	谭云	女	45	D2

(1) select 病人表 . 病人病例号 , 病人表 . 病人姓名 , 医生表 . 姓名 from 病人表
inner join 医生表 on 医生表 . 医生编号 = 病人表 . 医生编号 where 病人表 . 年龄 <40

(2) insert into 病人表 values（"P6"，" 赵四 "，" 女 "，36，"D1"）

（张建莉　王　哲）

习题九　数据库基础与应用（三）：窗体

一、单选题

1. 创建窗体时，下列哪个**不能**作为数据源

　　A. 表　　　　　　　　　　　　　　B. 查询

　　C. SQL 语句　　　　　　　　　　　D. 报表

2. 在"专家表"中有存放照片的 OLE 对象字段，在使用向导为该表创建窗体时，"照片"字段所使用的控件是

　　A. 图像　　　　　　　　　　　　　B. 附件

　　C. 绑定对象框　　　　　　　　　　D. 未绑定对象框

3. 主窗体和子窗体通常用于显示具有下列哪种关系的表或查询的数据

　　A. 一对一　　　　　　　　　　　　B. 一对多

　　C. 多对一　　　　　　　　　　　　D. 多对多

4. 启动窗体时,下列事件中系统先执行哪个

 A. Load   B. Unload

 C. Click   D. Gotfocus

5. 对文本框控件而言,修改其中的数据会触发下列哪个事件

 A. Change   B. Exit

 C. Click   D. Gotfocus

6. 命令按钮 Command1 的 Caption 属性为"退出(q)",要将命令按钮的快捷键设为 Alt + q,应修改 Caption 属性为

 A. 在 q 前插入 &   B. 在 q 后插入 &

 C. 在 q 前插入 #   D. 在 q 后插入 #

7. Access 数据库中,若要求在窗体上设置输入的数据是取自某一个表或查询中记录的数据,或者取自某固定内容的数据,可以使用的控件是

 A. 选项组控件   B. 列表框或组合框控件

 C. 文本框控件   D. 复选框、切换按钮、选项按钮控件

8. 能够接收数值型数据输入的窗体控件是

 A. 图形   B. 文本框

 C. 标签   D. 命令按钮

9. 窗体事件是指操作窗体时所引发的事件。下列事件中,不属于窗体事件的是

 A. 打开   B. 关闭

 C. 加载   D. 取消

10. 为窗体中的命令按钮设置单击鼠标时发生的动作,应选择设置其"属性"窗口的

 A. "格式"选项卡   B. "事件"选项卡

 C. "方法"选项卡   D. "数据"选项卡

11. 要改变窗体上文本框控件的数据源,应设置的属性是

 A. 记录源   B. 控件来源

 C. 筛选查询   D. 默认值

12. Access 的控件对象可以设置某个属性来控制对象是否可用(不可用时显示为灰色)。需要设置的属性是

 A. Default   B. Cancel

 C. Enabled   D. Visible

13. 若要求在文本框中输入文本时达到密码"*"的显示效果,则应设置的属性是

 A. "默认值"属性   B. "标题"属性

 C. "密码"属性   D. "输入掩码"属性

14. 设工资表中包含"姓名""基本工资"和"奖金"3 个字段,以该表为数据源创建的窗体中,有一个计算实发工资的文本框,其控件来源为

 A. 基本工资 + 奖金   B. [基本工资]+ [奖金]

 C. =[基本工资]+ [奖金]   D. = 基本工资 + 奖金

15. 可以连接数据源中"OLE"类型字段的是

 A. 非绑定对象框   B. 绑定对象框

 C. 文本框   D. 组合框

16. 确定一个控件大小的属性是
    A. Width 和 Height
    B. Width 或 Height
    C. Top 和 Left
    D. Top 或 Left

17. 下列控件中与数据表中的字段肯定没有关系的是
    A. 文本框
    B. 复选框
    C. 标签
    D. 组合框

18. 在窗体设计视图中,必须包含的部分是
    A. 主体
    B. 窗体页眉和页脚
    C. 页面页眉和页脚
    D. 以上 3 项都要包括

19. 在 Access2010 中,窗体最多可包含有
    A. 3 个区域
    B. 4 个区域
    C. 5 个区域
    D. 6 个区域

20. 在主窗体中引用子窗体中文本框的正确格式是
    A. ［子窗体名称］.［子窗体文本框名称］
    B. ［Form］!［子窗体文本框名称］
    C. ［子窗体名称］.［Form］!［子窗体文本框名称］
    D. ［子窗体文本框名称］.［Form］!［子窗体名称］

二、多选题

1. 创建窗体时,下列哪个能作为数据源
    A. 表
    B. 查询
    C. SQL 语句
    D. 报表

2. 控件的类型可以分为
    A. 对象型
    B. 绑定型
    C. 非绑定型
    D. 计算型

3. 下列控件中有控件来源属性的是
    A. 文本框
    B. 复选框
    C. 列表框
    D. 组合框

4. Access 数据库中,若要求在窗体上设置输入的数据是取自某一个表或查询中记录的数据,或者取自某固定内容的数据,可以使用的控件是
    A. 选项组控件
    B. 列表框
    C. 组合框
    D. 复选框

5. 窗体是 Access 数据库中的一个对象,下列属于窗体功能的是
    A. 输入数据
    B. 编辑数据
    C. 存储数据
    D. 删除数据

6. 关于创建窗体,可以使用下列哪个方法
    A. 使用自动创建窗体功能
    B. 使用窗体向导
    C. 使用设计视图
    D. 使用 SQL 语句

7. 关于窗体的视图,下列描述正确的是
    A. 窗体视图是完成窗体设计后的显示结果
    B. 在布局视图中,可以根据实际数据情况调整控件的高度和宽度

C. 设计视图可以灵活的创建、编辑窗体,但要求窗体的记录源不能为空

D. 通过数据透视图可把表中的数据进行汇总统计,以图形化的方式直观显示出来

8. 下列可用来作为表或查询中"是 / 否"值输出的控件是

A. 复选框　　　　　　　　　　　B. 切换按钮

C. 选项按钮　　　　　　　　　　D. 命令按钮

9. 下列属于窗口事件的是

A. 打开　　　　　　　　　　　　B. 关闭

C. 加载　　　　　　　　　　　　D. 取消

10. 窗体上可用于显示信息的控件是

A. 标签　　　　　　　　　　　　B. 复选框

C. 文本框　　　　　　　　　　　D. 组合框

11. 关于窗体控件功能,下列描述中正确的是

A. 文本框可接受用户输入的数据

B. 复选框具有选中(√)和不选中两种状态,在一组选项中可选择多项

C. 命令按钮常用于对某种操作的响应,提供了一种只需单击按钮即可执行操作的方法

D. 列表框结合了文本框和组合框的特性

12. 若在表达式中引用窗体上控件的值,则下列选项中,**不正确**的语法格式是

A. ［Forms］!［窗体名］!［控件名］

B. Forms →［窗体名］→［控件名］

C. Forms &［窗体名］&［控件名］

D. Forms%［窗体名］%［控件名］

三、判断题

1. 在窗体设计视图中可以没有主体节。

2. 可以利用主子窗体方便地反映主、子表间的数据对应情况。

3. 窗体的布局视图主要用于对窗体进行外观的设计,以及进行数据源的绑定与编程处理。

4. 可以在窗体的 load 事件中用于进行窗体控件的数据初始化处理。

5. 窗体页眉打印时在每页顶部都出现一次。

6. 设置文本框控件的输入掩码属性为密码后,文本框控件的内容以"*"号来代替。

7. 控件来源属性用于设置窗体的数据源,也就是绑定的数据表或查询。

8. Access2010 可以使用第三方控件。

9. 在设计视图中,可以通过双击窗体上按钮为其添加代码。

10. 在窗体上可用文本框或组合框控件来显示表中某字段的值,但需要预先通过控件来源属性与表中对应字段建立关联。

四、填空题

1. 在_____视图中可以根据实际情况调整和修改窗体设计。

2. _____可以同时提供数据的窗体视图和数据表视图,并将两个视图连接到同一数据源,并且总是相互保持同步。

3. 窗体由多个部分组成.每个部分称为一个_____,默认情况下设计视图中只显示_____。

4. 所有窗体都有_____,窗体还包含窗体页眉、_____、_____和窗体页脚节。

5. _____属性用于标识控件。

6. 根据控件和数据源之间的关系,可以将控件分为以下 3 种类型:_____、_____和_____控件。

7. 如果希望在窗体上显示该窗体的标题,可在窗体页眉处添加一个_____控件。

8. Access 为窗体提供了 6 种视图,不同的窗体视图以不同的形式来显示相应窗体的数据源。其中_____是窗体在运行时的显示方式,_____是 Access2010 新增加的一种视图方式,是用于调整窗体布局最直观的视图。

9. 在计算控件中,表达式前都要加上_____开头的计算表达式。

10. 窗体的属性与整个窗体相关联,其中_____属性用来设置窗体的数据源,也就是绑定的数据表或查询。

11. 将文本框控件绑定到表中的字段,需设置_____属性。

五、操作题

"D:\ 上机实习"文件夹中存在数据库文件"成绩管理 .accdb",要求在窗体设计视图中,创建如图 1-9-1 所示的窗体,窗体名为"学生信息"。

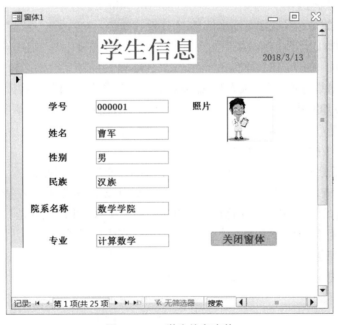

图 1-9-1 学生信息窗体

六、思考题

1. 窗体有哪些功能?

2. 按窗体外观分,窗体有哪几种类型?

3. 窗体由哪几部分组成? 每一部分的作用是什么?

4. 试说明组合框控件与列表框控件的区别。

(张建莉 王 哲)

习题十　数据库基础与应用(四)报表

一、单选题

1. 下列关于报表的叙述中,正确的是

A. 报表只能输入数据 　　　　　　B. 报表只能输出数据

C. 报表可以输入和输出数据 　　　D. 报表不能输入和输出数据

2. 如果要在整个报表的最后输出信息,需要设置

A. 页面页脚 　　　　　　　　　　B. 报表页脚

C. 页面页眉 　　　　　　　　　　D. 报表页眉

3. 可作为报表记录源的是

A. 表 　　　　　　　　　　　　　B. 查询

C. Select 语句 　　　　　　　　　D. 以上都可以

4. 在报表中,要计算"成绩"字段的最低分,应将控件的"控件来源"属性设置为

A. = Min([成绩]) 　　　　　　　　B. = Min(成绩)

C. = Min[成绩] 　　　　　　　　　D. Min(成绩)

5. 若要在报表的每一页底部都输出信息,需要设置的是

A. 页面页脚 　　　　　　　　　　B. 报表页脚

C. 页面页眉 　　　　　　　　　　D. 报表页眉

6. 在使用"报表设计器"设计报表时,如果要统计报表中某个字段,应将计算表达式放在

A. 组页眉 / 组页脚 　　　　　　　B. 页面页眉 / 页面页脚

C. 报表页眉 / 报表页脚 　　　　　D. 主体

7. 在关于报表数据源的叙述中,以下正确的是

A. 可以是任意对象 　　　　　　　B. 只能是"表"对象

C. 只能是"查询"对象 　　　　　　D. 可以是"表"对象或"查询"对象

8. 在报表设计的工具栏中,用于修饰版面以达到更好显示效果的控件是

A. 直线和矩形 　　　　　　　　　B. 直线和圆形

C. 直线和多边形 　　　　　　　　D. 矩形和圆形

9. 下列哪项在报表中存在,而在窗体中不存在

A. 主体 　　　　　　　　　　　　B. 组页脚

C. 页面页眉 　　　　　　　　　　D. 页面页脚

10. 在报表中要显示格式为"共 N 页,第 N 页"的页码,正确的页码格式设置是

A. ="共 "+Pages+"页,第 "+Page+"页 "

B. ="共 "+[Pages]+"页,第 "+[Page]+"页 "

C. ="共 "& Pages & "页,第 "& Page & "页 "

D. ="共 "&[Pages]& "页,第 "&[Page]& "页 "

11. 报表页面页眉主要用来

A. 显示记录数据

B. 显示报表的标题、图形或说明性文字

C. 显示报表中字段名称或记录的分组名称

D. 显示本页的汇总说明

12. 如果设置报表上某个文本框的控件来源属性为"=3*3+7",则预览此报表时,该文本框的显示信息是

    A. 3*3+7　　　　　　　　　　　　B. 16

    C. 未绑定　　　　　　　　　　　　D. 出错

13. 如果要创建多列报表,需要在"页面设置"对话框的下面哪项选项卡中进行设置

    A. 边距　　　　　　　　　　　　　B. 行

    C. 列　　　　　　　　　　　　　　D. 页面

14. 报表页脚的作用是

    A. 用来显示报表的标题、图形或说明性文字

    B. 用来显示整个报表的汇总说明

    C. 用来显示报表中的字段名称或对记录的分组名称

    D. 用来显示本页的汇总说明

15. 计算报表中学生的年龄的最大值,应把控件源属性设置为

    A. =Max(年龄)　　　　　　　　　B. Max(年龄)

    C. =Max(［年龄］)　　　　　　　　D. Max(［年龄］)

16. 在使用报表设计器设计报表时,如果要统计报表中某个组的汇总信息,应将计算表达式放在

    A. 组页眉 / 组页脚　　　　　　　　B. 页面页眉 / 页面页脚

    C. 报表页眉 / 报表页脚　　　　　　D. 主体

17. 查看报表输出效果可以使用下列哪项命令

    A. "打印"　　　　　　　　　　　　B. "打印预览"

    C. "页面设置"　　　　　　　　　　D. "数据库属性"

18. 若要在报表最后输出某些信息,需要设置的是

    A. 页面页眉　　　　　　　　　　　B. 页面页脚

    C. 报表页眉　　　　　　　　　　　D. 报表页脚

19. 如果要改变窗体或报表的标题,需要设置的属性是

    A. Name　　　　　　　　　　　　B. Caption

    C. BackColor　　　　　　　　　　D. BorderStyle

20. 如果需要制作参加座谈会的嘉宾的胸卡,应该使用的报表是

    A. 标签式报表　　　　　　　　　　B. 纵栏式报表

    C. 图表报表　　　　　　　　　　　D. 表格式报表

21. 用于显示整个报表的计算汇总信息的是

    A. 主体节　　　　　　　　　　　　B. 页面页眉

    C. 页面页脚　　　　　　　　　　　D. 报表页脚

22. 以下**不属于** Access2010 报表的视图的是

    A. 设计视图　　　　　　　　　　　B. 打印预览视图

    C. 编辑视图　　　　　　　　　　　D. 布局视图

二、多选题

1. 报表的数据来源可为

　　A. 基表　　　　　　　　　　　　B. 宏和模块

　　C. 查询　　　　　　　　　　　　D. SQL 语句

2. 报表包含下列节中的

　　A. 报表页眉　　　　　　　　　　B. 主体

　　C. 页面页脚　　　　　　　　　　D. 报表页脚

3. 报表的类型主要有

　　A. 表格式报表　　　　　　　　　B. 分栏式报表

　　C. 标签报表　　　　　　　　　　D. 图表报表。

4. 在报表中可以对记录按指定的规则进行分组,比如按某个字段值是否相等来划分成不同的组。还可以进一步对每组数据进行汇总计算,如求

　　A. 最大值　　　　　　　　　　　B. 平均值

　　C. 总和　　　　　　　　　　　　D. 计数

5. 以下(　　　　)是报表的组成部分。

　　A. 组页眉　　　　　　　　　　　B. 报表页脚

　　C. 报表设计器　　　　　　　　　D. 报表主体

6. 以下关于报表组成的叙述,正确的是

　　A. 主体节是报表显示数据的主要区域

　　B. 报表页眉用于显示报表中的字段名称或记录的分组名称

　　C. 报表页脚用于显示整份报表的汇总说明,打印在报表的结束处

　　D. 页眉页脚的内容打印在每一页的底部,用来显示本页的汇总说明

三、判断题

1. 在报表中不仅能输入和修改数据,也能查看或打印输出数据。

2. 报表可以对记录数据进行分组,并对各分组数据进行汇总计算。

3. 在 Access 中可以像 Excel 一样,把数据用图表表示出来,直观地显示数据分析和统计的信息。

4. 报表页眉在打印输出时出现在报表每一页的顶端,这样当数据较多需要分页时,可确保每页上面都有一个表头。

5. 报表的组页眉 / 脚根据控件和数据量在打印时可出现多次。

6. 使用“报表向导”创建报表时,数据源只能是一个表或查询。

7. 标签报表只能基于单个表或查询,如果所需字段来自多个表,则需要先创建一个查询。

8. 一个报表只有一个报表页眉。

9. 一个报表的每一页都有一个报表页脚。

10. 进行报表的分组操作时不可根据需要在已创建分组的基础上继续添加分组。

四、填空题

1. _____是 Access 数据库的对象之一,其主要作用是比较和汇总数据、显示经过格式化可包括分组的信息,并将它们打印出来。

2. 报表的_____用于设计和修改报表的结构,可以向报表中添加对象、设置属性。

3. 在 Access 中进行计算时,可以使用统计函数,比较常用的有求和 SUM、求平均值 AVG、求最大值_____、求最小值 MIN 和计数_____。

4. _____是一种特殊类型的报表,用于制作胸卡、名片等,每一条记录以卡片的形式显示,

每页可以显示多条记录。

5. 报表的_____是在显示报表实际运行数据的同时,提供给用户用于调整报表设计的一种视图。

6. 一般报表最多包含_____类节,其中_____、_____是窗体没有的。

7. _____在打印输出时出现在报表每一页的顶端这样当数据较多需要分页时,可确保每页上面都有一个表头。

8. 在使用"报表设计器"设计报表时,如果要统计报表中某个组的汇总信息,应将计算表达式放在_____。

9. 可在设计视图中利用_____控件来完成对图表报表的创建。

10. 为了在报表的每一页的底部显示页码,应该设置_____节。

五、操作题

1. 创建如图 1-10-1 所示的标签报表,报表名为"学生信息标签"。

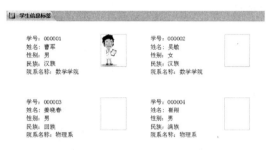

图 1-10-1 学生信息标签图

说明:可先使用标签向导创建标签报表,然后在设计视图下进行修改完善。其中院系与照片对应字段的绑定控件在设计视图中添加。

2. 参考下方给出的报表视图(图 1-10-2)与设计视图(图 1-10-3)创建"学生基本信息报表"报表。

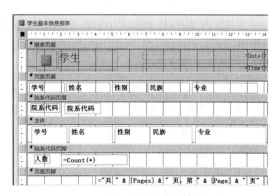

图 1-10-2 "学生基本信息报表"报表视图　　　　图 1-10-3 "学生基本信息报表"设计视图

六、思考题

1. 什么是窗体？什么是报表？二者的区别是什么？

2. 报表由哪几部分组成？各部分的功能是什么？

3. 报表的视图有哪几种？各有什么作用？

4. 报表的类型有哪些？

（张建莉　王　哲）

习题十一　数据库基础与应用（五）：宏、模块和 VBA

一、单选题

1. 要限制宏命令的操作范围，可以在创建宏时定义

　　A. 宏操作对象　　　　　　　　　　B. 宏条件表达式

　　C. 窗体或报表控件属性　　　　　　D. 宏操作目标

2. 使用宏组的目的是

　　A. 设计出功能复杂的宏　　　　　　B. 设计出包含大量操作的宏

　　C. 减少程序内存消耗　　　　　　　D. 对多个宏进行组织和管理

3. 用于关闭当前数据库的宏命令是

　　A. CloseWindow　　　　　　　　　B. CloseAccess

　　C. QuitAccess　　　　　　　　　　D. CloseDatabase

4. 用于退出 Access 的宏命令是（　　　）。

　　A. CloseWindow　　　　　　　　　B. CloseAccess

　　C. QuitAccess　　　　　　　　　　D. CloseDatabase

5. 系统自动运行宏的命名为

　　A. Echo　　　　　　　　　　　　　B. Autoexec

　　C. Autobat　　　　　　　　　　　D. Auto

6. 有关宏操作，下列叙述**错误**的是

　　A. 使用宏可以启动其他应用程序

　　B. 宏可以是包含序列操作的一个宏

　　C. 宏组由若干宏组成

　　D. 宏的条件表达式中不能引用窗体或报表的控件值

7. 如果不指定对象，CloseWindow 基本操作关闭的是

　　A. 正在使用的表　　　　　　　　　B. 当前窗体

　　C. 当前正在使用的数据库　　　　　D. 当前报表

8. 在宏中加入下列哪项可以控制某些操作在满足一定的条件时才能执行

　　A. 序列宏　　　　　　　　　　　　B. 条件宏

　　C. 嵌入宏　　　　　　　　　　　　D. 宏组

9. 用于显示消息框的宏命令是

　　A. Message　　　　　　　　　　　B. OpenBox

　　C. MessageBox　　　　　　　　　　D. Restore

10. 引用窗体控件的值，正确的宏表达式是

A. [Forms]! [控件名]! [窗体名] B. [Forms]! [窗体名]! [控件名]

C. [Forms]! [控件名] D. [Forms]! [窗体名]

11. 使用以下方法来引用宏组

    A. 子宏名 . 宏名 B. 宏名 . [子宏名]

    C. 宏名 . 子宏名 D. [子宏名]. 宏名

12. 能被"对象所识别的动作"和"对象可执行的活动"分别称为对象的

    A. 方法和事件 B. 事件和方法

    C. 事件和属性 D. 过程和方法

13. 在 Access 数据库中,如果要处理复杂条件或循环结构的操作,则应该使用的对象是

    A. 窗体 B. 模块

    C. 宏 D. 报表

14. 下列**不属于**类模块对象基本特征的是

    A. 事件 B. 属性

    C. 方法 D. 函数

15. VBA 程序中,可以实现代码注释功能的是

    A. 方括号 B. 冒号

    C. 单引号 D. 双引号

16. VBA 程序流程控制的方式有

    A. 顺序控制和分支控制 B. 顺序控制和循环控制

    C. 循环控制和分支控制 D. 顺序、分支和循环控制

17. 为窗体或报表上的控件设置属性的正确宏操作命令是

    A. SetLocalVar B. SetProperty

    C. SetTempVar D. SetOrderBy

18. 打开查询的宏操作是

    A. OpenForm B. OpenQuery

    C. Open D. OpenFind

19. 数据宏的创建是在打开下列哪种设计视图的情况下进行的

    A. 表 B. 报表

    C. 查询 D. 窗体

20. 在 VBA 中,实现窗体打开操作的命令是

    A. DoCmd.OpenForm B. OpenForm

    C. Do.OpenForm D. DoOpen.Form

二、多选题

1. 下列关于运行宏的方法中,正确的是

    A. 不能当触发某控件的事件时运行宏

    B. 打开数据库时,可以自动运行名为 AutoExec 的宏

    C. 可以通过窗体、报表上的控件来运行宏

    D. 可以在一个宏中运行另外一个宏

2. 有关宏的基本概念,以下叙述正确的是

    A. 宏是 Office 系统中按某种功能与结构组织在一起的操作命令的集合

B. "宏"是 Access 中的基本对象之一

C. 利用宏可以对数据库各对象(表、查询、窗体、报表及其控件)实施各种操作管理

D. 宏与其他 Access 数据库对象一样,都可以在设计视图窗口中设计与创建

3. 下列关于宏的执行,以下说法正确的是

    A. 在"导航窗格",选择"宏"对象列表中的某个不含有子宏的宏,并双击,可以直接运行该宏中的所有操作

    B. 在"导航窗格",选择"宏"对象列表中的某个含有子宏的宏,并双击,可以直接运行该宏中的所有操作

    C. 在一个宏中可以运行另一个宏

    D. 在打开数据库时,可以自动运行 AutoExec 宏

4. 宏设计窗口分为左右两部分窗格,其中右窗格是操作目录,设计宏时也可以直接在此选择所需操作。操作目录包括下列哪些项

    A. 程序流程   B. 操作

    C. 在此数据库中   D. 不在此数据库中

5. Access 中的宏分为如下类型

    A. 独立宏   B. 嵌入宏

    C. 子宏   D. 数据宏

6. Access 可以通过窗体控件识别某一个事件,当用户执行 Access 能够识别的事件时,都能够导致 Access 执行下列哪项,这就是事件触发操作

    A. 一个宏   B. 宏组中的子宏

    C. VBA 程序代码   D. 数据宏

7. 下列关于模块的叙述中,正确的是

    A. 模块是能够被程序调用的函数

    B. 通过定义模块可以选择或更新数据

    C. 模块可以是窗体或报表上的事件代码

    D. 模块是独立的数据库对象

8. 下列关于 VBA 事件的叙述中,正确的是

    A. 对象的事件一旦被触发,就立即执行对应的"事件过程"完成相应的任务

    B. 每个对象的事件都可以有多种

    C. 事件是触发控件的动作

    D. 事件需由程序员编制

9. VBE 编辑器主要由下列哪项和工程资源管理器等窗口组成

    A. 代码窗口   B. 监视窗口

    C. 属性窗口   D. 对象浏览器窗口

三、判断题

1. 宏与其他 Access 数据库对象一样,都可以在设计视图窗口中设计与创建。

2. 在每次复制窗体或报表时,嵌入宏不会附于窗体或报表中,这样在生成的新 Access 数据库中还要再重新创建宏。

3. 数据宏也是宏设计视图下创建的。

4. Office 提供的 VBA 编辑界面称为 VBE(Visual Basic Editor),可以在 VBE 界面中编写函数、

过程及 VBA 模块。

5. 在数据库的导航窗口中,可以双击要运行的"宏组"对象,则默认运行最后一个子宏。

6. 嵌入宏既可存储在窗体、报表或控件的事件属性中,也可作为独立对象显示。

7. 对于创建的宏或宏组,只有运行后,才可以实现宏的功能。

8. 窗体模块和报表模块属于标准模块。

四、填空题

1. 运行一个宏应使用的宏命令是_____,打开报表的宏命令是_____。

2. Access 提供了大量的对象,对象具有_____、_____和_____3 大特性。

3. 用于使计算机发出"嘟嘟"声的宏操作命令是_____。

4. 当打开数据库时系统会自动查找名为_____的宏,如果找到了,就自动执行该宏中的操作。

5. 宏是一个或多个_____的集合。

6. Access 中的宏可以分为如下 3 种类型:_____、_____和_____。

7. 有多个操作构成的宏,执行时是按_____依次执行的。

8. Access 中的模块可以分为两种基本类型_____和_____。

9. _____是 Access 数据库的一个特殊对象,它的主要功能是通过调用 Access 内置的方法,在 VBA 中实现某些特定的操作。

10. 在 Access 中要完成更强大的程序功能,仅采用宏是不够用的,还需要通过_____编程来实现。

11. Office 提供的 VBA 编辑界面称为_____,可以在其中编写函数、过程及 VBA 模块。

12. 在每个模块之前都有一条声明语句_____,该语句是系统自动添加到所有模块的声明语句。

五、操作题

1. "D:\ 上机实习"文件夹中存在数据库文件"成绩管理 .accdb",要求在数据库中,为"学生"表创建一个"更改前"的数据宏,用于限制输入的"出生日期"必须大于等于 #1996-1-1#。如果输入的日期在 1996 年之前,那么单击"保存"按钮时,显示如图 1-11-1 所示的消息框。

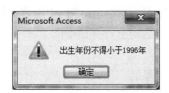

图 1-11-1　信息提示框

2. 在"成绩管理"数据库中创建宏名为 Autoexec 的独立宏,该宏包含一个 OpenReport 操作,用于打开"学生基本信息报表"。

六、思考题

1. 什么是宏?简述宏的基本功能。

2. 宏主要有哪几种类型?

3. 如何实现触发事件运行宏?

4. 宏有哪几种运行方式?

5. 列举 5 个常用的宏命令并说明其功能。

6. 什么是模块？ Access 模块分为哪两种类型？

7. 什么是事件和事件过程？

（张建莉　王　哲）

习题十二　算法与软件工程

一、单选题

1. 下列数据结构中,属于非线性结构的是
   - A. 循环队列
   - B. 带链队列
   - C. 二叉树
   - D. 带链栈

2. 算法的时间复杂度是指
   - A. 算法的执行时间
   - B. 算法所处理的数据量
   - C. 算法程序中的语句或指令条数
   - D. 算法在执行过程中所需要的基本运算次数

3. 在长度为 n 的有序线性表中进行二分查找,最坏情况下需要比较的次数是
   - A. $O(n)$
   - B. $O(n^2)$
   - C. $O(\log_2 n)$
   - D. $O(n\log_2 n)$

4. 下列叙述中正确的是
   - A. 在栈中,栈中元素随栈底指针与栈顶指针的变化而动态变化
   - B. 在栈中,栈顶指针不变,栈中元素随栈底指针的变化而动态变化
   - C. 在栈中,栈底指针不变,栈中元素随栈顶指针的变化而动态变化
   - D. 上述三种说法都不对

5. 下列叙述中正确的是
   - A. 顺序存储结构的存储一定是连续的,链式存储结构的存储空间不一定是连续的
   - B. 顺序存储结构只针对线性结构,链式存储结构只针对非线性结构
   - C. 顺序存储结构能存储有序表,链式存储结构不能存储有序表
   - D. 链式存储结构比顺序存储结构节省存储空间

6. 算法的有穷性是指
   - A. 算法程序的运行时间是有限的
   - B. 算法程序所处理的数据量是有限的
   - C. 算法程序的长度是有限的
   - D. 算法只能被有限的用户使用

7. 下列叙述正确的是
   - A. 循环队列中有队头和队尾两个指针,因此,循环队列是非线性结构
   - B. 在循环队列中,只需要队头指针就能反映队列中元素的动态变化情况
   - C. 在循环队列中,只需要队尾指针就能反映队列中元素的动态变化情况
   - D. 循环队列中元素的个数是由队头指针和队尾指针共同决定

8. 对下列二叉树(图 1-12-1)进行前序遍历的结果为

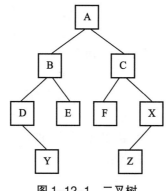

图 1-12-1　二叉树

　　A. DYBEAFCZX
　　B. YDEBFZXCA
　　C. ABDYECFXZ
　　D. ABCDEFXYZ

9. 某二叉树中有 n 个度为 2 的结点,则该二叉树中的叶子结点数为
　　A. n+1
　　B. n−1
　　C. 2n
　　D. n/2

10. 冒泡排序最坏情况下的比较次数是
　　A. n(n+1)/2
　　B. nlog2n
　　C. n(n−1)/2
　　D. n/2

11. 在软件生命周期中,能准确地确定软件系统必须做什么和必须具备哪些功能的阶段是
　　A. 概要设计
　　B. 详细设计
　　C. 可行性分析
　　D. 需求分析

12. 下面**不属于**软件工程的 3 个要素的是
　　A. 工具
　　B. 过程
　　C. 方法
　　D. 环境

13. 在结构化方法中,软件功能分解属于下列软件开发中的阶段是
　　A. 详细设计
　　B. 需求分析
　　C. 总体设计
　　D. 编程调试

14. 下列对于软件测试的描述中正确的是
　　A. 软件测试的目的是证明程序是否正确
　　B. 软件测试的目的是使程序运行结果正确
　　C. 软件测试的目的是尽可能多地发现程序中的错误
　　D. 软件测试的目的是使程序符合结构化原则

15. 软件是指
　　A. 程序
　　B. 程序和文档
　　C. 算法加数据结构
　　D. 程序、数据与相关文档的完整集合

16. 在软件开发中,需求分析阶段产生的主要文档是
　　A. 可行性分析报告
　　B. 软件需求规格说明书
　　C. 概要设计说明书
　　D. 集成测试计划

17. 软件按功能可分为,应用软件、系统软件和支撑软件(或工具软件)。下面属于系统软件的是

A. 编辑软件　　　　　　　　　　　　B. 操作系统

C. 教务管理系统　　　　　　　　　　D. 浏览器

18. 软件生命周期可分为定义阶段、开发阶段和维护阶段。详细设计属于

A. 定义阶段　　　　　　　　　　　　B. 开发阶段

C. 维护阶段　　　　　　　　　　　　D. 上述三个阶段

19. 软件生命周期是指

A. 软件从提出、实现、使用维护到停止使用退役的整个过程

B. 软件从需求分析、设计、实现到测试完成的过程

C. 软件开发的过程

D. 软件的运行维护过程

20. 下列选项中**不属于**结构化程序设计原则的是

A. 可封装　　　　　　　　　　　　　B. 自顶向下

C. 模块化　　　　　　　　　　　　　D. 逐步求精

二、填空题

1. 线性表的存储结构主要分为顺序存储结构和链式存储结构。队列是一种特殊的线性表,循环队列是队列的_____存储结构。

2. 算法的复杂度主要包括_____复杂度和时间复杂度。

3. 数据结构主要是研究数据的_____、数据的_____和数据的运算。三者是贯穿数据结构的主线,相辅相成。

4. 线性表的存储结构主要分为顺序存储结构和链式存储结构,队列是一种特殊的线性表,循环队列是队列的_____存储结构。

5. 假设用一个长度为 50 的数组(数组元素的下标从 0 到 49)作为栈的存储空间,栈底指针 bottom 指向栈底元素,栈顶指针 top 指向栈顶元素,如果 bottom=49、top=30(数组下标),则栈中具有_____个元素。

6. 对长度为 10 的线性表进行冒泡排序,最坏情况下需要比较的次数为_____。

7. 某二叉树有 5 个度为 2 的结点以及 3 个度为 1 的结点,则该二叉树中共有_____个结点。

8. 深度为 5 的满二叉树有_____个叶子结点。

9. 设某循环队列的容量为 50,头指针 front=5(指向队头元素的前一位置),尾指针 rear=29(指向队尾元素),则该循环队列中共有_____个元素。

10. 对下列二叉树(图 1-12-2)进行中序遍历的结果为_____。

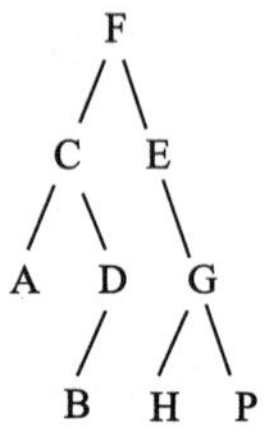

```
          F
         / \
        C   E
       / \   \
      A   D   G
         /   / \
        B   H   P
```

图 1-12-2　二叉树

11. 常见的软件开发方法有结构化方法和面向对象方法。对某应用系统经过需求分析建立数据流图(DFD),则应采用_____方法。

12. 软件是_____、数据和文档的集合。

13. 软件生命周期可分为多个阶段,一般分为定义阶段、开发阶段和维护阶段。编码和测试属_____阶段。

14. 按照软件测试的一般步骤,集成测试应在_____测试之后进行。

15. 软件测试可分为黑盒测试和白盒测试。基本路径测试属于_____测试。

16. 程序流程图中的菱形框表示的是_____。

17. 对软件设计的最小单位(模块或程序单元)进行的测试通常称为_____测试。

18. 符合结构化原则的三种基本控制结构是:选择结构、循环结构和_____。

19. 软件开发过程主要分为需求分析、设计、编码与测试四个阶段,其中_____阶段产生"软件需求规格说明书"。

20. 软件工程三要素包括方法、工具和过程,其中,_____支持软件开发的各个环节的控制和管理。

（黄晓涛）

习题十三　程序设计基础与应用（一）

一、单选题

1. 工程文件的扩展名为
   A. frx
   B. bas
   C. vbp
   D. frm

2. 若要访问 Form1 窗体的某个属性,如 Caption,以下表达式**错误**的是
   A. Form1.Caption
   B. Me.Caption
   C. Caption
   D. Form.Caption

3. 下列**不属于**对象的基本特征的是
   A. 属性
   B. 方法
   C. 事件
   D. 函数

4. 在设计模式双击窗体中的对象后,Visual Basic 将显示的窗口是
   A. 项目(工程)窗口
   B. 工具箱
   C. 代码窗口
   D. 属性窗口

5. 以下 4 个选项,下列哪项**不属于** VB 的工作模式
   A. 编译
   B. 设计
   C. 运行
   D. 中断

6. 改变控件在窗体中的上下位置应修改该控件的什么属性
   A. Top
   B. Left
   C. Width
   D. Right

7. 窗体模块的扩展名为
   A. exe
   B. bas
   C. frx
   D. frm

8. 窗体的 FontName 属性的缺省值是
   A. 宋体
   B. 仿宋体

C. 楷体　　　　　　　　　　　　　　　　D. 黑体

9. FontSize 属性用以设置字体大小,窗体的 FontSize 属性缺省值为

A. 5　　　　　　　　　　　　　　　　　　B. 9

C. 12　　　　　　　　　　　　　　　　　D. 20

10. 将 Visual Basic 程序保存在磁盘上,至少会产生何种文件

A. vbp 与 txt　　　　　　　　　　　　　B. com 与 exe

C. bat 与 frm　　　　　　　　　　　　　D. vbp 与 frm

二、多选题

1. 关于对象属性的正确描述有

A. 对象的属性一般有属性名和属性值

B. 可通过属性窗口设置所有属性的值

C. 可通过程序代码设置属性的值

D. 属性窗口内显示了对象的所有属性

2. 下列哪些是 VB 对象的要素

A. 属性　　　　　　　　　　　　　　　　B. 类

C. 方法　　　　　　　　　　　　　　　　D. 事件

3. 以下说法正确的有

A. Visual Basic 是一种可视化编程工具

B. Visual Basic 是面向对象的编程语言

C. Visual Basic 是结构化程序设计语言

D. Visual Basic 采用事件驱动编程机制

4. 下列关于对象和类的说法中,**不正确**的有

A. 类是对象的抽象,对象是类的实例化

B. 不同类之间虽然可能具有相同名称的属性,但含义可能不同

C. 在应用领域中,有意义的任何事物都可以称为对象

D. 在应用领域中,有意义的任何事物都可以称为类

5. 下列关于对象的描述中,正确的有

A. 只能通过鼠标双击对象来创建事件响应过程

B. 方法,就是对象所能执行的操作、固有行为

C. 属性是客观实体所具有的性质的抽象

D. 事件是可被对象识别的外部动作

6. 下面四个选项,属于事件的有

A. Click　　　　　　　　　　　　　　　　B. Visible

C. Unload　　　　　　　　　　　　　　　D. MsgBox

7. "同学们听到下课铃声响就冲到食堂吃饭"这句话中

A. "同学们"可类比于对象

B. "下课铃声响"可类比于"事件"

C. "冲"可类比于"方法"

D. "吃饭"可类比于"方法"

8. 下列叙述**错误**的有

　　A. 同一类对象的属性值都相同

　　B. 对象的属性只能在属性窗口中设置

　　C. 不同的对象可能具有相同名称的事件

　　D. 事件过程都要由用户点击对象来触发

三、填空题

1. 面向对象的程序设计是一种以_____为基础,由_____驱动对象的编程技术。

2. 对象的三要素是_____、_____、_____。

3. 窗体是用来存放_____的容器,窗体的 left 和 top 属性是相对_____对象的。

4. 改变控件在窗体中的左右位置,应修改该控件的_____属性。

5. 改变控件在窗体中的上下位置,应修改该控件的_____属性。

6. 设置对象的属性有两种办法,一种是在设计时在_____窗口中设置;另一种是在运行时设置,设置格式为_____。大部分属性可以用以上两种方法进行设置,而有些属性只能用其中一种方法设置。

7. 对窗体 Form 内各控件不能用鼠标任意精确定位是由于窗体中的_____起作用。

8. 新建工程时系统会自动将窗体标题设置为_____。

9. 在打开某窗体时,初始化该窗体中的各控件,可以选用_____事件。

10. 每当一个窗体成为活动窗口时触发_____事件,当另一个窗体或应用程序被激活时在原活动窗体上产生_____事件。

四、判断题

1. 随着智能手机、云计算的飞速发展,桌面系统(如 Windows、Linux)将很快被淘汰。

2. 属性是对 Visual Basic 对象性质的描述,对象的数据就保存在属性中。

3. 在 Visual Basic 中,有一些系统自带的过程和函数作为方法供用户直接调用。

4. 控件的属性值不可以在程序运行时动态地修改。

5. 许多属性可以直接在属性表上设置、修改,并立即在屏幕上看到效果。

6. 所谓保存工程,是指保存正在编辑的工程的窗体。

7. 决定对象是否可见的属性是 Visible 属性,决定对象可用性的属性是 Enabled 属性。

8. 若工程包含多个窗体,则系统先保存工程文件,再分别保存各窗体文件。

9. xyz.vbp 文件是用来管理构成应用程序 xyz 的所有文件和对象的清单。

10. 事件是由 Visual Basic 预先定义的对象能够识别的动作。

11. 事件过程可以由某个用户事件触发执行,它不能被其他过程调用。

12. 窗体中的控件,是使用工具箱中的工具在窗体上画出的各图形对象。

13. 在打开工程进行修改后,要另存为一个版本,只需单击“工程另存为…”就行因为系统将同时保存其他文件。

14. “方法”是用来完成特定操作的特殊子程序。

15. “事件过程”是用来完成事件发生后所要执行的程序代码。

五、操作题

1. 编程,运行时初始界面如图 1-13-1 所示,当用户在文本框中输入姓名如“大华”后,单击“确定”按钮,则程序的运行情况如图 1-13-2 所示,如果单击“结束”按钮,即结束程序运行。

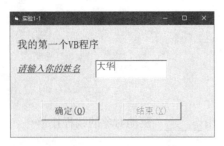
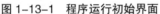

图 1-13-1　程序运行初始界面

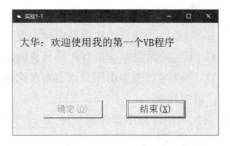

图 1-13-2　单击"确定"按钮后的程序界面

2. 在窗体上建立 4 个命令按钮 Command1~Command4,具体要求如下:

(1) 命令按钮的 Caption 属性分别为"字体变大""字体变小""加粗"和"标准"。

(2) 每单击 Command1 按钮和 Command2 按钮一次,字体变大或变小 3 个单位。

(3) 单击 Command3 按钮时,字体变粗;单击 Command4 按钮时,字体又由粗体变为标准。

(4) 4 个按钮每单击一次都在窗体上显示"欢迎使用 VB"。

(5) 双击窗体后可以退出。

3. 编程,窗体上有 1 个文本框、1 个命令按钮(标题为"结束")。

运行时文本框中显示"Visual Basic 程序设计",文本框及命令按钮能随窗体大小的调整而自动调整大小及位置。其中调整文本框 Left、Top 均为 0,宽度和高度都为窗体的一半;命令按钮始终位于窗体右下角位置。提示:

(1) 用代码初始化各控件(写在 Form_Load 事件中)。

(2) 文本框控件随窗体的大小而调整大小的代码,以及调整命令按钮位置始终位于窗体右下角的代码(调整大小位置的代码写在 Form_Resize 事件中)。

六、思考题

1. 简述 VB 的特点。

2. 什么是对象? 什么是类? 简述它们之间的关系。

3. VB 环境由哪些部分组成?

4. VB 有几种工作模式?

5. 设置属性有哪些方法?

6. 简述 Visual Basic 应用程序的建立步骤。

7. Visual Basic 应用程序中有哪些文件?

8. Visual Basic 的对象有哪三要素?

9. Visual Basic 应用程序中有哪几种类型的错误?

(吴暾华　王　颖)

习题十四　程序设计基础与应用(二)

一、单选题

1. Integer 类型数据能够表示的最小整数为

　　A. -2^{15}　　　　　　　　　　　　　B. $-2^{15}+1$

　　C. -2^{16}　　　　　　　　　　　　　D. $-2^{16}-1$

2. 货币类型数据小数点后面的有效位数最多只有

　　A. 2 位　　　　　　　　　　　　　　B. 8 位

　　C. 16 位　　　　　　　　　　　　　　D. 4 位

3. 输入对话框 InputBox 的返回值的类型是

　　A. 字符串　　　　　　　　　　　　　B. 整数

　　C. 浮点数　　　　　　　　　　　　　D. 长整数

4. 运算符 "\" 两边的操作数若类型不同, 则先如何再运算

　　A. 取整为 Byte 类型　　　　　　　　B. 取整为 Integer 类型

　　C. 四舍五入为整型　　　　　　　　　D. 四舍五入为 Byte 类型

5. Int(Rnd*99+)表示的是下列哪项范围内的整数

　　A. [0,100]　　　　　　　　　　　　B. [1,99]

　　C. [0,99]　　　　　　　　　　　　　D. [1,100]

6. 下列程序段的输出结果是

　　x=10 : y=1000 : z=log(y)/log(x) : Print "lg(1000)=" ; z

　　A. lg(1000)=4　　　　　　　　　　　B. lg(1000)=3

　　C. 3　　　　　　　　　　　　　　　　D. 4

7. 返回删除字符串前后端空格的字符串, 用函数

　　A. Trim　　　　　　　　　　　　　　B. Ltrim

　　C. Rtrim　　　　　　　　　　　　　　D. mid

8. Print 语句的一个输出表达式为下列哪项, 则输出包括日期、时间信息

　　A. Date　　　　　　　　　　　　　　B. Month

　　C. Time　　　　　　　　　　　　　　D. Now

9. 语句 Print "8*8" 的执行结果是

　　A. 64　　　　　　　　　　　　　　　B. "8*8"

　　C. 8*8　　　　　　　　　　　　　　D. 出现错误提示

10. 语句 "Form1.Print Tab(5); "#"" 的作用是在窗体当前输出行

　　A. 第 5 列输出字符 "#"　　　　　　B. 第 4 列输出字符 "#"

　　C. 第 6 列输出字符 "#"　　　　　　D. 输出 5 个字符 "#"

二、多选题

1. 下列哪些语句可实现 A 和 B 两个变量值的交换

　　A. C=A : B=A : A=C　　　　　　　　B. A=A+B : A=A−B : B=A−B

　　C. A=A*B : B=A/B : A=A/B　　　　　D. C=B : B=A : A=C

2. 下列逻辑表达式书写**错误**的有

　　A. a>b>c　　　　　　　　　　　　　B. a>b and a>c

　　C. a ≤ b　　　　　　　　　　　　　　D. A ≠ 2

3. 当 a=1, b=2, 则以下哪项逻辑表达式为真

　　A. NOT(a>b)　　　　　　　　　　　B. (a<b) OR (a>b)

　　C. (a<b) AND (a>b)　　　　　　　　D. NOT(a<b)

4. 下列各项是 VB 基本数据类型的有

　　A. Char　　　　　　　　　　　　　　B. String

  C. Integer   D. Double

5. 下列数据形式**错误**的是
  A. ±25.74   B. &H3.457E−100
  C. 368E+20   D. &O1.87

6. 下列赋值语句正确的有
  A. X+Y=C   B. −X=Y
  C. Y=X+C   D. X=Y

7. Print 方法不仅具有下列哪项功能,还有下列哪项功能
  A. 逗号   B. 打印
  C. 换行   D. 计算

8. 符号 "=" 可能的含义是
  A. 等号   B. 赋值号
  C. 设计   D. 注释

9. 以下哪项的函数值为 100,已知小写字母 a 的 ASCII 码为 97
  A. ASC("100")   B. ASC("DO")
  C. ASC("do")   D. ASC("d")

10. 下列哪些是 Rnd 函数可能产生的值
  A. 0   B. 1
  C. 0.1234   D. 0.00000005

11. 大于 X 的最小整数的 VB 表示形式为
  A. Int(x)+1   B. Int(x+1)
  C. Int(x)   D. Int(x+1)+1

12. 函数 Len(Str(Val("123.4"))) 的值为
  A. int(7.01)   B. int(6.99)
  C. fix(5.55)   D. round(6.5,0)

三、填空题

1. 语句 "Dim A As _____" 定义的变量 A,可用于存放控件的 Caption 的值。

2. 长整型变量(Long 类型)占用_____个字节。

3. 表达式 Right(String(97,Chr(Asc("abc"))),5) 的值是_____。

4. 表达式 2*4^3+4*6/3+3^2 的值是_____。

5. 表达式 16/2−2^3*7 Mod 9 的值是_____。

6. 表达式 81\7 Mod 2^2 的值是_____。

7. 已知字符串变量 x 存放 "4321",表达式 Val("&H"+Right$(x,Len(x)/2)) 的值是_____。

8. 语句 Print10>9>8 的输出结果为_____。

9. 设 x 为一个两位数,将其个位和十位数交换后所得两位数的 Visual Basic 表达式是_____。

10. 用随机函数产生一个两位负整数的 Visual Basic 表达式是_____。

11. 求 a 与 b 之积除以 c 的余数,用 Visual Basic 表达式可表示为_____。

12. 算术式 ln(x)+cos(60°) 的 Visual Basic 表达式为_____。

13. 声明单精度常量 PI 代表 3.1415926 的语句是_____。

14. #20/5/01# 表示_____类型常量。

15. 设 I 为大于 0 的实数,写出大于 I 的最小整数的表达式_____。

四、判断题

1. 整型变量有 Byte、Integer、Long 3 种类型。

2. Byte 类型的数据,其数值范围在 −255～255 之间。

3. Visual Basic 的 Double 类型数据可以精确表示其数值范围内的所有实数。

4. 在逻辑运算符 Not、Or、And 中,运算优先级由高到低依次为 Not、Or、And。

5. 关系表达式是用来比较两个数据的大小关系的,结果为逻辑值。

6. 一个表达式中若有多种运算,在同一层括号内,计算机按函数运算→逻辑运算→关系运算→算术运算的顺序对表达式求值。

7. 赋值语句的功能是计算表达式值并转换为相同类型数据后为变量或控件属性赋值。

8. 用 DIM 定义数值变量时,该数值变量自动赋初值为 0。

9. 函数 InputBox 的前 3 个参数分别是输入对话框的提示信息、标题以及默认值。

10. 函数 MsgBox 的前 3 个参数分别表示默认按钮、按钮样式以及图标样式。

五、操作题

1. 设计窗体程序,输入 x、y 的值,计算数学式子 $\sqrt{(x^5 + e^{-3}\ln y)\dfrac{\sin x\cos y}{x^2 + y^2} + \dfrac{3\sin 90° + 3xe^y}{\sqrt{|xy|}}}$ 的值,并在输出信息框中显示计算结果值。

2. 设计窗体程序,输入圆的半径,计算并输出圆面积和周长,按下列要求分别实现:

(1) 在窗体上创建一个文本框控件用于输入圆的半径,单击命令按钮后通过标签控件显示计算结果。

(2) 修改界面,删除文本框并修改程序,单击命令按钮后,调用 Inputbox 函数输入圆的半径,通过标签控件显示计算结果。

(3) 要求计算结果具有 15 位有效位数。

(4) 新建一个文件夹,保存工程(工程文件、窗体文件等等,可以用缺省的名称,也可以重命名)在该文件夹中,然后退出 Visual Basic。

3. 设计一个抓不住按钮的窗体,窗体上只有 1 个命令按钮,但运行时用鼠标无法捕捉到命令按钮(只要鼠标接近按钮,按钮就移动到一个新的位置,但按钮不会移出窗体的可视范围)。

4. 设计一个被动按钮的窗体,窗体上只有 1 个命令按钮,但运行时用鼠标点击命令按钮一下,按钮才移动一下(按钮不会移出窗体的可视范围)。

六、思考题

1. Integer 型数据和 Long 型数据的区别是什么?

2. 什么是有效数字? Single 和 Double 的有效数字位数是多少? 精度如何?

3. 为什么引入变量类型的概念? 有何目的?

4. 如何不借助第三个变量实现两个变量值的交换?

5. 利用 Print 语句打印数字 123 和打印字符串 "123" 有何区别?

6. Option Explicit 语句的主要作用是什么?

7. 应用 Print 语句可否实现自底向上打印?

(吴暾华　王　颖)

习题十五　程序设计基础与应用(三)

一、单选题

1. 将变量 x、y 中的最大数赋值给变量 a,正确的表示为

　　A. a=x:If y>x Then a=y
　　B. If y>x Then a=y:a=x
　　C. a=If y>x Then y Else x
　　D. If y>x Then a=y Else a=x End If

2. 下列关于 Select Case 之测试表达式的叙述中,**错误**的是

　　A. 只能是变量名
　　B. 可以是整型
　　C. 可以是字符型
　　D. 可以是浮点类型

3. 下列关于 Select Case 的叙述中,**错误**的是

　　A. Case 0 To 999,表示判断 Is 是否介于 0 与 999 之间
　　B. Case "xyz","XYZ",表示判断 Is 是否和 "xyz" "XYZ" 两个字符串中的一个相同
　　C. Case "X",表示判断 Is 是否为大写字母 X
　　D. Case1,2,3,表示判断 Is 是否等于字符串 "1,2,3"

4. 由 "For i=0 To 21 Step 5" 决定的循环结构被执行几次

　　A. 4
　　B. 5
　　C. 6
　　D. 7

5. 若 i 的初值为 6,则下列循环语句的循环次数为几次

　　Do While i<=18 : i = i + 3 : Loop

　　A. 3 次
　　B. 4 次
　　C. 5 次
　　D. 6 次

6. 由 "For i=1 To 9 Step –1" 决定的循环结构被执行几次

　　A. 9
　　B. 1
　　C. 10
　　D. 0

7. 下列循环结束后,若显示 i 的值大于 n,说明

　　For i=2 To n:If m Mod i =0 Then Exit For: Next i

　　A. m 能被 i 的某一个取值整除
　　B. m 不能被 i 的任何一个取值整除
　　C. 有实时错误、循环被终止
　　D. 程序中有逻辑错误

8. 窗体通用部分的语句 "Option Base 0",决定本窗体中数组

　　A. 下界必须为 0
　　B. 缺省的下界为 0
　　C. 上界必须为 0
　　D. 缺省的上界为 0

二、多选题

1. 多分支选择结构的 Case 语句中, "变量值列表" 允许为

　　A. 常量值的列表,如 Case 1,3,5
　　B. 变量名的列表,如 Case x,y,z
　　C. To 表达式,如 Case 10 To 20
　　D. Is 关系表达式,如 Case Is<20

2. 多分支选择结构的 Case 语句,写法正确的是

　　A. Case 1,5,7,9
　　B. Case 1 To 5

  C. Case 5 To 1   D. Case Is<"max"

3. 下列结构中属于循环结构的是

  A. for/next   B. while/wend

  C. With/end with   D. do/loop

4. 设有以下循环结构 Do… 循环体…Loop While< 条件 >,则以下叙述中正确的是

  A. 若"条件"是一个为 0 的常数,则一次也不执行循环体

  B. "条件"可以是关系表达式、逻辑表达式或常数

  C. 循环体中可以使用 Exit Do 语句

  D. 如果"条件"总是为 True,则不停地执行循环体

5. 定义数组 Array(1 to 5,5)后,下列**不存在**的数组元素是

  A. Array(1,1)   B. Array(1,0)

  C. Array(0,1)   D. Array(0,5)

6. 下列关于控件数组说法中正确的是

  A. 控件数组与普通数组不同,可以由不同类型的控件构成

  B. 控件数组的下标对应控件的 Index 属性

  C. 控件数组中的控件共用一个名字

  D. 控件数组无需在代码中提前定义,只要控件名称相同,系统就会提示建立控件数组

7. 如下数组声明语句,**不正确**的是

  A. dim a [3,4]as intiger   B. dim a(3,4)as string

  C. dim a(n,n)as single   D. dim a(3 4)as integer

8. 设用复制、粘贴的方法建立了一个命令按钮数组 Command1,以下对该数组的说法正确的是

  A. 命令按钮的所有 Caption 属性都是 Command1

  B. 在代码中访问任意一个命令按钮只需使用名称 Command1

  C. 命令按钮的大小必须都相同

  D. 命令按钮共享相同的事件过程

三、填空题

1. 若 *a*>*b*,则交换变量 *a*、*b* 值的行 If 语句写作＿＿＿＿＿＿＿＿＿＿＿＿＿＿＿＿。

2. Select Case 结构中测试表达式的值,在其表达式列表中用＿＿＿＿＿＿＿表示。

3. 用 InputBox 函数为数组 A 的所有元素 A(0)、A(1)、A(2)、…、A(9)依次赋值的语句写作

＿＿＿＿＿＿＿＿＿＿＿＿＿＿＿＿＿＿＿＿＿＿＿＿。

4. 声明有 *n* 个元素的 Single 类型动态数组 *c* 的语句是＿＿＿＿＿＿＿＿＿＿＿＿＿＿＿。

5. 用 Dim a(2 to 5)As Integer 语句定义的数组占用＿＿＿＿＿＿＿个字节的内存空间。

6. 请写出单击窗体后,窗体上的显示结果＿＿＿＿＿＿＿

```
Private Sub Form_Click()
  Dim a As Integer, s As Integer
  a = 0: s = 0
  Do While s <= 50
    s = s + a: a = a + 1
  Loop
  Print s; a
End Sub
```

7. 请写出输入 1、3、16、0 后窗体上的显示结果＿＿＿＿＿＿＿

```
Private Sub Form_Click()
  Dim i As Integer, sum As Integer, m As Integer
  sum = 0
  Do
    m = Val(InputBox("请输入m", "累加和等于" & sum))
    If m = 0 Then Exit Do
    sum = sum + m
  Loop
  Print sum
End Sub
```

8. 请写出单击窗体后,窗体上的显示结果_____

```
Private Sub Form_Click()
  Dim a(5) As Integer, i As Integer
  a(0) = 1
  For i = 1 To 5
    a(i) = a(i - 1) + i
    Print a(i);
  Next i
End Sub
```

9. 请写出单击窗体后,窗体上的显示结果_____

```
Private Sub Form_Click()
  Dim a(5, 5) As Byte, i As Byte, j As Byte
  For i = 1 To 5
    For j = 1 To 5
      a(i, j) = i * j
    Next j
  Next i
  For i = 1 To 5: Print a(i, i);: Next i
End Sub
```

10. 请写出单击窗体后,窗体上的显示结果_____

```
Private Sub Form_Click()
  Dim i As Byte, j As Byte
  For i = 1 To 4
    Print Space(5 - i);
    For j = 1 To 2 * i - 1
      Print "w";
    Next j
    Print
  Next i
End Sub
```

11. 请写出单击窗体后,窗体上的显示结果_____

```
Private Sub Form_Click()
  Dim a(5, 5) As Byte, i As Byte, j As Byte
  For i = 1 To 5
    For j = 1 To i
      a(i, j) = 10 - i - j
    Next j
  Next i
  For i = 1 To 4
    For j = i + 1 To 5
      a(i, j) = i + j - 1
    Next j
  Next i
  For i = 1 To 5
    For j = 1 To 5: Print a(i, j);: Next j
```

```
      Print
    Next i
End Sub
```

12. 输入 n 后,计算下列表达式的值。

$$1 - \frac{1}{2!} + \frac{1}{3!} - \frac{1}{4!} + \cdots + (-1)^{n+1}\frac{1}{n!}$$

```
Private Sub Form_Click()
  Dim n As Integer, i As Integer, p As Single, s As Single
  n = Val(InputBox("请输入n"))
  __(1)__: p = 1
  For i = 2 To __(2)__
      __(3)__
    s = s + p
  Next i
  Print s
End Sub
```

13. 下列程序求两个正整数 m、n 的最大公约数并显示。

```
Private Sub Form_Click()
  Dim m As Integer, n As Integer, r As Integer
  m = Val(InputBox("请输入m")): n = Val(InputBox("请输入n"))
  r = m Mod n
  Do ____(1)____
    m = n: n = r: ____(2)____
  Loop
  ____(3)____
End Sub
```

14. 输入 n 后,输入 n 个实数,显示这 n 个数的算术平均值以及其中大于算术平均值的数。

```
Private Sub Form_Click()
  Dim n As Single, v As Single, i As Integer
  n = Val(InputBox("请输入数组元素个数:"))
  ____(1)____
  For i = 1 To n
    a(i) = Val(InputBox("a(" & i & ")="))
    ____(2)____
  Next i
  ____(3)____
  Print v
  For i = 1 To n
    If ____(4)____ Then Print a(i)
  Next i
End Sub
```

15. 输入 m、n 后再输入 a 数组的 m 个数和 b 数组的 n 个数,显示那些在 a、b 数组中同时存在的数(如 a 数组中有 1、2、3、4、5,b 数组中有 4、5、6、7,输出结果为 4、5)。

```
Private Sub Form_Click()
  Dim m As Integer, n As Integer, i As Integer, j As Integer
  m = Val(InputBox("请输入a数组元素个数:"))
  n = Val(InputBox("请输入b数组元素个数:"))
  ReDim a(m) As Integer, b(n) As Integer
  For i = 1 To m
    a(i) = Val(InputBox("a(" & i & ")="))
  Next i
  For i = 1 To n
    b(i) = Val(InputBox("b(" & i & ")="))
```

```
    Next i
    For i = 1 To ___(1)___
      For j = 1 To ___(2)___
        If a(i) = b(j) Then ___(3)___
      Next j
      If ___(4)___ Then Print a(i)
    Next i
End Sub
```

16. 以下程序随机产生 10 个两位整数、并按从小到大的顺序存入数组 a 中,再将其中的奇数按从小到大的顺序在窗体中用紧凑格式输出。

```
Private Sub Form_Click()
    Dim i As Integer, j As Integer, k As Integer, a(10) As Integer
    Dim t As Integer
    For i = 1 To 10
        a(i) = 10 + Rnd * 89
    Next i
    For i = 1 To 9
        ___(1)___
        For j = i + 1 To 10
          If a(j) < a(k) Then ___(2)___
        Next j
        t = a(i): a(i) = a(k): ___(3)___
    Next i
    For i = 1 To 10
        If ___(4)___ Then Print a(i)
    Next i
End Sub
```

四、判断题

1. 若行 If 语句中逻辑表达式值为 True,则关键字 Then 后同一行上的若干语句都要执行。

2. 在行 If 语句中,关键字 End If 是必不可少的。

3. 块 If 结构中的 Else 子句可以缺省。

4. For/Next 语句中,循环控制变量只能是整型变量。

5. For/Next 语句中,“Step1”可以缺省。

6. For/Next 循环正常(未执行 Exit For)结束后,控制变量的当前值等于终值。

7. 在循环体内,循环变量的值不能被改变。

8. Do/Loop While 结构中的循环体,至少被执行一次。

9. Do/Loop Until 结构的循环,是“先判断、后执行(循环体)”的循环结构。

10. 使用 On Error GoTo 语句并编写相应程序,可以捕获程序中的编译错误。

五、操作题

1. 用 InputBox 函数输入 3 个任意整数,按从大到小的顺序输出。

2. 编程,输入 x 值,按下式计算并输出 y 值。

$$y = \begin{cases} x+5 & x>5 \\ x^3 & -1 \leqslant x \leqslant 5 \\ \sqrt[3]{x} & -5 < x < -1 \\ x-5 & x \leqslant -5 \end{cases}$$

3. 编程,在窗体上输出如下形式的九九乘法表。

```
1×1=1
1×2=2    2×2=4
1×3=3    2×3=6    3×3=9
1×4=4    2×4=8    3×4=12   4×4=16
1×5=5    2×5=10   3×5=15   4×5=20   5×5=25
1×6=6    2×6=12   3×6=18   4×6=24   5×6=30   6×6=36
1×7=7    2×7=14   3×7=21   4×7=28   5×7=35   6×7=42   7×7=49
1×8=8    2×8=16   3×8=24   4×8=32   5×8=40   6×8=48   7×8=56   8×8=64
1×9=9    2×9=18   3×9=27   4×9=36   5×9=45   6×9=54   7×9=63   8×9=72   9×9=81
```

4. 计算下式的和,变量 x 与 n 的数值用输入对话框输入。

$$s = 1 + x + \frac{x}{2!} + \frac{x^2}{3!} + \frac{x^3}{4!} + \cdots + \frac{x^n}{(n+1)!}$$

5. 用近似公式求自然对数的底数 e 的值,直到被累加的最后一项小于 10^{-4} 为止。

$$e \approx 1 + \frac{1}{1!} + \frac{1}{2!} + \frac{1}{3!} + \cdots + \frac{1}{n!}$$

6. 输入平面上 10 个点坐标值,计算各点之间距离之和。

计算公式为:$d = \sum_{i=1}^{9} \left(\sum_{j=i+1}^{10} \sqrt{(x_i - x_j)^2 + (y_i - y_j)^2} \right)$

7. 输入 m、n 后再输入 a 数组的 m 个数和 b 数组的 n 个数,显示那些在 a、b 中不同时存在的数(如 a 数组中有 1、2、3、4、5,b 数组中有 4、5、6、7,输出结果为 1、2、3 和 6、7)。

8. 编程,输入 n(n 为 1 位正整数),输出 $n+1$ 层的杨辉三角形。

(1) 如 n 为 5 时,输出结果如下直角三角形显示。

(2) 如 n 为 5 时,输出结果如下等腰三角形显示。

```
1                                              1
1   1                                        1   1
1   2   1                                  1   2   1
1   3   3   1                            1   3   3   1
1   4   6   4   1                      1   4   6   4   1
1   5   10  10  5   1              1   5   10  10  5   1
```

六、思考题

1. 简述建立控件数组的各种方法。

2. 如何应用 Print 语句在窗体上精确控制打印,即同列数据之间严格对齐。

3. 循环结构能够解决无规律的问题吗?

4. Select Case 结构中如何表达逻辑关系"并且"。

5. 为什么数组的默认下标设计为 0,而不是 1?有什么目的?

6. 数组和循环之间有什么关联?

(吴曀华　王　颖)

习题十六　程序设计基础与应用(四)

一、单选题

1. 在过程定义中用下列哪项表示形参的传值

    A. Dim　　　　　　　　　　　　　　B. ByRef

    C. Byval　　　　　　　　　　　　　D. Value

2. 若已编写了一个 Sort 子过程，在该工程中有多个窗体，为了方便地调用 Sort 子过程，应将该过程放在下列哪项中

  A. 窗体模块　　　　　　　　　　　B. 标准模块

  C. 类模块　　　　　　　　　　　　D. 工程

3. 要想从子过程调用后返回两个结果，下面子过程说明语句合法的是

  A. Sub f2（ByVal n%，ByVal m%）　　B. Sub f1（n%，ByVal m%）

  C. Sub f1%（n%，m%）　　　　　　　D. Sub f1（ByVal n%，m%）

4. 下面子过程语句说明合法的是

  A. sub f1（byval n（ ）as integer）　　B. sub f1（n（ ）as integer）as integer

  C. function f1（f1 as integer）as integer　　D. function f1（byval n as integer）

5. 已知函数定义 Function f(x1%，x2%)as integer，则下列调用语句正确的是

  A. a=f（x，y）　　　　　　　　　　B. call f（x，y）

  C. f（x，y）　　　　　　　　　　　D. f x y

6. 不能脱离对象而独立存在的过程是

  A. 事件过程　　　　　　　　　　　B. 通用过程

  C. 子过程　　　　　　　　　　　　D. 函数过程

7. SUB 过程与 Function 过程最根本的区别是

  A. SUB 过程可以用 Call 语句直接调用，而 Function 过程不能

  B. Function 过程可以有形参，而 SUB 过程不可以

  C. SUB 过程不能返回值，而 Function 过程可以返回值

  D. 两种过程的传递方式不同

8. 设有如下过程：

Sub ff（x，y，x）

  x=y+z

End sub

以下所有参数的虚实结合都是传地址的调用语句是

  A. call ff（5，6，a）　　　　　　　　B. call ff（x，y，z）

  C. call ff（3+x，5+y，z）　　　　　　D. call ff（x+y，x−y，z）

9. 下列关于函数过程的叙述中，正确的是

  A. 如果不指明函数参数的类型，则此参数没有数据类型

  B. 函数过程的形参和实参的个数不需要对应

  C. 当数组作为函数的参数时，既可以按传值方式，也可按传地址方式

  D. 函数过程中形参的类型与函数返回值的类型没有关系

10. 以下关于过程的叙述中，错误的

  A. 事件过程是由某个事件触发的过程

  B. 通过函数过程的名可以返回多个值

  C. 可以在事件过程中调用函数过程

  D. 不能在事件过程中定义函数过程

二、多选题

1. 下列关于过程叙述正确的是

A. 过程的传值调用是将实参的具体值传递给形参

B. 过程的传址调用是将实参在内存的地址传递给形参

C. 过程的传值调用参数是单向传递的,过程的传址调用参数是双向传递的

D. 无论过程传值调用还是过程传址调用,参数传递都是双向的

2. 下列关于变量的说法正确的是

A. 局部变量是指那些在过程中用 Dim 语句或 Static 语句声明的变量

B. 局部变量的作用域仅限于声明它的过程

C. 静态局部变量是在过程中用 Static 语句声明的

D. 局部变量在声明它的过程执行完毕后就被释放了

3. 下面子过程语句说明**不合法**的是

A. Sub f2(ByVal n%( ))   B. Sub f2(n%)As Integer

C. Function f2%(f2%)   D. Function f2(ByVal n%)

4. 如果一个工程含有多个窗体及标准模块,则以下叙述中正确的是

A. 如果工程中含有 Sub Main 过程,则程序一定首先执行该过程

B. 在标准模块中的 Sub Main 过程内调用 Load Form1 以及 Form1.Show,同时将标准模块设置为启动对象,则可从标准模块启动程序。

C. 用 Hide 方法只是隐藏一个窗体,不能从内存中清除该窗体

D. 任何时刻最多只有一个窗体是活动窗体

5. 以下叙述中正确的是

A. 一个工程中只能有一个 Sub Main 过程

B. 窗体的 Show 方法的作用是将指定的窗体载入内存并显示该窗体

C. 窗体的 Hide 方法和 Unload 方法的作用完全相同

D. 若工程文件中有多个窗体,可以根据需要指定一个窗体为启动窗体

三、填空题

1. 数组名作过程实参,相应的形参传递方式为_____。

2. 一维长整型数组 a 作过程形参写作"a( )As Long",二维长整型数组 b 作过程形参写作_____。

3. 过程形参为整型,对应实参为 4.5,传递给形参的值为_____。

4. 调用过程时对形参的改变不会导致相应实参变量的改变,则该形参采用_____(按值传递 / 按地址传递)方式。

5. 调用过程时对形参的改变就是对相应实参变量的改变,则该形参采用_____(按值传递 / 按地址传递)方式。

6. 声明 Single 类型全局变量 x,写作_____。

7. 声明 Integer 类型静态变量 x,写作_____。

8. 在窗体 Form1 的过程中引用窗体 Form2 中的全局变量 y,写作_____。

9. 自定义函数过程 f1 计算并返回 Single 类型一维数组中 n 个元素的平均值,函数过程 f1 的首句写作_____。

10. 自定义过程 f2 对 Single 类型一维数组中 n 个元素按绝对值从小到大排序,过程 f2 的首句写作_____。

11. 自定义过程 f2,在 m 行、n 列的 Single 类型二维数组查找最大值以及最小值,要求最大值

以及最小值能够通过参数传递返回到调用程序中,首句写作_____。

12. Form1 中自定义过程首句为 "Function f3(x As Single,y As single) As Single",其返回值为 x、y 中的较大值。在 Form2 中要为 c 赋值 a,b 中的较大值,要求通过调用 Form1 中定义的过程 f3 实现,应执行语句_____。

13. 请写出下列程序运行时单击窗体后,窗体上的显示结果_____

```
Private Function sum(n As Integer) As Integer
  Static j As Integer
  j = j + n + 1: sum = j
End Function
Private Sub Form_Click()
  Dim i As Integer
  For i = 1 To 3
    s = sum(i): Print "s="; s
  Next i
End Sub
```

14. 请写出下列程序运行时四次单击 Comman1 的显示结果,再写出四次单击 Comman2 的显示结果_____

```
Dim n As Integer
Private Sub Command1_Click()
  Dim n As Integer
  n = n + 1: Print n
End Sub
Private Sub Command2_Click()
  n = n + 1: Print n
End Sub
```

15. 请写出下列程序运行时四次单击 Command1 按钮,并分别输入 7、9、15、21 后,窗体上的显示结果_____

```
Private Function f10_2(ByRef n As Integer) As String
  While n <> 0
    f10_2 = n Mod 2 & f10_2
    n = n \ 2
  Wend
End Function
Private Sub Command1_Click()
  Dim n As Integer
  n = Val(InputBox("n="))
  Print n; f10_2(n)
End Sub
```

如果将函数过程 f10_2 首句中 "ByVal n As Integer" 改写为 "Byref n As Integer",显示结果为何?

16. 请写出运行下列程序时四次单击 Comman1 的显示结果(依次输入变量 x 的值分别为 456、654、8848、703804)_____

```
Private Function f(a() As Integer, n As Integer) As Integer
  Dim i As Integer, j As Integer
  For i = 1 To n - 1
    For j = i + 1 To n
      If a(i) > a(j) Then f = f + 1
    Next j
  Next i
End Function
Private Sub Command1_Click()
```

```
    Dim x As Integer, n As Integer, i As Integer
    x = InputBox("x="):    n = Len(Trim(Str(x)))
    ReDim b(n) As Integer
    For i = 1 To n
      b(n + 1 - i) = x Mod 10
      x = x \ 10
    Next i
    Print f(b, n)
End Sub
```

17. 请写出运行下列程序时，单击窗体后输入 5 时窗体上的显示结果＿＿＿＿＿＿＿

```
Private Sub f(b() As Integer, n As Integer)
  Dim i As Integer, j As Integer
  For i = 1 To n
    b(i, 1) = 1: b(i, i) = 1
  Next i
  For i = 3 To n
    For j = 1 To i
      b(i, j) = b(i - 1, j - 1) + b(i - 1, j)
    Next j
  Next i
End Sub
Private Sub form_Click()
  Dim m As Integer, i As Integer, j As Integer
  m = Val(InputBox("请输入数组的行、列数"))
  ReDim a(m, m) As Integer
  Call f(a, m)
  For i = 1 To m
    For j = 1 To i
      Print Tab(j * 3); a(i, j);
    Next j
    Print
  Next i
End Sub
```

18. 单击窗体后输出 60~80 之间所有整数的质数因子(12 的质数因子有 2、2、3，54 的质数因子有 2、3、3、3，而 61 本身是素数则输出 61)＿＿＿＿＿＿＿

```
Private Sub pp(__(1)__ n As Integer)
  Dim k As Integer
  k = 2
  Do While n > 1
    If __(2)__ Then
      Print k;:  __(3)__
    Else
      k = k + 1
    End If
  Loop
  Print
End Sub
Private Sub Form_Click()
  Dim i As Integer
  For i = 60 To 80
    __(4)__
  Next i
End Sub
```

19. 函数过程 f16 返回 1 个正整数十六进制形式表示的字符串。下列程序运行时若输入 31，则窗体上显示 1F。

```
Private Function f16(ByVal n As Integer) ___(1)___
  Dim k As Integer
  Do While ___(2)___
    k = n Mod 16
    If k < 10 Then
      f16 = Chr(Asc("0") + k) + f16
    Else
      k = k - 10
      ___(3)___
    End If
    ___(4)___
  Loop
End Function
Private Sub Form_Click()
  Dim x As Integer
  x = Val(InputBox("x="))
  Print f16(x)
End Sub
```

20. 下列过程用于求多项式的值：$a_1+a_2x+a_3x^2+\cdots+a_nx^{n-1}$

```
Private Function f(___(1)___, n As Integer, x As Double) As Double
  Dim i As Integer, s As Double, t As Double
  s = a(1): t = x
  For i = 2 To n
    s = s + a(i) * t: ___(2)___
  Next i
  ___(3)___
End Function
```

21. 调用下列 Sub 过程，可将形参数组 *a* 所对应的实参数组按值从小到大排序。

```
Private Sub sort(___(1)___)
  Dim i As Integer, j As Integer, k As Integer, t As Double
  For i = 1 To ___(2)___
    k = i
    For j = i + 1 To n
      If ___(3)___ Then k = j
    Next j
    t = a(k): a(k) = a(i): a(i) = t
  Next i
End Sub
```

四、判断题

1. 函数过程与 Sub 过程必须用关键字 Private 或 Public 声明。

2. 用关键字 Public 声明的过程可以被其他模块调用。

3. 调用过程时的实参必须是与对应形参类型相同的表达式。

4. 声明形参处缺省传递方式声明，则为按值传递（Byval）。

5. Sub 过程中的语句 Exit Sub，使控制返回到调用处。

6. Sub 过程名在过程中必须被赋值。

7. 可以在窗体模块的通用区定义 Public 型的数组。

8. 过程中的静态变量是局部变量，当过程再次被执行时，它的值是上一次过程调用后的值。

9. 在窗体的"通用部分"用 Dim 语句声明的变量，在本窗体的各事件过程中可以引用。

10. 在窗体的"通用部分"以及某事件过程中，用 Dim 语句声明了同名的变量，系统认为他们是不同的变量。

五、操作题

按下列各题的要求编写自定义过程。在上机调试的过程中,还需要设计一个事件过程如 Command1_Click,选择一些实验数据,通过调用自定义过程检测其是否正确。

1. 编制函数过程 f1,返回三个变量中的最大值。

2. 编制通用函数过程 f2,计算 Double 类型一维数组所有元素的平均值。

3. 编制通用 Sub 过程 f3,将 Single 类型一维数组反序排放(如实参数组元素依次为 6、5、9、7, 调用后为 7、9、5、6;若为 -3.2、4、2.6、31、7.3,调用后为 7.3、31、2.6、4、-3.2)。

4. 编制通用 Sub 过程 f4,在一个 m 行 n 列二维数组中查找绝对值最大元素的行号、列号。

提示:Sub 过程的形参列表如 x( )As Single,m As byte,n As Byte,ki As Byte,kj As Byte

5. 添加标准模块文件 5-5.Bas,内含两个自定义函数过程 g1、g2,分别用于完成下列计算。

$$g1 = \frac{a_1 + a_2 + a_3 + \cdots + a_n}{n} \quad g2 = \frac{\sqrt{(a_1 - g1)^2 + (a_2 - g1)^2 + \cdots + (a_n - g1)^2}}{n}$$

在过程 Command1_Click 中输入实验数据、调用标准模块中的函数过程检测其是否正确。

六、思考题

1. 自定义函数或子过程的目的是什么? 不采用函数或过程可以解决问题吗?

2. 函数和子过程之间有何异同?

3. Static 修饰的变量与模块级变量之间有何异同?

4. 如何避免同名变量之间的干扰。

(吴暾华　王　颖)

习题十七　程序设计基础与应用(五)

一、单选题

1. 标签控件的标题和文本框控件的显示文本的对齐方式由下列哪项属性来决定

    A. WordWrap　　　　　　　　　　B. AutoSize

    C. Alignment　　　　　　　　　　D. Style

2. 将命令按钮 Command3 设置为窗体的取消按钮,可修改该控件的哪项属性

    A. Enabled　　　　　　　　　　　B. Value

    C. Default　　　　　　　　　　　D. Cancel

3. 下列哪项属性用来表示标签或窗体的标题

    A. Text　　　　　　　　　　　　B. Caption

    C. Left　　　　　　　　　　　　D. Name

4. 将焦点主动设置到指定的控件或窗体上,应采用什么方法

    A. SetDate　　　　　　　　　　　B. SetFocus

    C. SetText　　　　　　　　　　　D. GetGata

5. 按 Tab 键时,焦点在各个控件之间移动的顺序是由下列哪项属性来决定的

    A. Index　　　　　　　　　　　　B. TabIndex

    C. TabStop　　　　　　　　　　　D. SetFocus

6. 下列哪项属性用来表示各对象(控件)的位置

A. Text
B. Caption

C. Left
D. Name

7. 当文本框的下列哪项属性设置为 True 时,在运行时文本框不能编辑

A. Enabled
B. Locked

C. Visible
D. MultiLine

8. 要使文本框显示滚动条,除了设置 ScrollBars 属性外还必须设置下列哪项属性

A. AutoSize
B. MultiLine

C. Alignment
D. Visible

9. 文本框控件 Text3 的 Text 属性默认值为

A. Text1
B. ″Text1″

C. Locked
D. Name

10. 文本框中选定的内容,由下列哪项属性来反映

A. SelText
B. SelLength

C. Text
D. Caption

11. 选中复选框控件时,Value 属性的值为

A. True
B. False

C. 0
D. 1

12. 要使复选框控件不响应 Click 事件,可设置复选框的哪项属性

A. Appearance
B. Style

C. Enabled
D. TabIndex

13. 若要在同一窗体中安排两组单选钮,可用下列哪个控件予以分隔

A. 文本框
B. 框架

C. 列表框
D. 组合框

14. 列表框的下列哪项属性返回或设置列表框中各列表项的文本

A. Selected
B. List

C. Text
D. Caption

15. List3.Clear 中的 Clear 是

A. 方法
B. 对象

C. 属性
D. 事件

16. 以下哪项语句将删除列表框 List3 中的最后一项

A. List3.RemoveItem List1.ListCount
B. List3.Clear

C. List3.List(List1.ListCount−1)=″ ″
D. List3.RemoveItem List1.ListCount−1

17. 若要把 ″XXX″ 添加到列表框 List1 中的第一项,则可执行语句

A. List1.AddItem ″XXX″,1
B. List1.AddItem ″XXX″,0

C. List1.AddItem 1,″XXX″
D. List1.AddItem 0,″XXX″

18. 滚动条的哪项属性用于指定用户单击滚动条的滚动箭头时 Value 属性值的改变量

A. LargeChange
B. SmallChange

C. Value
D. Change

19. 单击滚动条两端的任意一个滚动箭头,将触发该滚动条的哪个事件

A. KeyDown
B. Change

    C. Scroll   D. Click

20. 设计动画时通常用定时器控件下列哪项属性来控制动画速度

    A. Interval   B. Timer

    C. Move   D. Enabled

二、多选题

1. 以下哪些是文本框(TextBox)的属性

    A. ScrollBars   B. MultiLine

    C. Name   D. Caption

2. 下面哪项对象具有 Caption 属性

    A. Form   B. Frame

    C. TextBox   D. Label

3. 下列能接收焦点的控件是

    A. 框架   B. 标签

    C. 文本框   D. 单选按钮

4. 以下叙述中**不正确**的是

    A. 对象的 Name 属性值可以为空

    B. 可以在程序运行期间改变对象的 Name 属性值

    C. 窗体的 Name 属性值是显示在窗体标题栏中的字符串

    D. 窗体的 Name 属性用来标识和引用窗体

5. 下列关于窗体的叙述中,**不正确**的是

    A. Load 语句和 Show 方法功能完全相同

    B. Show 方法显示未加载的窗体时,系统可以自动加载,然后显示窗体

    C. 所有被加载到内存的窗体都自动显示

    D. Load 语句加载窗体时,可以自动触发窗体的 Activate 事件

6. 关于命令按钮(CommandButton)控件正确的阐述是

    A. 当它的 Cancel 属性为真时,按键盘 Esc 键不能选中该命令按钮

    B. 当它的 Default 属性为真时,按键盘 Enter 键能选中该命令按钮

    C. 当它的 Default 属性为假时,只能用鼠标单击该命令按钮来选中该命令按钮

    D. 在一个窗体中,只能有一个命令按钮设为缺省的"活动按钮"

7. 以下选项中,属于单选按钮属性的是

    A. Option   B. Caption

    C. Name   D. Min

8. 要使窗体 Form1 关闭,正确的是

    A. Unload Form1   B. Unload me

    C. End   D. Form1.Visiable=False

9. 关于单选按钮(OptionButton)正确的阐述是

    A. 处于一组中的单选按钮只能一个按钮被选中

    B. 处于同一个窗口的单选按钮只能有一个按钮被选中

    C. 在同一程序中,可有多个单选按钮的值设为真的情况

    D. 反复点击同一单选按钮可表征选择或不选择两种状态

10. 下列对象能响应 Click 事件的是
  A. 列表框   B. 图片框
  C. 窗体   D. 计时器

11. 能对单选按钮分组的控件是
  A. 窗体   B. 标签
  C. 图片框   D. 框架

12. 标准控件里面有 caption 属性的包括
  A. Label   B. List
  C. CommandButton   D. CheckBox

13. 要选择列表框 List1 的第 6 项,可以使用语句
  A. List1.Selected(6)=True   B. List1.Selected(5)=True
  C. List1.ListIndex=5   D. List1.Selected=5

14. 下列关于组合框的叙述中,**不正确**的是
  A. 组合框有 Click 事件,没有 Change 事件
  B. 组合框有 Change 事件,没有 Click 事件
  C. 组合框既有 Click 事件,也有 Change 事件
  D. 组合框没有 Click 事件和 Change 事件

15. 下列控件中哪个能触发 GetFocus 和 LostFocus 事件
  A. 命令按钮   B. 影像框
  C. 复选按钮   D. 计时器

16. 能触发滚动条 Change 事件的操作是
  A. 拖动滚动块且不松开鼠标按键
  B. 单击两端箭头
  C. 单击滚动块
  D. 单击箭头与滚动块之间的滚动区

17. 有关列表框的属性和方法的**错误**描述是
  A. 列表框的内容由属性 Item Data 来确定
  B. 当多选属性(MultiSelect)为 True 时,可通过 Text 属性获得所有内容
  C. 选中的内容应通过 List 属性来访问
  D. 单选时,选中的内容应通过 Text 属性来访问,并且每次只能获得一条内容

18. 下列哪些控件**不属于** VB6.0 常用工具箱中的控件
  A. Shape   B. DataGrid
  C. RichTextBox   D. Adodc

19. 以下叙述**错误**的是
  A. 组合框包含了列表框的大部分功能
  B. 列表框包含了组合框的所有功能
  C. 组合框可实现多项选择
  D. 组合框和列表框的属性完全相同

20. 下列叙述中**错误**的是
  A. 文本框控件只需设置 ScrollBars 属性即可出现滚动条

B. InputBox 函数和 MsgBox 函数一样,返回的是字符串

C. ListBox 控件和 ComboBox 控件一样,都只能选择一项

D. VB 默认的文本框中不同文字的颜色和大小可各不相同

21. 关于复选框和单选钮的比较中**不正确**的是

A. 复选框和单选钮都只能在多个选择项中选定一项

B. 复选框和单选钮的值(value)都是(True/False)

C. 单选钮和复选框都响应 DblClick 事件

D. 要使复选框可用,可设置 Enabled 属性(True)

22. 定时器具有的属性有

A. Interval   B. Index

C. Width   D. Left

23. 下列关于文本框的叙述中正确的是

A. KeyPress 事件不能区分输入字母的大小写

B. KeyPress 事件能够检测到是否按下了回车键或退格键

C. 在 KeyPress 事件过程中可以取消按下的键,使对象接收不到字符

D. 在 Change 事件过程中可以取消按下的键,使对象接收不到字符

三、填空题

1. 控件的 Top 属性是指控件的_____(上、下)边至窗体标题栏_____(上、下)边的距离;Left 属性是指控件_____(左、右)边到窗体_____(左、右)边的距离。

2. 窗体的位置、大小属性值的度量单位为_____,与窗体坐标刻度_____(有关 / 无关)。

3. 如果字符 "Y" 是某个命令按钮的访问键,在设计时,设置命令按钮的 Caption 属性时要在其中字符 "Y" 前输入_____;运行时,可以通过按_____键执行单击操作。

4. 运行时,若需要命令按钮为灰色,即不被激活,在设计时可以通过_____属性来实现。

5. 文本框中输入的字符数需加以限定时,用的是文本框的_____属性。

6. 把焦点移到文本框 Text1 中的语句为_____。

7. _____属性决定文本框是否可以接受多行文本。

8. 要让控件隐藏起来,处于不可见状态,可修改其_____属性。

9. 要使输入文本框的字符靠右对齐,可修改文本框的_____属性。

10. 要使标签框的大小随 Caption 属性做自动调整,应修改其_____属性。

11. 对象的标题文字的颜色是由_____属性决定的。

12. 运行时单击复选框,将使复选框的 Value 值取_____。

13. 运行时单击单选钮,将使单选钮的 Value 值取_____。

14. 要使复选框或单选钮的标题文字在控件的左侧,应设置 Alignment 属性为_____。

15. _____方法用来向列表框中加入列表项。

16. 当列表框的 MultiSelect 属性值为_____时,列表项可以实现复选。

17. 语句_____将清空列表框 List1 中所有列表项。

18. 组合框具有_____和_____两种控件的基本功能。

19. 组合框 Style 属性为 0、1 和 2 时决定的组合框样式分别是_____、_____和_____。

20. 拖动滚动条的滚动滑块时仅发生_____事件。

21. 滚动条的滚动滑块的位置由_____属性决定的。

22. 执行语句 "HScroll1.Value=HScroll1.Value+10" 时,发生_____事件。

23. 定时器的 Interval 属性值为 0 时,表示_____。

24. 定时器控件只能响应_____事件。

25. 定时器的 Interval 属性值不得大于_____。

26. 请写出在 Text1、Text2、Text3 中依次输入 1、2、3 后,单击窗体后 Label1 的显示结果_____。

```
Private Sub Form_Click()
    Dim a As Single, b As Single, c As Single
    a = Text1.Text: b = Text2.Text: c = Text3.Text
    Label1.Caption = Str(a * a + 2 * b * b + 3 * c * c)
End Sub
```

27. 写出在文本框 Text1、Text2 中输入 24、36 后单击 Command1 时窗体上的显示结果_____。

```
Private Sub Command1_Click()
    Dim a As Long, b As Long, r As Long
    a = Text1.Text
    b = Text2.Text
    Do While b <> 0
      r = a Mod b: a = b: b = r
    Loop
    Print a
End Sub
```

28. 写出程序运行时,单击 Option1(2) 后,窗体上的显示结果_____。

```
Private Sub Form_Load()
    Option1(0).Value = False: Option1(1).Value = False
    Option1(2).Value = False
End Sub
Private Sub Option1_Click(Index As Integer)
    Select Case Index
      Case 0
        Check1(0).Value = 1: Check1(1).Value = 0
      Case 1
        Check1(0).Value = 0: Check1(1).Value = 1
      Case 2
        Check1(0).Value = 1: Check1(1).Value = 1
    End Select
    If Check1(0).Value = 1 Then Print "您好"
    If Check1(1).Value = 1 Then Print "欢迎使用Visual Basic!"
End Sub
```

29. 写出程序运行时,在组合框 Combo1 中输入 "香蕉"(不包括 "")并按下回车键后,列表框 List1 中的所有列表项是_____。

```
Private Sub Form_Load()
    Combo1.AddItem "西瓜": Combo1.AddItem "苹果": Combo1.AddItem "橘子"
    Combo1.AddItem "葡萄": Combo1.AddItem "哈密瓜"
    Combo1.AddItem "火龙果": Combo1.AddItem "柚子"
    Combo1.List(0) = "李子": Combo1.List(7) = "猕猴桃"
End Sub
Private Sub Combo1_KeyPress(KeyAscii As Integer)
    Dim i As Integer
    If KeyAscii = 13 Then
      Combo1.List(Combo1.ListCount) = Combo1.Text
      List1.Clear
```

```
      For i = 0 To Combo1.ListCount - 1
        If Len(Trim(Combo1.List(i))) < 3 Then
          List1.AddItem Combo1.List(i)
        End If
      Next i
    End If
End Sub
```

30. 写出连续 3 次单击水平滚动条 HScroll1 右端箭头后,窗体上显示的结果_____。

```
Private Sub Form_Load()
  HScroll1.Min = 1:   HScroll1.Max = 10
  HScroll1.SmallChange = 1: HScroll1.LargeChange = 2
  HScroll1.Value = 5
End Sub
Private Sub HScroll1_Change()
  Static y As Integer
  If HScroll1.Value Mod 2 = 0 Then
    y = y + HScroll1.Value
    Print "y="; y
  End If
End Sub
```

31. 写出程序运行后窗体上显示的结果_____。

```
Dim x As Integer
Private Sub Form_Load()
  Timer1.Interval = 1000: Timer1.Enabled = True
End Sub
Private Sub Timer1_Timer()
  Call sub1(x): x = x + 1
  If x >= 5 Then Timer1.Enabled = False
End Sub
Public Sub sub1(n As Integer)
  n = n + 1
  Print "n="; n
End Sub
```

32. 窗体上已建立命令按钮 Command1(开始)、Command2(结束)和文本框 Text1。开始运行时 "结束"不能响应;按"开始"后,将文本框中的字符按其 ASCII 码值由小到大顺序从左到右重新排列,并在窗体上输出重新排列后的字符串,同时"结束"能响应, "开始"不能响应。

```
Private Sub Command1_Click()
  Dim n As Byte, i As Byte, j As Byte, p As Byte
  Dim a(100) As String * 1, str1 As String, t As String
  str1 = Text1.Text: n = Len(str1)
  For i = 1 To n: a(i) = ____(1)____ : Next i
  For i = 1 To n - 1
    p = i
    For j = i + 1 To n
      If a(p) > a(j) Then ___(2)___
    Next j
    If p <> i Then t = a(i): ____(3)____ : a(p) = t
  Next i
  For i = 1 To n: Print a(i);: Next i
  ____(4)____
  Command1.Enabled = False
End Sub
Private Sub Command2_Click()
  End
```

```
End Sub
Private Sub Form_Load()
  Command2.Enabled = False
End Sub
```

33. 窗体上有两个命令按钮:Command1(显示)和 Command2(退出)。下列程序运行时"显示"能响应、"退出"不能响应;单击"显示"后窗体上显示一个用字符"*"组成的 5 层的金字塔,同时"显示"按钮不能响应, "退出"按钮能响应。

```
Private Sub Command1_Click()
  Dim i As Integer, j As Integer
  For i = 1 To 5
    Print Spc(5 - i);
    For j = 1 To ____(1)____: Print "*";: Next j
    Print
  Next i
  Command1.Enabled = False
  ____(2)____
End Sub
Private Sub Command2_Click()
  End
End Sub
Private Sub Form_Load()
  Command1.Enabled = True
  ____(3)____
End Sub
```

34. 下列程序能在一定范围内找出所有素数,要求:Text1、Text2 用来输入查找的范围,且只能在 Text1(必须大于 1)输入结束后才能在 Text2(必须大于 Text1 中的数)中输入,按回车键表示输入结束。在 Text2 输入结束后,才能单击 Command1(确定)命令按钮,并将该范围内的所有素数加入到列表框控件 List1。

```
Private Sub Form_Load()
  Command1.Enabled = False: List1.Clear
  ____(1)____
End Sub
Private Sub Command1_Click()
  Dim n1 As Integer, n2 As Integer, i As Integer, p As Integer
  n1 = Val(Text1.Text): n2 = Val(Text2.Text)
  For i = n1 To n2
    ____(2)____
    Do While p <= Int(Sqr(i))
      If i Mod p = 0 Then Exit Do Else p = p + 1
    Loop
    If p > Int(Sqr(i)) Then ____(3)____
  Next i
  Text1.Text = "": Text2.Text = ""
  Text1.Enabled = True: Text2.Enabled = False
  Command1.Enabled = False
End Sub
Private Sub Command2_Click()
  End
End Sub
Private Sub Text1_KeyPress(KeyAscii As Integer)
  If KeyAscii <> 13 Then Exit Sub
  List1.Clear
  If ____(4)____ Then
    Text1.Text = ""
```

```
    Else
      Text2.Enabled = True: Text1.Enabled = False
    End If
End Sub
Private Sub Text2_KeyPress(KeyAscii As Integer)
  If KeyAscii <> 13 Then _____(5)_____
    If Val(Text2.Text) <= Val(Text1.Text) Then
      Text2.Text = ""
    Else
      Text2.Enabled = False
      Command1.Enabled = True
    End If
End Sub
```

35. 以下程序可以将列表框(其 MultiSelect 属性值为 1)中同时选中的多个列表项删除,请将程序补充完整。

```
Private Sub Command1_Click()
  Dim i As Integer
  i = 0
  Do While i < ___(1)___
    If List1.Selected(i) = True Then
      _____(2)_____
    Else
      _____(3)_____
    End If
  Loop
End Sub
```

36. 运行时单击"开始"(Command1)后秒表开始计时,并以标签显示总秒数;单击"结束" (Command2)后计时结束,在窗体上显示运行时间(折算成小时、分钟和秒数)。

```
Dim x As Long
Private Sub Form_Load()
  Timer1.Interval = 1000: Timer1.Enabled = False
End Sub
Private Sub Command1_Click()
  Form1.Cls:  x = 0
  ___(1)___
End Sub
Private Sub Command2_Click()
  Dim h As Integer, m As Integer, s As Integer
  Timer1.Enabled = False
  h = _____(2)_____
  m = _____(3)_____
  s = x Mod 3600 Mod 60
  Print "运行了" + Str(h) + "小时" + Str(m) + "分" + Str(s) + "秒"
End Sub
Private Sub Timer1_Timer()
  _____(4)_____
  Label1.Caption = x
End Sub
```

37. 利用计时器控件水平移动文字:运行时标签文字从窗体自左向右移动,其左边线超出窗体时,从窗体左边进入窗体(尾部先进入);文字移动时颜色不断产生随机变化。

```
Private Sub Form_Load()
  Form1.WindowState = 2: Timer1.Interval = 100
End Sub
Private Sub Timer1_Timer()
```

```
Label1.ForeColor = RGB(255 * Rnd, 255 * Rnd, 255 * Rnd)
Label1.Left = ___(1)___ + 150
If Label1.Left >= Form1.Width Then ____(2)____
End Sub
```

四、判断题

1. 命令按钮不但能响应单击事件,而且还能响应双击事件。

2. 若命令按钮的 Default 属性为 True,任何时候按 Enter 键都相当于单击该命令按钮。

3. 标签控件和文本框控件都能用来输入和输出文本。

4. 虽然标签控件显示的文本在运行时不能编辑,但是可以通过程序代码进行改变。

5. SetFocus 方法是把焦点移到指定对象上,使对象获得焦点,该方法适用于所有控件。

6. 文本框控件常用事件有 Change 事件、KeyPress 事件等,此外它也支持鼠标的 Click 事件和 DblClick 事件。

7. 运行时,控件的位置可以通过程序代码改变 Left 和 Top 属性来定位,也可以直接用鼠标拖动控件来定位。

8. 要在文本框中输入 6 位密码并按回车键确认,则文本框的 MaxLength 属性可以设置为 6。

9. 要使输入文本框的字符始终显示"#",则应修改其 PasswordChar 属性为"#"。

10. 在窗体上建立的控件的标题文字或显示内容的默认字体为窗体字体。

11. 单选钮控件和复选框控件都具有 Value 属性,它们的作用完全一样。

12. 单选钮能响应 Click 事件,但不能响应 KeyPress 事件。

13. 使用单选钮控件数组时,它们响应同一个 Click 事件,由 Index 参数值来区分不同的按钮。

14. 复选框不支持鼠标的双击事件,如果双击则系统会解释为两次单击事件。

15. 运用框架作为容器时,可先在窗体上画好框架,再往框架内添置控件;也可以先设计控件,再建立框架,然后将已有控件拖动到框架中。

16. 移动框架时框架内控件也跟随移动,因此框架内控件的 Left 和 Top 属性值也随之改变。

17. 当列表框 Style 属性设置为 1 时,复选框将显示在列表框中,支持多选,所以可以将 MultiSelect 属性值设置为 0、1、2 中任意一个值。

18. 当列表框中表项太多、超出了设计时的长度时,Visual Basic 会自动给列表框加上垂直滚动条。

19. 列表框和文本框一样均没有 Caption 属性,但都具有 Text 属性。

20. 从几十个项目中任选其中一项或多项时可选用列表框或组合框控件来实现。

21. 将组合框的 Style 属性设置为 0 时,组合框称为"下拉式组合框",其选项可以从下拉列表框的列表项中选择,也可以由用户输入。

22. 可以通过合理设置组合框的 MultiSelect 属性使组合框支持简单复选或扩展复选。

23. 滚动条控件可作为用户输入数据的一种方法。

24. 用户可拖动滚动条的滚动滑块来改变滚动条的 Value 值,在移动滚动滑块时,发生 Change 事件。

25. 由于定时器控件在运行时是不可见的,因此在设置时可将其放在窗体的任何位置。

五、操作题

1. 在窗体上创建两个命令按钮"Command1"(显示)和"Command2"(退出)。要求在运行时,单击"显示"按钮后窗体上显示"欢迎使用 Visual Basic!",同时标题改为"清除",再单击"清除"按钮后,将窗体上显示的内容清除并将标题变回"显示"。单击"退出"按钮后结束程序运行。程序运行结果如图 1-17-1 所示。

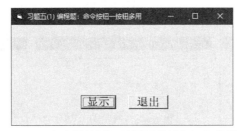

图 1-17-1　程序设计题 1 的界面设计和运行结果显示

2. 在窗体上创建一个文本框和一个标签,要求文本框只接受英文字母,并且在键入英文字母的同时在标签上显示该字母的 ASCII 码。程序运行结果如图 1-17-2 所示。

3. 设计一个密码检验程序:运行时初态如图 1-17-3 所示。文本框内输入任何字符都显示星号,如图 1-17-4 所示,按回车键后进行密码检验(假设密码为"abcde")。密码不正确则以消息框提示,并突出显示文本框中全部内容、将焦点置于文本框内以便重新输入;若密码正确则激活命令按钮。单击"进入"后窗体显示"欢迎光临!",如图 1-17-5 所示。

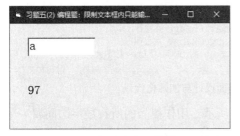

图 1-17-2　程序设计题 2 的界面设计和
运行结果显示

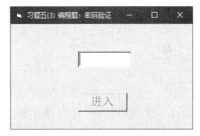

图 1-17-3　运行时初态

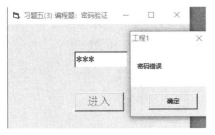

图 1-17-4　密码输入错误

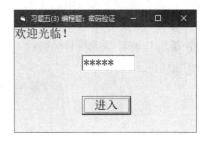

图 1-17-5　密码输入正确

4. 设计一个猜数游戏。创建命令按钮(开始)和文本框。单击"开始"则生成一个 1~100 间的随机整数;在文本框中输入猜数,按下回车键后程序判断是否猜对该随机整数并给出相应的提示。统计并显示猜对该数的次数(图 1-17-6)。

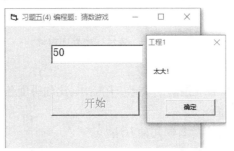

图 1-17-6　设计一个猜数游戏

5. 设计一个进制转换程序,运行结果如图 1-17-7 所示。

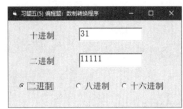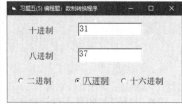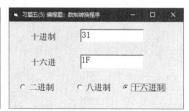

图 1-17-7　运行时的界面显示

6. 设计一个字幕推出程序,创建标签用来显示字幕,创建滚动条用来控制字幕推出速度,创建定时器控制字幕的推出。标签字号在定时器控制下每个时间间隔放大 2 磅,保持标签在窗体水平居中显示,当标签字号超过 72 磅时 Timer 事件停止响应。界面设计如图 1-17-8 所示。

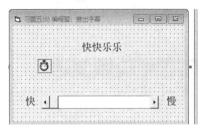

```
Form                                          ▼  Load

Private Sub Form_Load()
    Label1.Left = Form1.ScaleWidth / 2 - Label1.Width / 2
    Label1.AutoSize = True
    HScroll1.Min = 1: HScroll1.Max = 1000
    HScroll1.SmallChange = 10
    HScroll1.LargeChange = 100
    HScroll1.Value = 500: Timer1.Interval = 500
End Sub
```

图 1-17-8　字幕程序界面设计与初始化代码

7. 设计一个拨号程序,界面设计如图 1-17-9 所示。用作拨号的所有数字键同属一个命令按钮控件数组,拨号结果显示在标签中。

(1) 程序刚开始运行时,所有数字键不可用,单击"拨号"后,数字键可以使用。

(2) 按"取消",清空文本框中的文本。

(3) 按"重拨",激活定时器将此前拨号内容逐一显示,当文本框中显示全部数字后终止。

(4) 按"删除",删除当前拨号的最后一位数字(文本框中最右边一位数字)。

(5) 按"退出",结束程序。

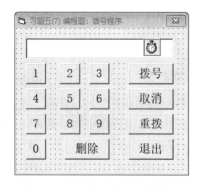

图 1-17-9　拨号程序界面设计

六、思考题

1. 若 VB 系统默认控件集合无法满足实际应用需求,比如进度条、树形控件等,如何处理?

2. 试比较列表框和组合框。

3. 触发 Command 的 Click 事件有哪几种方法?

(吴暾华　王　颖)

习题十八　程序设计基础与应用(六)

一、单选题

1. 执行"Print #1,123 ;–45.678,"Hi";True"后,相应的文件内被写入

　　A. 123,–45.678,Hi,True　　　　　　　　B. 123　　–45.678 "Hi" "True"

　　C. 123　　–45.678　　HiTrue　　　　　　D. "123　　–45.678　　HiTrue"

2. 执行"Write #1,123 ;–4.56,"Hi";Date"后,相应文件内被写入

　　A. 123,–4.56,Hi,2018–01–03　　　　　　B. "123","–4.56","Hi","2018–01–03"

　　C. 123,–4.56,"Hi",#2018–01–03#　　　　D. 123　　–4.56　　Hi 2018–01–03

3. 执行"Input #1,a,b,c,d"后(a、b、c、d 分别是 Integer、Single、String、Date 类型,文件中相应字符为"123,–4.56,"Hi",#2018–01–03#"),再执行"Print a;b;c;d",输出结果为

　　A. 123,–4.56,Hi,2018–01–03　　　　　　B. 123　　–4.56 Hi2018–01–03

　　C. 123,–4.56,"Hi",#2018–01–03#　　　　D. 123　　–4.56　　Hi#2018–01–03#

4. 下列哪种方式打开的文件只能读不能写

　　A. Append　　　　　　　　　　　　　　B. Random

　　C. Output　　　　　　　　　　　　　　D. Input

5. 语句"Open "d:\temp.txt" For Output"用于打开一个顺序文件,必定导致运行错误是因为没有指定

　　A. 打开方式　　　　　　　　　　　　　B. 信道号

　　C. 文件名　　　　　　　　　　　　　　D. 共享方式

6. 执行"Open "xxx.txt" For OutputAs #1",新建文件名缺省了盘符、路径,下列关于该文件描述**错误**的是

　　A. xxx.txt 可能建立在系统缺省目录下　　B. xxx.txt 可能与窗体文件同处一个文件夹

　　C. xxx.txt 一定建立在系统缺省目录下　　D. 缺省盘符、路径不会导致运行错误

7. 关于对 Open 语句中用于指定文件名的参数的描述,**错误**的是

　　A. 可以是文件列表框控件的 FileName 属性返回值

　　B. 只能是字符常量

　　C. 可以是通用对话框控件的 FileName 属性返回值

　　D. 可以是字符变量

8. 下列文件操作的语句中,格式正确的是

　　A. Name "c:\gg.dat" As "c:\gg.txt"　　　B. Name "c:\gg.dat","d:\gg.txt"

　　C. Name "c:\gg.dat","d:\gg.dat"　　　　D. Name c:\gg.dat As gg.txt

二、多选题

1. 要使得文件列表框 File1 中只显示文件后缀名为 bmp 和 jpg 的图片文件,以下语句正确的是

　　A. File1.Pattern="*.bmp|*.jpg"　　　　B. File1.Pattern=" 图片文件 "

　　C. File1.Pattern="*.bmp;*.jpg"　　　　D. File1.Pattern=" 图片文件 |*.bmp;*.jpg"

2. 下列属于二进制文件的是

　　A. 图片　　　　　　　　　　　　　　　B. 视频

　　C. 可执行文件　　　　　　　　　　　　D. 记事本文件

3. 下列关于文件的叙述**不正确**的是

    A. 二进制文件与随机文件是同一类文件,不同的叫法

    B. 按照文件的存取方式及组成结构可以分为两种类型:文本文件和随机文件

    C. 文件是指存放在内存上的数据和程序等

    D. 文件的基本操作指的是文件的读、写、删除、拷贝、移动、改名等

4. 下面哪项是 VB 的文件类控件

    A. DriveListBox 控件   B. DirListBox 控件

    C. FileListBox 控件   D. MsgBox

三、填空题

1. 以 Output 方式打开的文件,在结束向文件写入数据后,要以 Input 方式重新打开文件,必须先_____。

2. 以 Input 方式打开文件,当读数据到达文件末尾后,(能 / 不能)_____接着用 Write# 语句向文件中写入数据。

3. 若写入到文件中的数据,此后还要作为应用程序的输入数据,应当用_____语句写入。

4. 关闭所有已经打开的文件,应执行_____语句。

5. 写出程序运行时单击窗体后,文件 e:\xxx.txt 中的结果_____。

```
Private Sub Form_Click()
  Dim a As Integer, f1 As Integer, f2 As Integer, f3 As Integer
  Open "e:\xxx.txt" For Output As #1
  f1 = 3: f2 = 4
  Print #1, "No.1"; f1
  Print #1, "No.2"; f2
  For i = 3 To 5
    f3 = f1 + f2
    Print #1, "No." + Trim(Str(i)); f3
    f1 = f2: f2 = f3
  Next i
  Close #1
End Sub
```

6. 写出程序运行时单击窗体后,e:\bbb.txt 文件的结果和窗体上的输出结果_____。

```
Private Sub Form_Click()
  Dim a(1 To 6) As Integer, k As Integer, i As Integer
  Open "bbb.txt" For Output As #1
  For i = 1 To 6
    Print #1, i * i;
  Next i
  Close #1
  Open "bbb.txt" For Input As #1
  k = 0
  Do While Not EOF(1)
    k = k + 1
    Input #1, a(k)
  Loop
  Close #1
  For i = k To 1 Step −1
    Print a(i);
  Next i
End Sub
```

7. 程序运行时文件 aa.txt 中的数据为"1,3,4,9,12,15,20,25",文件 bb.txt 中的数据为"2,4,5,9,15,21,25",写出单击窗体后的显示结果_____。

```
Private Sub Command1_Click()
  Dim a As Integer, b As Integer
  Open "aa.txt" For Input As #1
  Do While Not EOF(1)
    Input #1, a
    Open "bb.txt" For Input As #2
    Do While Not EOF(2)
      Input #2, b
      If a = b Then Exit Do
    Loop
    If a <> b Then Print a
    Close #2
  Loop
  Close #1
End Sub
```

8. 文件 e:\xxx.txt 中已有 4 个数如图 1-18-1。

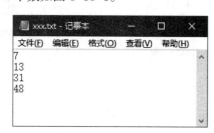

图 1-18-1　习题图

写出运行时四次单击 Command1（代码如下），每次分别输入 3、12、25、54 后，文件 e:\xxx.txt 中的所有数据_____。

```
Private Sub Command1_Click()
  Dim a As Integer, b As Integer, flag As Boolean
  a = Val(InputBox("x="))
  Open "xxx.txt" For Input As #1
  Open "aaa.txt" For Output As #2
  flag = True
  Do While Not EOF(1)
    Input #1, b
    If a <= b And flag Then
      Write #2, a, b
      flag = False
    Else
      Write #2, b
    End If
  Loop
  If flag Then Write #2, a
  Close
  Kill "xxx.txt"
  Name "aaa.txt" As "xxx.txt"
End Sub
```

9. 文件 e:\a1.txt 中存放若干个学生信息的记录（行），按 Command1 按钮后输入一个学生姓名，查找文件中姓名与输入姓名相同的记录则删除之。

```
Private Sub Command1_Click()
  Dim bs As String, cs As String
  Open "c1.txt" For Input As #1
  Open "temp.dat" For ____(1)____ As #2
  bs = InputBox("请输入学生姓名")
```

```
Do While Not ___(2)____
  Line Input #1, cs
  If InStr(cs, Trim(bs)) = ___(3)___ Then Print #2, cs
Loop
Close
Kill "c1.txt"
Name ____(4)_____
```

10. 磁盘文件 student.txt 存放若干学生姓名、学号、两门统考课程成绩，界面设计和文件数据格式如图 1-18-2 所示，运行时先将文件中各行数据显示在列表框中。

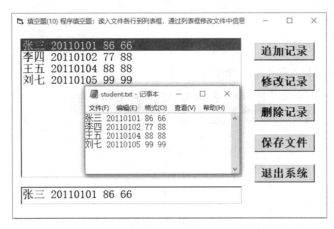

图 1-18-2　界面设计和文件 student.txt 的数据格式

要求：输入在文本框中的文本可以追加；单击列表框某项则该项显示在文本框中，可删除、可修改（修改文本框中的文本后按"修改记录"）。首次运行时文件可为空，退出前应保存文件。

过程代码如下：

```
Dim s As String, k As Integer
Private Sub Form_Load()
  On Error GoTo qq
  Open "student.txt" For ___(1)___ As #1
  Do While Not EOF(1)
    Line Input #1, s: List1.AddItem s
  Loop
  Close
qq:
End Sub
Private Sub List1_Click()
  Text1.Text = List1.Text
End Sub
Private Sub Command1_Click() '追加记录
  If Len(Trim(Text1.Text)) = 0 Then _
    MsgBox "不可追加空记录！": Exit Sub
  List1.AddItem ___(2)___
  Text1.Text = ""
End Sub
Private Sub Command2_Click() '修改记录
  k = List1.ListIndex
  If k < 0 Then MsgBox "请先选中一个表项！": Exit Sub
  List1.RemoveItem k
  List1.AddItem Text1.Text, k
  Text1.Text = ""
End Sub
Private Sub Command3_Click() '删除记录
  k = List1.ListIndex
```

```
    If k < 0 Then MsgBox "请先选中一个表项！": Exit Sub
    List1.RemoveItem ___(3)___
    Text1.Text = ""
End Sub
Private Sub Command4_Click()  '保存文件
    Open "student.txt" For Output As #1
    For k = 0 To List1.ListCount - 1
        Print #1, List1.List(k)
    Next k
    Close #1
End Sub
Private Sub Command5_Click()  '退出系统前须保存文件
    Call ___(4)___
    End
End Sub
```

四、判断题

1. 若要新建一个磁盘上的顺序文件，可用 Output 方式打开文件。

2. 若某文件已存在，用 Output 方式打开该文件，等同于用 Append 方式打开该文件。

3. 文件以 Input 模式打开后可以往文件中写入数据。

4. Open 语句中的信道号，必须是当前未被使用的、最小的作为信道号的整数值。

5. Line Input# 语句读入文件中从当前读数据位置起直到换行符前的所有字符到字符变量。

6. 函数 Eof(1) 返回值为 False，表明从信道号为 1 的文件读入数据已到达文件末尾。

7. 用 Print# 语句写数值数据到文件，系统会在各数据间自动加入逗号作为间隔符。

8. 用 Write 语句写数据到文件，系统会自动为日期型、Boolean 型数据两端加井号、为字符类型数据两端加双引号作为间隔符。

9. 用 Kill 语句删除文件，只能删除与指定文件名完全匹配的一个文件。

10. 文件操作语句 Name 不仅可以修改文件名称，而且可以移动文件的位置。

五、操作题

1. 编程，处理一个 4 行 4 列的二维数据，将每行所有元素都除以该行上绝对值最大的元素。为方便运行调试，数组中数据已经编辑在文件 aaa.txt 中，如图 1-18-3 所示，从文件中读入数组、处理后的结果以与 aaa.txt 相同的格式输出到文件 bbb.txt，如图 1-18-4 所示。

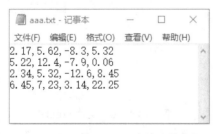

图 1-18-3　从 aaa.txt 中输入的数据

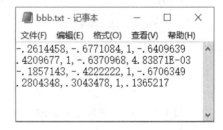

图 1-18-4　输出到 bbb.txt 中的数据

2. 文件 score.txt 中存储了若干学生的姓名、学号和 3 门考试课的成绩。编程，将所有两门以上（含两门）课程不及格的学生信息输出到文件 bad.txt，其他学生信息输出到 pass.txt。文件 score.txt 中的数据格式如图 1-18-5 所示，读入后将数据分别写入到文件 bad.txt、pass.txt，如图 1-18-6 所示。

3. 界面设计如图 1-18-7 所示，Load 事件从文件 aaa.txt（图 1-18-8 所示）读入所有人姓名并添加到可多选的列表框控件 List1（图 1-18-9 所示），按命令按钮后所有所选项被写入到文件 bbb.txt（图 1-18-10 所示）。

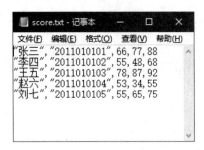

图 1-18-5　从 score.txt 中输入的数据

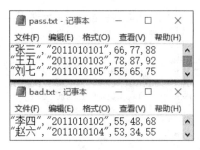

图 1-18-6　输出到 pass.txt、bad.txt 中的数据

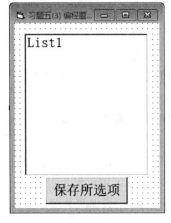

图 1-18-7　界面设计

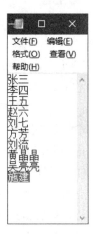

图 1-18-8　文件 aaa.txt

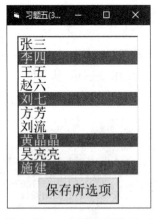

图 1-18-9　列表框控件 List1

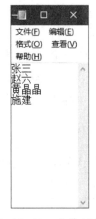

图 1-18-10　文件 bbb.txt

提示：界面设计时，将 List1 设置为多选。

六、思考题

1. 采用 Append 模式打开文件，当目标文件不存在时是否自动创建目标文件？

2. Drive、Dir 和 File 三个文件控件与 CommonDialog 外部控件之间有何异同？

（吴暾华　王　颖）

习题十九　程序设计基础与应用(七)

一、单选题

1. 对画出的图形进行填充,应使用下列哪项属性
   A. BackStyle
   B. FillColor
   C. FillStyle
   D. BorderStyle

2. 将图片框的下列哪项属性设置成 True 时,可使图片框根据图片调整大小
   A. Picture
   B. AutoSize
   C. Stretch
   D. AutoRedraw

3. 下列哪项可以改变坐标的单位
   A. DrawStyle 属性
   B. Cls 方法
   C. ScaleMode 属性
   D. DrawWidth 属性

4. Visual Basic 6.0 用以下哪一条指令来绘制直线
   A. Line 方法
   B. Pset 方法
   C. Point 属性
   D. Circle 方法

5. Visual Basic 6.0 可以用以下哪一条属性来设置边框类型
   A. BorderStyle
   B. BorderWidth
   C. DrawWidth
   D. FillColor

6. 下列哪项属性可以用来设置所绘线条宽度
   A. DrawStyle
   B. BorderStyle
   C. DrawWidth
   D. FillColor

7. 下列哪项是用来画圆、圆弧及椭圆的
   A. Circle 方法
   B. Pset 方法
   C. Line 属性
   D. Point 属性

8. 描述以(500,500)为圆心、300 为半径画 1/3 圆弧的语句,以下正确的是
   A. Circle (500,500),300,0,120
   B. Circle (500,500),,300,0,3.1415926/3
   C. Circle (500,500),300,,0,2*3.1415926/3
   D. Circle (500,500),300,,0,120

9. 语句 "Circle (500,500),300,,−3.1415926/4,−3.1415926/3" 绘制的是
   A. 弧
   B. 椭圆
   C. 扇形
   D. 同心圆

10. 语句 "Circle (500,500),300,,,,1/2" 绘制的是
    A. 弧
    B. 椭圆
    C. 扇形
    D. 同心圆

11. 上题 Circle 语句中最后的 2 表示的是
    A. 椭圆的纵轴与横轴长度比
    B. 椭圆的横轴与纵轴长度比
    C. 同心圆的半径比
    D. 圆弧两半径间的夹角

12. RGB 函数中的 3 个数字分别表示

A. 红、绿、白   B. 红、绿、蓝

C. 色调、饱和度、亮度   D. 当前色、背景色、前景色

13. 当 Stretch 属性值为 False 时

    A. 图片大小随影像框的大小进行调整   B. 影像框的大小随图片大小进行调整

    C. 图片框的大小随图片大小进行调整   D. 图片大小随图片框的大小进行调整

14. BorderStyle 属性是用来表示线条的

    A. 长度   B. 宽度

    C. 线形   D. 颜色

15. 在 Visual Basic 中，下列哪项**不能**作为其他控件的容器

    A. 框架   B. 图片框

    C. 影像框   D. 窗体

二、多选题

1. 假定 Picture1 和 Text1 分别为图片框和文本框的名称，下列正确的语句是

    A. Print25   B. Picture1.Print25

    C. Text1.Print25   D. Debug.Print25

2. 图形**不能**自动按控件大小而改变的控件是

    A. 标签   B. 框架

    C. 图片框   D. 影像框

3. 以下具有 Picture 属性的对象是

    A. 窗体   B. 图片框

    C. 影像框   D. 按钮

4. 下列控件可以包含其他控件的是

    A. Picturebox   B. Frame

    C. Toolbar   D. Image

5. Print 方法允许在下列哪项对象上输出数据

    A. 窗体   B. 框架

    C. 图形控件   D. 图片框

6. 比较图片框（PictureBox）和影像框（Image）的使用，**错误**的描述是

    A. 两类控件都可以设置 AutoSize 属性，以保证装入的图像可以自动改变大小

    B. 两类控件都可以设置 Stretch 属性，使得图像根据控件的实际大小进行拉伸调整，保证显示图形的所有部分

    C. 当图片框（PictureBox）的 AutoSize 属性为 True 时，图像可能因为分辨率过大而超出窗体范围

    D. 当影像框（Image）的 Stretch 属性为 False 时，影像框尺寸不变，图像将按比例缩放以显示在影像框中

7. 当利用 Line 方法绘制图形时，以下**错误**的说法是

    A. 不管线宽多少都可以绘制虚线 / 点划线 / 点线

    B. 使用 Line(100,100)-(1000,1200) 和 Line(100,100)-Step(900,1100) 将绘制两条相同位置的直线

    C. 可利用 Line 方法添加矩形，如 Line(300,300)-(2000,2000),BF

D. 可利用 Line 方法添加矩形,如 Line(300,300)-(2300,2300),F

8. 以下哪类控件**不能**用来显示图形

    A. Label   B. PictureBox

    C. TextBox   D. Shape

9. 为清除 PictureBox 控件中的图形,下列方法**错误**的是

    A. Picture.Cls   B. Picture.Clear

    C. Set Picture.Picture=LoadPicture   D. Picture.Picture=LoadPicture

三、填空题

1. 以窗体 Form1 的中心为圆心,画一个半径为 300 缇的圆的方法是＿＿＿＿＿＿。

2. 在图片框中加一幅图片(从磁盘装入)可用＿＿＿＿＿函数来实现。

3. 图片框的＿＿＿＿＿属性和影像框的＿＿＿＿＿属性都是用来调节图片框或影像框的大小的,它们的默认值分别为＿＿＿＿＿、＿＿＿＿＿。

4. 需要对设置好的线条进行调整时,可再＿＿＿＿＿该线条,通过鼠标的拖动来改变线条的大小或位置,或通过＿＿＿＿＿窗口改变其属性值。

5. Shape 属性决定形状控件的＿＿＿＿＿,当 Shape 属性值为 0 时,它的表现形式是＿＿＿。

6. 为控件 Picture3 加载 D:盘根目录下的 Sky.png 图片,所用方法是＿＿＿＿＿。

7. 要让图片框作为其他控件的容器,需先建立＿＿＿＿,然后再建立＿＿＿＿。

8. Visual Basic 坐标系的默认单位是＿＿＿＿＿,除此之外,用户还可以选用其他的度量单位,这需要通过对象的＿＿＿＿＿属性来实现。

9. PSet 方法设置指定坐标点处的＿＿＿＿,是最简单的图形操作。

10. 画椭圆的方法中,半径以后的参数依次是　＿＿＿、＿＿＿＿＿、＿＿＿＿、＿＿＿＿。

11. 写出程序运行时单击窗体后,在窗体上出现的结果＿＿＿＿＿＿＿＿。

```
Private Sub Form_Click()
  Dim i As Single, x As Single, y As Single
  For i = 0 To 2 * 3.141593 Step 0.0001
    x = 1000 + 500 * Sin(i): y = 800 + 500 * Cos(i)
    Line (1000, 800)-(x, y), RGB(255, 0, 0)
  Next i
End Sub
```

12. 写出程序运行时单击窗体后的结果＿＿＿＿＿＿＿＿＿。

```
Private Sub Form_Click()
  Dim i As Integer
  For i = 1 To 100: Call circledemo: Next i
End Sub
Sub circledemo()
  Dim Radius As Single, Xpos As Single, Ypos As Single
  Xpos = ScaleWidth * Rnd: Ypos = ScaleHeight * Rnd
  Radius = Ypos * Rnd + 3
  Circle (Xpos, Ypos), Radius, RGB(255 * Rnd, 255 * Rnd, 255 * Rnd)
End Sub
```

13. 写出程序运行后,鼠标多次在图片框内拖动后的显示结果＿＿＿＿＿＿＿。

```
Dim x0 As Single, y0 As Single
Private Sub Picture1_MouseDown(Button As Integer, _
    Shift As Integer, X As Single, Y As Single)
  x0 = X: y0 = Y
End Sub
Private Sub Picture1_MouseUp(Button As Integer, _
    Shift As Integer, X As Single, Y As Single)
  If Picture1.FillStyle = 1 Then
```

```
      Picture1.FillStyle = 0
    Else
      Picture1.FillStyle = 1
    End If
    Picture1.Line (x0, y0)-(X, Y), vbBlue, B
End Sub
```

14. 写出运行时按 Command1 后, 图片框内显示图形的形状、填充色、前景色为何? 图片框坐标原点在何处? ＿＿＿＿＿＿＿＿＿＿＿＿＿

```
Private Sub Command1_Click()
    Dim b As Single
    If P1.ScaleHeight > P1.ScaleWidth Then
      b = P1.ScaleWidth / P1.ScaleHeight
    Else
      b = P1.ScaleHeight / P1.ScaleWidth
    End If
    P1.Circle (0, 0), P1.ScaleWidth / 2, vbRed, , , b
End Sub
Private Sub Form_Load()
    P1.ScaleMode = 3
    P1.FillStyle = 0
    P1.FillColor = RGB(0, 0, 255)
    P1.Scale (-P1.ScaleWidth / 2, P1.ScaleHeight / 2)- _
      (P1.ScaleWidth / 2, -P1.ScaleHeight / 2)
End Sub
```

15. 运行时单击命令按钮 Command1, 图片框控件 p1 显示如图 1-19-1 所示。请将下列程序 (图 1-19-2) 补充完整。

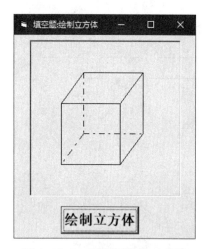

图 1-19-1　图片框控件 p1 显示

```
Private Sub Form_Load()
    P1.Width = P1.Height: P1.Scale (-100, 100)-(100, -100)
End Sub
Private Sub Command1_Click()
    P1.FillStyle =   (1)
    P1.Line (-60, 20)-(20, -60),  ,   (2)
    P1.Line (-60, 20)-(-30, 60)
    P1.Line   (3)
    P1.Line (50, 60)-(20, 20)
    P1.Line (50, 60)-(50, -20)
    P1.Line (50, -20)-(20, -60)
      (4)   = 3
    P1.Line (-30, 60)-(-30, -20)
    P1.Line (-30, -20)-(-60, -60)
    P1.Line (-30, -20)-(50, -20)
End Sub
```

图 1-19-2　程序

16. 运行时单击窗体, 绘制窗体绘图区域内最大、绿色填充的内接椭圆, 请将下列程序补充完整。

```
Private Sub Form_Load()
    FillColor = vbBlue: FillStyle =   (1)
End Sub
Private Sub form_Click()
    Dim r As Single
    r =   (2)
    If ScaleHeight > ScaleWidth Then r = ScaleHeight / 2
```

Circle (ScaleLeft + ScaleWidth / 2, _

ScaleTop + ScaleHeight / 2), r, vbRed, , , _

_____(3)_____

End Sub

四、判断题

1. 图片框可以通过 Print 方法来显示文本。

2. 用 Cls 方法能清除窗体或图片框中用 Picture 属性设置的图形。

3. 改变图形对象的坐标系可以用 Scale 方法。

4. 若 Visual Basic 中容器取缺省坐标系,则坐标原点在容器左上角、单位长度为像素。

5. 在图片框中添加的控件,其 Top 和 Left 属性值是相对图片框而言的,与窗体无关。

6. 影像框和图片框一样,也可以作为其他控件的容器。

7. 影像框和图片框都可以用 AutoSize 属性来控制控件大小调整的行为,当 AutoSize 属性值为 True 时,两者控件大小根据图片来调整;设置为 False 时,只有一部分图片可见。

8. 用 Scale 方法改变容器坐标系后,容器的 ScaleMode 属性值为 0。

9. 图形控件可以在运行时获得焦点。

10. BorderWidth 属性表示指定直线和形状边界线的线条宽度,该属性值不能设置为 0。

五、操作题

1. 编程,运行时窗体的 ScaleMode 属性由 List1 中选定表项决定,当鼠标在窗体上移动时(编写 Form_MouseMove 事件过程),两个标签控件分别显示鼠标处的坐标值,如图 1-19-3 所示。

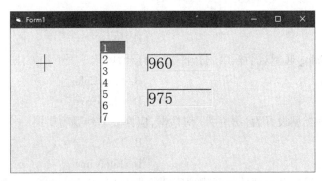

图 1-19-3　编程题 1 的运行时的界面显示

2. 编程,在窗体上分别以鼠标按下、抬起的两点为对角绘制 1 个红色边框的矩形。窗体以像素为刻度单位,以蓝色为填充色,填充样式为实心。

3. 以毫米为刻度单位、以窗体绘图区域中心点为坐标原点,以窗体绘图区域的高与宽中最小值的 1/3 为半径画一个圆(轮廓线为黄色、线粗 2 个像素,蓝色填充)。

4. 运行时按"逆时针画圆"命令按钮,由定时器控制在以像素为刻度的图片框中开始画圆,从 12 点方向开始(90 度)到全部画出(450 度)结束。"圆"由 2 个像素大的点连线而成,每间隔 1 度画一个点。运行过程从开始到结束的界面截图如图 1-19-4 所示。

六、思考题

1. 图形控件 Shape 得到的形状与应用容器内图形方法绘制的形状之间有何异同?

2. 容器内包含着一个按钮对象,当移动容器,按钮的 Left、Top 值是否发生更改? 为什么?

3. Image 控件和 PictureBox 控件之间有何异同?

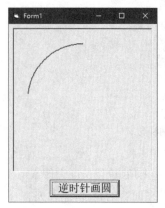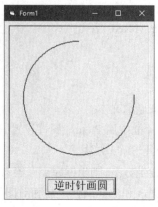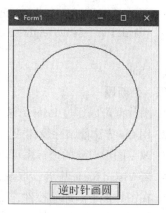

图 1-19-4   编程题 4 :按"逆时针画圆"按钮后的截图

4. 坐标变换的目的是什么？

5. VB 中如何设置颜色？

（吴曦华　王　颖）

习题二十　程序设计基础与应用（八）

一、单选题

1. 通常用下列哪项方法来显示"自定义"对话框

    A. Load　　　　　　　　　　　　B. Unload

    C. Hide　　　　　　　　　　　　D. Show

2. 将 CommonDialog 通用对话框以"打开"方式打开，可选下面哪项方法

    A. ShowOpen　　　　　　　　　B. ShowColor

    C. ShowFont　　　　　　　　　D. ShowSave

3. 将通用对话框类型设置为"另存为"对话框，应修改下列哪项属性

    A. Filter　　　　　　　　　　　B. Font

    C. Action　　　　　　　　　　　D. FileName

4. 用户可以通过设置菜单项的下列哪项属性值为 False 来使该菜单项失效

    A. Hide　　　　　　　　　　　　B. Visible

    C. Enabled　　　　　　　　　　D. Checked

5. 用户可以通过设置菜单项的下列哪项属性值为 False 来使该菜单项不可见

    A. Hide　　　　　　　　　　　　B. Visible

    C. Enabled　　　　　　　　　　D. Checked

6. 通过对通用对话框的下列哪项属性设定，可过滤对话框中所显示的文件

    A. Action　　　　　　　　　　　B. FilterIndex

    C. Font　　　　　　　　　　　　D. Filter

7. 菜单编辑器中，同层次的下列哪项设置为相同，才可以设置索引值

    A. Caption　　　　　　　　　　B. Name

    C. Index　　　　　　　　　　　D. ShortCut

8. 每创建一个菜单，它的下面最多可以有几级子菜单

A. 1   B. 3

C. 5   D. 6

9. 在设计菜单时,为了创建分隔栏,要在下列哪项中输入单连字符"-"。

 A. 名称栏   B. 标题栏

 C. 索引栏   D. 显示区

二、多选题

1. 假定有如下事件过程:

PriVate Sub Form_MouseDown(button As Integer,Shift As Integer,X As Single,Y As Single)

 If Button=2 then

   PopupMenu popForm

 End if

End Sub

则以下描述中正确的是

 A. 该过程的功能是弹出一个菜单

 B. popForm 是属性 Visible=True 的菜单项的名称

 C. 参数 X、Y 指明鼠标的当前位置

 D. Button=2 表示按下的是鼠标左键

2. 关于多文档界面 MDI 窗体下列说法正确的是

 A. 一个应用程序可以有多个 MDI 窗体   B. 子窗体不能移到 MDI 窗体以外

 C. 可以在 MDI 窗体上放置按钮控件   D. MDI 窗体的子窗体也可以拥有菜单

3. 有关多文档界面 MDI 的正确描述是

 A. 多文档界面是指在一个父窗口下面可以同时打开多个子窗口

 B. 子窗口归属于父窗口

 C. 如果父窗口关闭,则所有子窗口全部关闭

 D. 如果所有子窗口全部关闭,则父窗口关闭

4. 下列叙述中**错误**的是

 A. 在 MDI 应用程序中,每一个子窗体的菜单都显示在子窗体中

 B. 在多文档应用中,同时存在几个活动的子窗体进行输入 / 编辑

 C. VB 的每一个窗体和控件都存在一个预定义的事件集

 D. 改变窗体的标题也就是改变其属性窗口中的 Name 属性

5. 菜单控件**不支持**以下哪项事件

 A. Click   B. MouseDown

 C. KeyPress   D. DblClick

6. 下列关于菜单数组的说法中,**不正确**的是

 A. 菜单数组中数组元素的数量在程序运行时无法增加

 B. 菜单数组中数组元素的数量在程序运行时无法减少

 C. 菜单数组的元素允许设置为不可见

 D. 在程序运行时,增减的菜单项必须是菜单数组成员

7. 菜单控件中包含下列哪项属性

 A. caption   B. checked

　　C. visible　　　　　　　　D. value

8. 以下叙述中正确的是

　　A. 在同一窗体的菜单项中,不允许出现标题相同的菜单项

　　B. 在菜单的标题栏中,"&"所引导的字母表示该字母为热键

　　C. 菜单的 Visible 属性可以在程序运行过程中重新设置

　　D. 弹出式菜单无法菜单编辑器中定义

9. 下面四种说法中,正确的说法是

　　A. 菜单控件的属性可以通过属性窗口设置

　　B. 除分隔线外,所有的菜单项都可以接受 click 事件

　　C. 如果一个菜单项 visible 的属性为 false,则相应的菜单项会"变灰",不响应用户事件

　　D. 菜单控件可以创造控件数组

三、填空题

1. Windows 环境下的菜单一般有_____、_____和_____3 种基本类型。

2. 将通用对话框的类型设置为"字体"对话框可以使用_____方法。

3. 使用通用对话框控件打开"颜色"对话,被改变的对话框控件属性是_____。

4. 如果工具箱中没有 CommonDialog 控件,则应从_____菜单中选定_____,并将控件添加到工具箱中。

5. 用控件 CommonDialog1 打开"颜色"对话,可使用_____或_____。

6. 菜单项可以响应的事件过程为_____。

7. 在设计菜单时,可在主窗口菜单栏中选择_____,单击后从它的下拉菜单中选择"菜单编辑器"菜单项。

8. 设计时,在主窗口上只要选取一个没有子菜单的菜单项,就会打开_____,并产生一个与这一菜单项相关的_____事件过程。

9. 设置菜单时,同一层的 Name 设置为_____才可以设置索引值,且索引值应设置为_____的连续整数,但不一定从 0 开始。

10. 界面(菜单)设计如图 1-20-1 所示,程序代码如下。请写出运行时鼠标右击窗体后选中弹出菜单中 t11 后的显示结果,选中弹出菜单中 t12 后的显示结果_____。

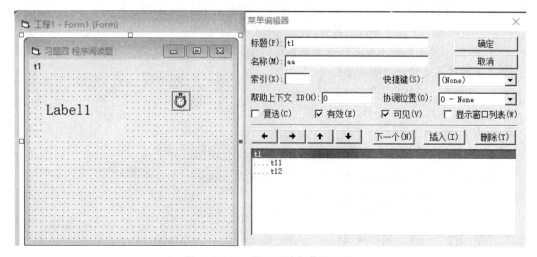

图 1-20-1　界面设计与菜单设计

```
Private Sub Form_Load()
  Label1.Visible = False: Timer1.Enabled = False
  Timer1.Interval = 500
End Sub
Private Sub aaa_Click()
  Label1.Caption = Date: Timer1.Enabled = True
End Sub
Private Sub bbb_Click()
  Label1.Caption = Time: Timer1.Enabled = True
End Sub
Private Sub Form_MouseDown(Button As Integer, _
      Shift As Integer, X As Single, Y As Single)
  If Button = 2 Then PopupMenu aa, 10
End Sub
Private Sub Timer1_Timer()
  Static k As Single
  Label1.Visible = Not Label1.Visible
  k = k + 0.5
  If k = 5 Then Timer1.Enabled = False: k = 0
End Sub
```

11. 运行时单击 Command1 打开文件对话框（只限于显示 Word 文档和文本文件名），将选中的文件全名添加到列表框控件 list1 中。

```
Private Sub Form_Load()
  List1.Clear
  CommonDialog1.Filter = "WORD文件|*.doc|文本文件|___(1)___"
End Sub
Private Sub Command1_Click()
  CommonDialog1.Action = ___(2)___
  List1.AddItem CommonDialog1___(3)___
End Sub
```

12. 界面设计如图 1-20-2 所示，题意同上题，要求用文件管理控件查找文件。

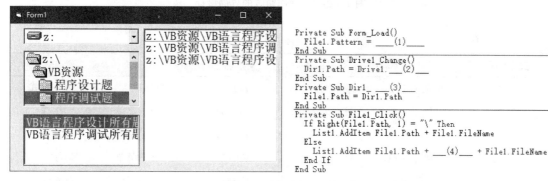

图 1-20-2　界面设计

四、判断题

1. 用通用对话框控件的 ShowFont 方法发生"不存在字体"的错误，应先设置 Flags 属性。

2. 通用对话框的 Filename 属性返回的是一个输入或选取的文件名字符串。

3. 在设计 Windows 应用程序时，可以使用系统本身提供的某些对话框，这些对话框可以直接从系统调入而不必由用户用"自定义"的方式进行设计。

4. 在窗体上绘制 CommonDialog 控件时，控件的大小、位置可由用户自己加以设定。

5. 如果创建的菜单的标题是一个减号"-"，则该菜单显示为一个分隔线，此菜单项也可以识别单击事件。

6. 菜单编辑器中的快捷键是指无须打开菜单就可以直接由键盘输入选择菜单项的键。

7. 当一个菜单项不可见时,其后的菜单项就会往上填充留下来的空位。

8. CommonDialog 控件就像 Timer 控件一样,在运行时是看不见的。

9. 设计菜单中每一个菜单项分别是一个控件,每个控件都有自己的名字。

五、操作题

1. 编制 Command1 的 Click 事件过程,用通用对话框控件选择文件,将所选文件的文件全名在标签控件中显示。

2. 编程,将驱动器列表框、目录列表框和文件列表框联合使用选择文件,将所选文件的文件全名在标签控件中显示。

3. 界面设计如图 1–20–3 所示,各菜单项的设置如表 1–20–1 所示。要求用菜单选择改变形状控件的 Shape、FillStye、FillColor 属性。

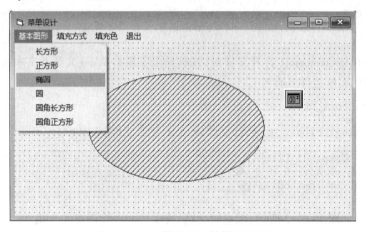

图 1–20–3　操作题 3 的界面设计

表 1–20–1　程序 3 的各级菜单设置

菜单名称	菜单分类	菜单标题	菜单名称	菜单分类	菜单标题
PP	主菜单 1	基本图形	FillS	主菜单 2	填充方式
sha(0)	一级子菜单	长方形	Fill(0)	一级子菜单	水平线
sha(1)	一级子菜单	正方形	Fill(1)	一级子菜单	竖直线
sha(2)	一级子菜单	椭圆	Fill(2)	一级子菜单	斜线
sha(3)	一级子菜单	圆	Fill(3)	一级子菜单	反斜线
sha(4)	一级子菜单	圆角长方形	Fill(4)	一级子菜单	水平交叉
sha(5)	一级子菜单	圆角正方形	Fill(5)	一级子菜单	斜交叉
Ex	主菜单 4	退出	FillC	主菜单 3	填充色

六、思考题

1. 为何要引入外部控件(第三方控件)?

2. 在多文档界面 MDI 中如何创建子窗口?

（吴暾华　王　颖）

习题二十一　程序设计基础与应用(九)

一、单选题

1. Microsoft Access 数据库文件的扩展名为
  A. mdb   B. bas
  C. vbp   D. frm

2. 以下 4 个控件中,**不属于**数据绑定控件的是
  A. Text 控件   B. OLE 控件
  C. Option 控件   D. Label 控件

3. 标准 SQL 语言本身**不提供**的功能是
  A. 数据表定义   B. 查询
  C. 修改、删除   D. 绑定到数据库

4. 下列 4 个选项中**不能**使用 Refresh 方法的是
  A. 数据控件   B. DataGrid 控件
  C. 窗体   D. Timer 控件

5. 如果想将 DataList 控件或 DataCombo 控件上显示的数据的某一项写入数据库,那么它们与数据库的绑定通过属性下列哪项实现
  A. BoundColumn 和 BoundText   B. RowSource 和 Listfield
  C. DataSource 和 DataField   D. DataSource 和 RowSource

6. 在记录集中进行查找,如果找不到相匹配的记录,则记录定位在
  A. 末记录之后   B. 首记录之前
  C. 查找开始处   D. 随机位置

7. 以下说法**错误**的是
  A. 一个表可以构成一个数据库
  B. 多个表可以构成一个数据库
  C. 一个表的每一条记录中的各数据项具有相同的类型
  D. 同一个字段的数据具有相同的类型

8. 对数据库进行增、改操作后必须使用什么方法确认操作
  A. Update   B. Refresh
  C. Controls   D. UpdateRecord

9. 数据控件的 Reposition 事件发生在
  A. 修改与删除记录前   B. 记录成为当前记录后
  C. 记录成为当前记录前   D. 移动记录指针前

10. 以下关于索引的说法,**错误**的是
  A. 一个表可以建立一个或多个索引
  B. 利用索引可以加快查找速度
  C. 索引字段可以是多个字段的组合
  D. 每个表至少要建立一个索引

二、填空题

1. 按数据的组织方式不同,数据库可以分为三种类型,即_____数据库、_____数据库和_____数据库。

2. 表的结构包括_____、_____、_____。

3. 数据控件通过它的 3 个基本属性:_____、_____和_____设置来访问数据资源。

4. SQL 语句 Selext * From 学生基本信息 Where 性别 = "男"的功能是_____。

5. 数据库表间的关系类型有_____、_____和_____。

6. 要设置记录集的指针,则需通过_____属性。

7. 在使用 Delete 方法删除当前记录后,记录指针位于_____。

8. 记录集的_____属性用于指示 Recordset 对象中记录的总数。

三、判断题

1. Recordset 对象表示的是来自基本表或命令执行结果的记录全集。所有 Recordset 对象均使用记录(行)和字段(列)进行构造。

2. DataSource 是应用程序中数据绑定控件的一个属性,它可以返回或设置一个数据源。

3. 如果数据库是使用 Microsoft Access2003 创建的,在当前的 Visual Basic 环境中不能使用。

4. 将数据控件的 Visible 属性设置为 True,则数据绑定控件无法绑定到该数据控件上。

5. ADO Data 控件与内部 Data 控件以及 Remote Data 控件功能和使用方法完全相同。

6. 数据控件的记录集属性 EOF 和 BOF 用于测试记录集的记录指针是否指到了有效记录范围之外。

7. ADO Data 控件并不属于 Visual Basic 的标准内部控件,所以不在原有的工具箱中。

8. ADO 控件可以使用的数据绑定控件有:Label、TextBox、CheckBox、OLE 以及 DBList、DBCombo 和 MSFlexGrid。

9. DataCombo 控件和 DataList 控件与众不同的特性是具有访问两个不同的表,并且将第一个表的数据链接到第二个表的某个字段的能力。

10. 当在设计时设置了 DataGrid 控件的 DataSource 属性后,就会用数据源的记录集来自动填充该控件,以及自动设置该控件的列标头。

11. 利用 SQL 语言我们不需要写出应该如何做某件事情,而只需写出要做什么就可以了。

12. 同一窗体中的各个数据绑定控件不能绑定到两个不同的数据控件上。

13. 通过数据控件和数据绑定控件操作数据库时,必须编写代码才能实现记录的显示和修改。

14. 在属性窗口中设置的数据控件的 RecordSource 属性,运行时不允许更改。

15. SQL 语言的 Select 语句可以对查询结果实现按照升序或降序的排列。

四、操作题

编制一个学籍信息浏览查询的程序,运行界面及编辑设计界面如图 1-21-1 和图 1-21-2 所示。要求实现下面功能:

(1) 单击数据控件的移动记录按钮时,显示当前记录所代表学生的个人信息。

(2) 显示该学生所学的全部课程的信息。

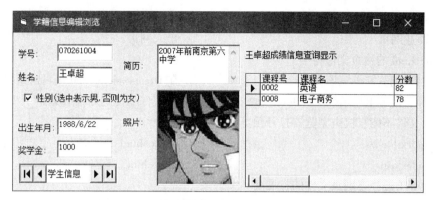

图 1-21-1　程序设计题 1：运行界面和编辑设计界面

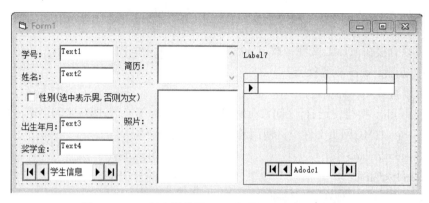

图 1-21-2　程序设计题 1：运行界面和编辑设计界面

五、思考题

主流数据库有哪些，并简要介绍。

（吴暾华　王　颖）

习题二十二　网页制作

一、单选题

1. 在 Dreamweaver CS6 中，通过"导入和导出"功能导出的站点文件的格式为

　　A. *.html　　　　　　　　　　　　B. *.ste

　　C. *.gif　　　　　　　　　　　　D. *.css

2. 在站点的搭建和管理中，下面关于定义站点的说法**错误**的是

　　A. 首先建立新站点，打开站点定义设置窗口

　　B. 在站点定义窗口的站点名称中填写网站的名称

　　C. 在站点设置窗口中，可以设置本地网站的保存路径，但不可以设置图片的保存路径

　　D. 本地站点的定义比较简单，基本上选择好目录即可

3. 在管理站点的工作中，下面哪项功能是无法实现的

　　A. 合并　　　　　　　　　　　　B. 导入

　　C. 导出　　　　　　　　　　　　D. 复制

4. 纯 HTML 格式的网页通常被称为

A. 静态网页　　　　　　　　　　　　B. 动态网页

C. 商业网页　　　　　　　　　　　　D. 个人网页

5. 双击 .html 的网页文件将会

　　A. 打开浏览器浏览该文件　　　　　B. 在 Dreamweaver CS6 编辑窗口打开该文件

　　C. 打开记事本显示该文件的源代码　D. 将文件上传到远程服务器

6. 下面文件**不能**直接由浏览器打开预览的是

　　A. index.html　　　　　　　　　　B. index.shtml

　　C. index.asp　　　　　　　　　　 D. index.htm

7. 下面哪项是静态网页文件的扩展名

　　A. .html　　　　　　　　　　　　 B. .asp

　　C. .jsp　　　　　　　　　　　　　D. .php

8. 关于网页换行，说法**错误**的是

　　A. 可以直接在 HTML 文件中按 "Enter" 键换行，网页中的内容也会换行

　　B. 可以直接
 标签换行

　　C. 可以直接 <p> 标签换行

　　D. 使用
 换行，行与行之间没有间隔；使用 <p> 标签换行，两行之间会空一行

9. 标识一个 HTML 网页文件应该使用的 HTML 标记是

　　A. <head></head>　　　　　　　　B. <body></body>

　　C. <html></html>　　　　　　　　D. <Title></Title>

10. Title 标签可以出现在下列哪项中

　　A. FONT 标记对　　　　　　　　　B. BODY 标记对

　　C. HEAD 标记对　　　　　　　　　D. TABLE 标记对

11. 在 HTML 标记中，段落的标记是

　　A. <HTML>……</HTML>　　　　　　B. <HEA>……</HEAD>

　　C. <BODY>……</BODY>　　　　　　D. <P>……</P>

12. <img src="name" align="left"> 的意思是

　　A. 图像向左对齐　　　　　　　　　B. 图像向右对齐

　　C. 图像与底部对齐　　　　　　　　D. 图像与顶部对齐

13. 要选择某单元格，可单击该单元格后，在状态栏标签选择器上单击下列哪个标签

　　A. <tr>　　　　　　　　　　　　　B. <td>

　　C. <body>　　　　　　　　　　　 D. <table>

14. 下列哪项**不能**在网页中插入空格

　　A. Ctrl+Shift+Space　　　　　　　B. 全角空格

　　C. 　　　　　　　　　　　　D. Ctrl+Space

15. 图像标签 <img> 中的 "替换" 属性是

　　A. alt　　　　　　　　　　　　　　B. align

　　C. style　　　　　　　　　　　　　D. src

16. 下面的图像格式支持动画的是

　　A. JPEG　　　　　　　　　　　　　B. GIF

　　C. PNG　　　　　　　　　　　　　D. BMP

17. 在 Dreamweaver CS6 中,可以添加热点的是

    A. 文字   B. 图像

    C. 层   D. 动画

18. 在 Dreamweaver CS6 中,要设置插入的 SWF 动画背景为透明,可以在其属性面板上设置下列哪项属性即可

    A. Wmode   B. 编辑

    C. 参数   D. 背景颜色

19. 下面哪项**不是**网页中常用的视频格式

    A. FLV   B. MP4

    C. WAV   D. GIF

20. 背景音乐的标签是

    A. bgmusic   B. bgsond

    C. bgsound   D. music

21. 希望被链接的文档在当前窗口中打开,应该在目标列表框中选择

    A. _blank   B. _parent

    C. _self   D. _top

22. 要启动浏览器预览网页,可以按

    A. F1   B. F6

    C. F11   D. F12

23. 下述扩展名表示的文档中,下列哪项**不是**网页文档

    A. .htm   B. .html

    C. .asp   D. .txt

24. 允许访问者浏览自己硬盘的文件,并以表单数据的形式上传文件是下面哪一项

    A. 文本框   B. 下拉菜单

    C. 文件域   D. 跳转菜单

25. 在 Dreamweaver CS6 中,设置超级链接的属性时,目标框架设置为 _blank 时,表示

    A. 会新开一个浏览窗口来打开链接内容

    B. 在当前窗口打开链接,这也是默认方式

    C. 会在当前浏览器的最外层打开链接

    D. 会在当前框架的父框架中打开链接

26. 在 Dreamweaver CS6 中,为图像建立热点,热点形状可以为

    A. 矩形   B. 圆形

    C. 多边形   D. 以上都正确

27. 在 Dreamweaver CS6 中,下面哪项**不能**对其设置超链接

    A. 文字   B. 图像

    C. 图像的一部分   D. 背景图像

28. 超链接是一种何种形式的关系

    A. 多对一   B. 一对多

    C. 多对多   D. 一对一

29. 在 Dreamweaver CS6 中,设置锚记链接时,选中要添加链接的文字,然后在属性面板中设置

链接属性为

    A. # 锚记名　　　　　　　　　　　　B. @ 锚记名

    C. 锚记名　　　　　　　　　　　　　D. _ 锚记名

30. 在 Dreamweaver CS6 中选择多个不连续的单元格。下面各项操作中正确的是

    A. 在选定第 1 个单元格后,按下 Ctrl 键,并用鼠标单击其他要选择的单元格

    B. 在选定第 1 个单元格后,按下 Shift 键,并用鼠标单击其他要选择的单元格

    C. 在选定第 1 个单元格后,按下 Alt 键,并用鼠标单击其他要选择的单元格

    D. 在选定第 1 个单元格后,按下 Space 键,并用鼠标单击其他要选择的单元格

31. 关于鼠标经过图像,下列说法**不正确**的是

    A. 鼠标经过图像的效果是通过 HTML 语言实现的

    B. 设置鼠标经过图像时,需要设置一张图片为原始图像,另一张为鼠标经过图像

    C. 可以设置鼠标经过图像的提示文字与链接

    D. 要制作鼠标经过图像,必须准备两张图片

32. http://www.pmph.com/ 表示

    A. 绝对路径　　　　　　　　　　　　B. 相对路径

    C. 根目录相对路径　　　　　　　　　D. 文档目录相对路径

33. News/index.asp 表示

    A. 绝对路径　　　　　　　　　　　　B. 相对路径

    C. 根目录相对路径　　　　　　　　　D. 文档目录相对路径

34. /website/news/index.asp 表示

    A. 绝对路径　　　　　　　　　　　　B. 相对路径

    C. 根目录相对路径　　　　　　　　　D. 文档目录相对路径

35. 在 Dreamweaver CS6 中,要建立空链接,可以在"链接"属性文本框中输入

    A. &　　　　　　　　　　　　　　　B. @

    C. #　　　　　　　　　　　　　　　D. $

36. 要链接站点以外的网页时,必须使用

    A. 绝对路径　　　　　　　　　　　　B. 相对路径

    C. 根目录相对路径　　　　　　　　　D. 文档目录相对路径

37. 以下说法正确的是

    A. 选择一个单元格后,可以对其进行拆分

    B. 选择一个单元格后,只能对其拆分

    C. 不能对有内容的单元格进行合并或拆分

    D. 选取的连续的多个单元格后,可以对其进行拆分

38. 要选择整个表格,可以单击标签选择器上的下列哪项标签

    A. <tr>　　　　　　　　　　　　　B. <td>

    C. <table>　　　　　　　　　　　 D. <th>

39. 下列哪项元素**不可以**插入到表格中

    A. 文本　　　　　　　　　　　　　　B. 图像

    C. swf 动画　　　　　　　　　　　　D. 热点图像

40. 如果要使一个网站的风格统一,便于更新,在使用 CSS 的时候,最好是使用

A. 外联式样式表　　　　　　　　　B. 嵌入式样式表

C. 内联式样式表　　　　　　　　　D. 以上三种都一样

41. 要创建一个自定义 CSS 样式,应该在"新建 CSS 规则"对话框的"选择器类型"中选择

A. 类　　　　　　　　　　　　　　B. 标签

C. ID　　　　　　　　　　　　　　D. 复合内容

42. 在"CSS 样式"面板中,类样式以何字母开头

A. &　　　　　　　　　　　　　　B. #

C. .　　　　　　　　　　　　　　D. *

43. 用来定义 CSS 样式的标签是

A. <title> </title>　　　　　　　　B. <style> </style>

C. <head> </head>　　　　　　　　D. <body> </body>

44. 下列哪项是 CSS 样式正确的语法构成

A. body:color=black　　　　　　　B. {body;color:black}

C. body{color:black;}　　　　　　D. {body:color=black}

45. 下面 CSS 属性中哪项是用来设置背景的颜色

A. background-color　　　　　　　B. bgcolor

C. color　　　　　　　　　　　　D. backgroundcolor

46. 在单行文本域中,以下哪项**不可以**在其中输入

A. 字母　　　　　　　　　　　　　B. 图像

C. 文本　　　　　　　　　　　　　D. 数字

47. 在表单对象中,如果从一组选项中选择多个选项,则可以使用下列哪项来实现

A. 单选按钮　　　　　　　　　　　B. 列表

C. 复选框　　　　　　　　　　　　D. 跳转菜单

48. 表单对象中的文本域通常可分为

A. 单行文本　　　　　　　　　　　B. 调转菜单

C. 按钮　　　　　　　　　　　　　D. 列表

49. 要在表单里创建一个普通文本框,以下写法中正确的是

A. <INPUT type="text">　　　　　　B. <INPUT type="password">

C. <INPUT type="checkbox">　　　　D. <INPUT type="radio">

50. 下列哪项表单控件适合作为单一的选择题使用

A. 单行文本框　　　　　　　　　　B. 复选框

C. 单选按钮　　　　　　　　　　　D. 组合框

51. 在 Dreamweaver CS6 中,打开网页时弹出一个窗口,应该选用的事件是

A. onClick　　　　　　　　　　　B. onLoad

C. onUnload　　　　　　　　　　　D. onMouseOver

52. 下面**不能**在行为中添加的动作是

A. 弹出信息　　　　　　　　　　　B. 打开浏览器窗口

C. 改变属性　　　　　　　　　　　D. 层运动

53. 若要设置关闭某一网页时弹出窗口,应该选用下列哪项事件

A. onClick　　　　　　　　　　　B. onLoad

C. onUnload　　　　　　　　　　　　　D. onMouseOver

54. 在 ASP 的内置对象中,用于实现服务器向客户端浏览器返回信息的对象是

    A. Request 对象　　　　　　　　　　　B. Response 对象

    C. Server 对象　　　　　　　　　　　　D. Application 对象

55. 在服务器端,若要将页面导航到 index.asp,可以使用 Response 对象的下列哪项方法来实现

    A. end　　　　　　　　　　　　　　　　B. Write

    C. Redirect　　　　　　　　　　　　　D. Flush

56. 若要创建一个对于访问网站的所有用户均有效的变量 visitflag,应该使用下列哪项来定义。

    A. Session ("visitflag")=0　　　　　　B. Application ("visitflag")=0

    C. set Session ("visitflag")=0　　　　　D. Public visitflag

57. 可以使用 ADO 来访问的数据库是

    A. Microsoft Access　　　　　　　　　B. Microsoft SQL Server

    C. Oracle　　　　　　　　　　　　　　D. 以上都可以

58. 如果某网站的主页为动态网页,则其文件名可能是

    A. default.asp　　　　　　　　　　　　B. index.html

    C. index.htm　　　　　　　　　　　　　D. default.html

59. ASP 获取服务器当前年份正确的代码为

    A. <%=now (year ( ))%>　　　　　　　B. <%=year ( )%>

    C. <%response.write (year (now ( )))%>　D. <% response.write (year ( )%>

60. 下面 ASP 代码运行的结果是

```
<%
i=1
While(i<=5)
Response.write(i)
    i=i+2
Wend
%>
```

    A. 13　　　　　　　　　　　　　　　　B. 12345

    C. 1234　　　　　　　　　　　　　　　D. 123

二、多选题

1. 在 Dreamweaver 中,行为包括

    A. 事件　　　　　　　　　　　　　　　B. 动作

    C. 程序代码　　　　　　　　　　　　　D. 标签

2. 在 Dreamweaver 中,可以对下列哪几项设置超级链接

    A. 任何文字　　　　　　　　　　　　　B. 图像

    C. 图像一部分　　　　　　　　　　　　D. Flash

3. 在 Dreamweaver 中,可以设置下列哪几项等网页背景

    A. 背景透明度　　　　　　　　　　　　B. 背景图像

    C. 背景颜色　　　　　　　　　　　　　D. 以上都可以

4. 下列哪几项属于网站设计基本步骤

    A. 搜集素材　　　　　　　　　　　　B. 规划站点

    C. 网页设计　　　　　　　　　　　　D. 站点测试及发布

5. 下列哪几项是可以在网页中使用的图片格式

    A. JPG/JPEG　　　　　　　　　　　　B. GIF

    C. PNG　　　　　　　　　　　　　　D. PICT

6. 网页中可以包含下列哪几项元素

    A. 文本　　　　　　　　　　　　　　B. 图像

    C. 超级链接　　　　　　　　　　　　D. 视频

7. 在一个网站中可以包含

    A. 网页文件　　　　　　　　　　　　B. 数据库文件

    C. Word 文件　　　　　　　　　　　D. Flash 文件

8. 下列哪几项是制作网页常用的工具

    A. Dreamweaver　　　　　　　　　　B. Photoshop

    C. Flash　　　　　　　　　　　　　D. Excel

9. 在 Dreamweaver CS6 中创建站点,在"站点设置对象"对话框中添加服务器,需要对"服务器"设置

    A. 服务器名称　　　　　　　　　　　B. 连接方法

    C. 服务器文件夹　　　　　　　　　　D. Web URL

10. 关于 HTML 标记语言,下列说法正确的是

    A. HTML 标签不区分大小写,但最好保持标签的大小写一致,便于辨认和理解

    B. 可以在一行写多个标签,也可以将一个标签分多行书写而不用任何续行符号

    C. HTML 源文件中应使用
 标签实现换行;使用 <P> 标签实现分段

    D. 网页中的所有显示内容都应该受限于一个或多个标签,不应有游离于标签之外的网页元素,以免产生错误

11. 在 Dreamweaver CS6 中,可以通过下列哪几项设置文本的格式

    A. HTML 属性　　　　　　　　　　　B. BODY 属性

    C. 页面属性　　　　　　　　　　　　D. CSS 属性

12. 在网页中添加图像时,下列哪几项属于图像的属性

    A. 宽(width)　　　　　　　　　　　B. 高(height)

    C. 源文件(src)　　　　　　　　　　D. 链接(href)

13. 根据链接对象划分,超级链接可以分为

    A. 文本链接　　　　　　　　　　　　B. 内部链接

    C. 表单链接　　　　　　　　　　　　D. 图像链接

14. 根据链接目标划分,超级链接可以分为

    A. 内部链接　　　　　　　　　　　　B. 外部链接

    C. 局部链接　　　　　　　　　　　　D. 电子邮件链接

15. 在网页中超级链接的文件路径可以分为

    A. 绝对路径　　　　　　　　　　　　B. 站点根目录路径

    C. 外部路径　　　　　　　　　　　　D. 相对路径

16. 打开超链接的目标主要有

    A. _blank   B. _parent

    C. _left   D. _top

17. 在 Dreamweaver CS6 中可以通过下列哪几项插入一个表格

    A. 在经典工作方式下, 点击工具栏 "插入→表格" 按钮

    B. 选择菜单 "编辑→表格" 命令

    C. 在设计器工作方式下, 点击面板 "插入→表格" 按钮

    D. 选择菜单 "插入→表格" 命令

18. Div（Division）是层叠样式表中的定位技术, 关于 Div 正确的说法是

    A. Div 主要用于网页的布局, 可以被定位于网页的任何位置

    B. 在图层中可以插入文本、图像等网页元素

    C. Div 可以嵌套、重叠、定义各层之间的关系和根据需要设置其可见性等

    D. Div 层主要用来在页面中定义一个区域, 使用 CSS 样式控制 Div 元素的显示效果

19. 下面下列哪几项属于 CSS 样式表

    A. 级联式样式表（cascade）   B. 外联式样式（linking）

    C. 嵌入式样式（Embedding）   D. 内联式样式（Inline）

20. 表单标签 <form> 的主要属性有

    A. name   B. method

    C. align   D. action

21. 下列下列哪几项是表单对象

    A. 超级链接   B. 文本域

    C. 按钮   D. 复选框组

22. 关于动态网页, 正确的说法是

    A. 动态网页与网页上的各种动画、滚动字幕等视觉上的 "动态效果" 没有直接关系

    B. 动态网页以数据库技术为基础, 可以大大降低网站维护的工作量

    C. 动态网页实际上并不是独立存在于服务器上的网页文件, 只有当用户请求时服务器才返回一个完整的网页

    D. 动态网页将网站的内容存储在各种数据库中, 通过编程语言来调用数据库内的数据, 不需要重新修改网页即可动态而便捷地对网页进行更新

23. 关于 ASP, 正确的说法是

    A. ASP 应用程序在服务器端运行, 服务器将运行结果以 HTML 格式传回客户端浏览器, 使用者不会看到 ASP 程序代码, 因此 ASP 程序具有保密性和安全性

    B. 必须编译, 才可在服务器端直接执行

    C. 在 ASP 文件中可以包含 HTML 标记、脚本命令和 ActiveX 组件

    D. ASP 不能与数据库建立连接

24. 下列下列哪几项是 ASP 内置对象

    A. Response 对象   B. Request 对象

    C. Application 对象   D. Session 对象

25. ASP 脚本语言有多种, 下列下列哪几项是 ASP 脚本语言

    A. VBScript   B. Jscript

　　C. VCScript　　　　　　　　　　　　　　　　D. JavaScript

三、填空题

1. Dreamweaver CS6 中，站点管理器的主要功能包括新建站点、编辑站点、＿＿＿＿＿、删除站点和导入导出站点。

2. 通过＿＿＿＿＿命令打开"管理站点"对话框对站点进行编辑。

3. 纯 HTML 格式的网页通常被称为＿＿＿＿＿。

4. 网页是用＿＿＿＿＿标记的。它是一种编写网页的基础语言，被称为＿＿＿＿＿。

5. 在 Dreamweaver CS6 的设计视图中，直接按"Enter"键将产生＿＿＿＿＿，按"Shift+Enter"组合键将产生＿＿＿＿＿。

6. HTML 网页文件的标记是＿＿＿＿＿，网页文件的主体标记是 <body></body>，页面标题的标记是＿＿＿＿＿。

7. 在 Dreamweaver CS6 中，预览网页的方法有在"在浏览器中预览／调试"下拉按钮中选择一种浏览器预览、＿＿＿＿＿、＿＿＿＿＿。

8. 图像标签是 <img>，链接图像 URL 的属性是＿＿＿＿＿，替代文本属性是＿＿＿＿＿。

9. 目前网页中常用的图像格式有＿＿＿＿＿、＿＿＿＿＿、＿＿＿＿＿。

10. 在图像上制作不同的超级链接叫做＿＿＿＿＿。

11. SWF 动画制作的专用软件是＿＿＿＿＿。

12. 超链接的路径有＿＿＿＿＿、＿＿＿＿＿和＿＿＿＿＿。

13. 打开超链接的目标有＿＿＿＿＿、＿＿＿＿＿、＿＿＿＿＿和＿＿＿＿＿。

14. 表格的标签是＿＿＿＿＿，表格的行标签是＿＿＿＿＿，表格的单元格标签是＿＿＿＿＿。

15. 除了利用表格，还可以利用＿＿＿＿＿和＿＿＿＿＿来进行网页布局。

16. 在 Dreamweaver CS6 中，CSS 样式有＿＿＿＿＿、＿＿＿＿＿、＿＿＿＿＿和＿＿＿＿＿四中类型。

17. 在 Dreamweaver CS6 中，CSS 有＿＿＿＿＿、＿＿＿＿＿和＿＿＿＿＿三种样式表。

18. 用来定义 CSS 样式的标签是＿＿＿＿＿。

19. 在 <head> 标签内通过 <style> 标签定义的样式叫＿＿＿＿＿。

20. Dreamweaver CS6 中，行为由＿＿＿＿＿和＿＿＿＿＿两部分组成。

21. 希望网页打开时会弹出提示框或广告窗口，应该对该网页添加＿＿＿＿＿，并且其对应事件应该是＿＿＿＿＿。

22. 表单标签是＿＿＿，表单中数据向服务器发送的方法包括＿＿＿＿＿和＿＿＿＿＿两种。

23. 表单按钮通常分普通按钮、重置按钮和＿＿＿＿＿三种。

24. 指定提交表单后转到的页面或程序的属性是＿＿＿＿＿。

25. 在表单中，＿＿＿＿＿用于在表单中插入一幅图像，可以代替按钮的工作。

26. 在 ASP 环境中，使用＿＿＿＿＿来表示 ASP 脚本代码的开始与结束。

27. 网页通常可分为＿＿＿＿＿和＿＿＿＿＿。

28. ASP 的 Web 服务器通常采用的是＿＿＿＿＿。

29. Response 的＿＿＿＿＿方法可以自动完成页面间的跳转。

30. 在 Form 表单中，有两类按钮，一种用于提交表单信息，另一种用于重新填写表单信息。用于提交表单信息的按钮其 Type 值需设置为＿＿＿＿＿，用于重新填写表单信息的按钮其 Type 值需设置为＿＿＿＿＿。

四、简答题

1. 阐述网站开发需要经历的几个阶段。

2. 在 Dreamweaver CS6 中,新建一个 HTML 文档,其中自动添加哪些标签?

3. 简述 <head> 标签的作用。

4. 什么是 CSS ? 简述 CSS 样式的作用。

5. 常用的表单对象有哪些?

6. 行为是由什么构成的? 它们的作用是什么?

7. 什么是动态网页?

8. 静态网页和动态网页都什么区别?

9. 在编写 ASP 代码时,如何声明所使用的脚本语言?

10. 试简述 ASP 网页的工作原理。

（卜宪庚）

习题二十三　图像处理

一、单选题

1. 在 Photoshop 中,通常以下列哪项为单位来表达图像的清晰度

　　A. PPI　　　　　　　　　　　　B. Pixel

　　C. DPI　　　　　　　　　　　　D. BIT

2. 位图图像是由许多点组成,这些点称为像素。图像的大小取决于像素的

　　A. 大小　　　　　　　　　　　　B. 多少

　　C. 形状　　　　　　　　　　　　D. 颜色

　3. 图像分辨率的单位是

　　A. DPI　　　　　　　　　　　　B. PPI

　　C. LPI　　　　　　　　　　　　D. Pixel

4. 色彩深度是指在一个图像中什么的数量

　　A. 颜色　　　　　　　　　　　　B. 饱和度

　　C. 亮度　　　　　　　　　　　　D. 灰度

5. PhotoShop CS6 是下列哪个公司推出的图像处理软件

　　A. DPI　　　　　　　　　　　　B. Adobe

　　C. Microsoft　　　　　　　　　　D. Bit

6. 下列哪项是 Photoshop 默认的图像存储格式。可以包含图层、通道和颜色模式,还可以保存具有调节图层、文本层的图像

　　A. PDF　　　　　　　　　　　　B. JPEG

　　C. EPS　　　　　　　　　　　　D. PSD

7. 在 RGB 色彩模式中,RGB(0,255,0,)表示

　　A. 红色　　　　　　　　　　　　B. 绿色

　　C. 蓝色　　　　　　　　　　　　D. 橙色

8. 下列哪项文件格式适用于在计算机平台之间的和应用程序之间交换文件,它的出现使得图像数据交换变得简单

A. JPEG
B. PNG
C. TIFF
D. PSD

9. 新建图像文件的方法有

A. 选择"文件"→"新建"命令
B. 按下 Ctrl+N
C. 按住 Ctrl 双击 Photoshop 桌面
D. 以上全是

10. 裁切图像的功能是

A. 剪掉不要部分保留需要部分
B. 修整不规则的图像边缘
C. 剪掉图像周边的空白部分
D. 以上全是

11. 在 Photoshop 中,在颜色拾取器(ColorPicker)中,可以对颜色有以下哪几种描述方式

A. HSB、RGB、Grayscale、CMYK
B. HSB、IndexedColor、Lab、CMYK
C. HSB、RGB、Lab、CMYK
D. HSB、RGB、Lab、ColorTable

12. 以下属于 Photoshop 专有图像格式的是

A. JPG
B. BMP
C. PSD
D. GIF

13. 旋转画布,可以

A. 同时旋转各图层对象
B. 只旋转背景
C. 只旋转某图层对象
D. 以上全是

14. 使用图层的最大好处是

A. 增加图像层次感

B. 能够严格区分各图像对象

C. 能区分各对象的编辑顺序

D. 对当前图层内对象的编辑不影响其他图层内的对象

15. 可以测量图像对象的工具有

A. 标尺和标尺工具
B. 参考线和网格
C. 标尺和网格
D. 以上全是

16. 当你要对文字图层执行滤镜效果时,首先应当做什么

A. 对文字图层进行栅格化

B. 直接在滤镜菜单下一个滤镜命令

C. 确认文字图层和其他图层没有链接

D. 使得这些文字变成状态,然后在滤镜菜单下一个滤镜命令

17. 下列哪种工具可以选择连续的相似颜色的区域

A. 矩形选择工具
B. 椭圆选择工具
C. 魔术棒工具
D. 磁性套索工具

18. 为建立较为平滑的选区,可选用的选项是

A. 扩大选区
B. 反向
C. 消除锯齿
D. 消除选区

19. 通道的描述正确的是

A. 新建文件时,颜色信息通道就已经建立了

B. 颜色通道的数量由图像调节,而不是由色彩模式决定

C. 同一文件的所有通道都有相同数量的像素点和分辨率

D. 图像中除了内置的图像通道外,还可生成新的 Alpha 通道

20. 选择"滤镜"→"扭曲"子菜单下的下列哪项命令,可以模仿水面上产生起伏的水波纹和旋转效果

    A. 水波   B. 挤压

    C. 切变   D. 波浪

21. 选择"滤镜"→"模糊"子菜单下的下列哪项命令,可以产生旋转模糊效果

    A. 模糊   B. 高斯模糊

    C. 动感模糊   D. 特殊模糊

22. 选择"滤镜"→"杂色"子菜单下的下列哪项命令,可以用来向图像随机地混合杂点,并添加一些细小的颗粒状像素

    A. 添加杂色   B. 中间值

    C. 去斑   D. 蒙尘与划痕

23. 选择"滤镜"→"渲染"子菜单下的下列哪项命令,可以在平面图像中产生三维效果

    A. 光照效果   B. 分层云彩

    C. 3D 变换   D. 云彩

24. 选择"选择"→"画笔描边"子菜单下的下列哪项命令,可以产生类似于用饱含黑色墨水的湿画笔在宣纸上描绘的效果

    A. 油墨概况   B. 烟灰墨

    C. 阴影线   D. 成角的线条

25. 如果前景色为红色,背景色为蓝色,直接按 D 键,然后按 X 键,前景色与背景色将分别是什么颜色

    A. 前景色为蓝色,背景色为红色   B. 前景色为红色,背景色为蓝色

    C. 前景色为白色,背景色为黑色   D. 前景色为黑色,背景色为白色

二、多选题

1. 图像的三个主要参数是

    A. 亮度   B. 色相

    C. 饱和度   D. 强度

2. 数字图像存储方式可分为哪两种类型

    A. 位图   B. 矢量图

    C. 彩色   D. 黑白

3. 下面哪些选项属于规则选择工具

    A. 矩形工具   B. 椭圆形工具

    C. 魔术棒工具   D. 套索工具

4. 在套索工具中包含哪几种套索类型

    A. 自由套索工具   B. 多边形套索工具

    C. 矩形套索工具   D. 磁性套索工具

5. 下列选项中,属于不规则选择工具的有

    A. 魔棒工具   B. 矩形选框工具

    C. 单行选择工具   D. 快速选择工具

6. Photoshop 中下面有关 clonestampTool(仿制图章工具)的使用描述正确的是

A. 仿制图章工具只能在本图像上取样并用于本图像中

B. 仿制图章工具可以在任何一张打开的图像上取样,并用于任何一张图像中

C. 仿制图章工具一次只能确定一个取样点

D. 在使用仿制图章工具的时候,可以改变画笔的大小

7. Photoshop 中下面对于"图像大小"叙述正确的是哪几项(ABCD)

A. 使用"图像大小"命令可以在不改变图像像素数量的情况下,改变图像的尺寸

B. 使用"图像大小"命令可以在不改变图像尺寸的情况下,改变图像的分辨率

C. 使用"图像大小"命令,不可能在不改变图像像素数量及分辨论的情况下,改变图像的尺寸

D. 使用"图像大小"命令可以设置在改变图像像素数量时,photoshOP 计算插值像素的方式

8. 下列操作中不能删除当前图层的是

A. 将此图层鼠标拖至垃圾桶图标上

B. 在图层调板右边的弹出式菜单中选删除图层命令

C. 直接单击 Delete 键

D. 直接单击 ESC 键

9. 关于图像的颜色模式,以下说法中正确的是

A. 不同的颜色模式所能表现的色域范围不同

B. 从 CMYK 模式到 RGB 模式的转换过程中会损失色彩信息

C. 双色调模式图像中包合两个原色通道

D. 索引色模式的图像中最多可以有 256 种颜色

10. 下列关于蒙板的描述哪个是正确的

A. 快速蒙板的作用主要是用来进行选区的修饰

B. 图层蒙板和图层剪贴路径是不同类型的蒙板,它们之间是无法转换的

C. 图层蒙板可转化为浮动的选择区域

D. 当创建蒙板时,在通道调板中可看到临时的和蒙板相对应的 Alpha 通道

三、填空题

1. 位图又称_____。位图经放大和旋转后图像_____,但其色彩_____。

2. 在数字图像中,分辨率的大小直接影响图像的_____。分辨率越高,图像越_____,所产生的文件也就越大,在工作过程中所需系统资源也就越多。

3. 矢量图又称_____。矢量图经放大和旋转后图_____,但其色彩_____。

4. Photoshop CS6 用户界面由_____、_____、_____、_____、_____、_____构成。

5. Photoshop CS6 常用的四种色彩模式是_____、_____、_____和_____。

6. 在图层面板中,某层的左边出现眼睛图标,表明该图层对象_____在图像编辑窗口中;某层呈高亮显示,表明该图层对象可_____。

7. 进行图层对齐分布操作时,首先要在图层面板中为所需要对齐的图层_____。

8. 要快速选择某个文字图层中的所有文字,可采用_____操作。

9. 在 Photoshop CS6 中提供了_____、_____、_____和_____四种合并方式。

10. 如何复制一个图层:_____。

四、简答题

1. 根据自己的理解简述什么是图层。

2. 简述调节图层所具有的特性。

3. 填充图层包括哪些类型。

（张东圆　阳小华）

习题二十四　三维图像处理 Mimics

一、单选题

1. Mimics 软件最常用的数据格式是

    A. DICOM　　　　　　　　　　　　B. BMP

    C. JPG　　　　　　　　　　　　　　D. TIFF

2. 导入图像中标为"X"的部位代表方向为

    A. Right 或 Top　　　　　　　　　　B. Right 或 Left

    C. Top 或 Bottom　　　　　　　　　D. 需要用户识别

3. 图像分割选择菜单中的哪个命令

    A. File　　　　　　　　　　　　　　B. Tools

    C. Segmentation　　　　　　　　　D. View

4. 二维或三维图像测量在下列哪个菜单中

    A. MedCAD　　　　　　　　　　　B. Tools

    C. Segmentation　　　　　　　　　D. View

5. 计算 3D 是系统推荐的最佳选择是

    A. Low　　　　　　　　　　　　　　B. Medium

    C. High　　　　　　　　　　　　　　D. Optimal

二、简答题

1. 在计算机内主要有几类方法生成物体三维表示，它们有何不同？

2. Mimics 图像分割工具有哪些？

三、操作题

1. 导入 Dicom 格式图像，获取图像信息并保存或打印你选择的窗口图像。

2. 重建教材中图 9-39 骨三维模型，尝试重建其中任意一个局部结构，寻找最快捷方法。

（张东圆　阳小华）

习题二十五　医学信息系统

一、单选题

1. 医学信息学与下列哪些学科有关

    A. 医学　　　　　　　　　　　　　　B. 管理学及信息学

    C. 生物统计学　　　　　　　　　　D. 以上都是

2. 下列**不是**原始数据的是

A. 病人图像资料

B. 医生诊断病人为高血压

C. 123

D. 声音资料

3. 医学信息学是综合了多门学科的一门新兴科学,研究方法涉及信息学、管理学和

A. 生物统计学

B. 生物数学

C. 生物化学

D. 生物力学

4. 生物信息学的主要研究对象为核酸和

A. 蛋白质

B. 氨基酸

C. DNA

D. 基因

5. 临床信息学研究的核心是

A. 卫生信息

B. 药品信息

C. 医院信息

D. 病人信息

6. 居民健康档案属于

A. 临床信息学

B. 医学图像信息学

C. 生物信息学

D. 公共卫生信息学

7. 人工智能在医学领域的应用可以

A. 取代医务工作者

B. 帮助医务工作者

C. 指挥医务工作者

D. 学习医务工作者

8. 信息是物质存在的一种方式、形态或运动状态,也是事物的一种普遍

A. 特征

B. 属性

C. 描述

D. 意义

9. 信息可分为

A. 语法信息

B. 语义信息

C. 语用信息

D. 以上都对

10. 下列**不是**卫生信息标准的是

A. SNOMED

B. ASTM D6026-2013

C. ICD-10

D. DICOM 3.0 和 HL7

11. 关于数据的数据是

A. 数据元

B. 数据元素

C. 元数据

D. 数据单元

12. DICOM 标准是指

A. 医学数字成像及通信标准

B. 医学影像储存与传输系统

C. 数字分析通用处理标准

D. 医学图像处理系统

13. 医学信息分析的目的是

A. 诊断疾病

B. 为医生服务

C. 为医学决策服务

D. 为病人服务

14. 临床决策支持系统可分为被动系统、半自动系统和

A. 全自动系统

B. 人工系统

C. 半人工系统

D. 主动系统

15. 利用当前病历数据可以建立各种疾病的分类规则,对于新来的病人,根据其症状及分类规则就可以知道此人所患病的种类,这属于

A. 人工智能　　　　　　　　　　　　B. 数据挖掘

C. PICP　　　　　　　　　　　　　　D. 区分规则

16. 元数据和数据元是

　　A. 同义词　　　　　　　　　　　　B. 对信息资源的规范化描述

　　C. 数据元素　　　　　　　　　　　D. 信息表达和信息标准化的基础

17. HIS 属于常用的

　　A. 医学信息管理系统　　　　　　　B. 参考线和网格

　　C. 标尺和网格　　　　　　　　　　D. 以上全是

18. ICD 编码的优势是

　　A. 便于疾病信息的检索和统计　　　B. 便于信息交流、医疗、科研与教学工作

　　C. 有利于控制医疗费用　　　　　　D. 以上都对

19. HL7 的主要目的是

　　A. 信息交换　　　　　　　　　　　B. 信息存储

　　C. 信息说明　　　　　　　　　　　D. 信息定义

20. 区域卫生综合信息（人口健康信息）平台的主要目的是

　　A. 整合资源区域卫生健康信息实现信息共享

　　B. 实现业务系统之间、上下级机构之间互联互通与信息资源共享和业务协同

　　C. 为卫生管理与决策服务

　　D. 以上都是

二、多选题

1. 医学信息学理论研究范畴包括

　　A. 原始健康数据库　　　　　　　　B. 综合数据库

　　C. 知识库　　　　　　　　　　　　D. 知识结晶和理论

2. 标准的特性是

　　A. 对象的特定性　　　　　　　　　B. 制订依据的科学性

　　C. 统一性　　　　　　　　　　　　D. 法规性

3. ICD 分类依据疾病主要特征

　　A. 病因　　　　　　　　　　　　　B. 解剖部位

　　C. 病理改变　　　　　　　　　　　D. 临床表现

4. HL7-CDA 的作用是能够使电子病历文档

　　A. 被机器处理　　　　　　　　　　B. 易于检索和使用

　　C. 易于存储　　　　　　　　　　　D. 被人阅读

5. 卫生综合管理信息平台功能

　　A. 信息资源服务　　　　　　　　　B. 信息标准服务

　　C. 信息安全服务　　　　　　　　　D. 业务协同服务

6. 健康档案存储的是

　　A. 某次体检所有信息　　　　　　　B. 居民出生到死亡的个人健康信息

　　C. 各种健康相关因素　　　　　　　D. 来自电子病历信息

7. 电子病历管理信息系统主要包括

　　A. 门（急）诊、病房的临床信息系统　B. 居民健康档案

　　C. 医技科室的信息系统　　　　　　D. 医保信息系统

8. 电子病历系统的主要作用是

　　A. 病历质量监控　　　　　　　　　B. 数据统计分析

　　C. 医疗质量考核　　　　　　　　　D. 提高工作效率

9. 基于电子病历的医院信息平台中的医院业务系统主要包括

　　A. 临床服务系统　　　　　　　　　B. 运营管理系统

　　C. 慢性病管理系统　　　　　　　　D. 医疗管理系统

10. 数据挖掘的目标是

　　A. 评价　　　　　　　　　　　　　B. 预测

　　C. 描述　　　　　　　　　　　　　D. 应用

三、填空题

1. 从信息产生的来源可以分为_____和_____。

2. 信息管理的三个要素是_____、_____和_____。

3. 标准本质特性是指_____。

4. C.liniC.A.l pA.thwA.y 是指针对_____,起到_____,减少_____,降低_____,提高_____的作用。

5. 电子健康档案存储内容是_____、_____、_____和_____。

6. _____就是指对客观事物特性和特征的一种抽象的、符号化的表示。

7. 医学图像信息学处理的对象主要是_____、_____、_____、_____、_____。

8. _____是由医疗机构以电子化方式创建、保存和使用的,重点针对门诊、住院患者临床诊疗和指导干预信息的数据集成系统。

9. 电子病历包括门急诊电子病历、_____、其他电子医疗病历。

10. 医学信息分析对其所研究的对象具有_____、_____、_____和_____四项基本功能。

11. 医学信息分析的特点是_____、_____、_____、_____、_____和_____。

12. 医学数据挖掘常用技术有_____、_____和_____三种。

13. 决策具有的特点是_____、_____和_____。

14. 数据挖掘的任务是_____、_____和_____。

15. 医学数据挖掘的过程是_____、_____、_____、_____和_____。

四、判断题

1. 医学信息学是一种交叉学科,涵盖医学、计算机科学、人工智能、决策学、统计学等多个学科的知识。

2. 医学信息学起源于 2010 年左右。

3. 生物信息学的研究范畴广泛,涉及各类组学和人类复杂疾病研究。

4. 健康医疗相关的人工智能、生物三维打印、医用机器人、可穿戴设备以及相关微型传感器等技术和产品属于"互联网 + 健康医疗"的服务新模式。

5. 体温计上的温度指示,是数据,某个病人的口腔温度 41℃是信息,该病人发热是知识。

6. 信息管理学是一门研究人类医学信息管理活动的规律及应用的学科。

7. 卫生信息标准分为基础标准、数据标准和医学信息标准。

8. 国际疾病分类 ICD 是由 WHO 规定的。

9. 诊断相关组是一个医疗保险预防制度的分类编码标准，是基于疾病分类的医疗经费控制系统和医疗质量评价系统。

10. 创建功能不属于电子病历的主要功能。

（时松和）

答　案

习题一　答案

一、单选题

1. A　　2. B　　3. D　　4. B　　5. B　　6. B　　7. B　　8. C　　9. B　　10. D
11. C　　12. D　　13. D　　14. B　　15. D　　16. A　　17. C　　18. B　　19. C　　20. D

二、填空题

1. 微型机

2. 个人计算机

3. 人工智能

4. 运算器

5. 想象力

6. 沉浸感

7. 1101

8. 结构化信息　半结构化信息　非结构化信息

9. variety　volume　velocity　vitality　on-line

10. 预处理

11. 计算机辅助诊断

12. 生物计算机　量子计算机

13. 计算思维

14. RFID

15. 条形码

三、判断题

1. √　　2. √　　3. ×　　4. √　　5. √　　6. ×　　7. √　　8. √　　9. ×　　10. ×
11. √　　12. ×　　13. ×　　14. √　　15. ×　　16. ×　　17. √　　18. √　　19. √　　20. √

习题二　答案

一、单选题

1. A　　2. A　　3. A　　4. A　　5. D　　6. C　　7. D　　8. A　　9. C　　10. A

11. C　　12. B　　13. D　　14. C　　15. D　　16. B　　17. D　　18. C　　19. D　　20. C

21. B　　22. A　　23. D　　24. D　　25. D　　26. B　　27. B　　28. C　　29. C　　30. A

二、填空题

1. 开始　关机

2. 当前不可用　打开对话框　选中　有下一级菜单　快捷键　使用键盘上某几个键的组合完成一条功能命令,可提高操作速度。

3. 图标　没有停止

4. 帮助和支持　按 F1 功能键

5. 选中

6. 选中　目标驱动器　Ctrl

7. 被物理删除　还原

8. 工具

9. 屏幕分辨率

10. Shift

三、简答题

1. 如何理解快捷方式和对象之间的关系?

快捷方式是 Windows7 提供的一种快速启动程序、打开文件或文件夹的方法,其扩展名为 *.lnk,快捷方式的共同标识是每个图标的左下角都有一个小的箭头。

例如,对于桌面上 Word 的快捷方式,通过"右击它→属性→快捷方式"操作,发现"目标"右侧文本框中的字符串为"C:\Program Files(x86)\Microsoft Office\Office14\winword.exe",其中 winword.exe 为运行的目标文件,winword.exe 所在计算机中的存储位置为"C:\Program Files(x86)\Microsoft Office\Office14\"。我们双击 Word 的快捷方式,其实操作系统运行的是 winword.exe 应用程序。如果把这里的 winword.exe 换为 excel.exe(和 winword.exe 在一个文件夹中)确定后,该快捷方式将指向 excel,所以,再双击它将启动起 excel 来。

快捷方式和它的对象既有区别又有联系。有了快捷方式,我们不用层层打开目录,就可以直接找到我们需要打开或运行的对象,方便快捷。如果删除了快捷方式我们还可以通过"资源管理器"找到目标对象,打开或去运行它。而当对象被删除后,快捷方式就会毫无用处。

"开始"菜单实际上就是电脑上安装的各种应用软件的快捷方式的集合,它主要用于集中管理快捷方式。

2. Windows 7 中的菜单有几种? 如何打开一个对象的快捷菜单? 如何打开窗口的控制菜单? 简述控制菜单中各命令的作用。

在 Windows 操作系统中,菜单一般分为如下几种:开始菜单、下拉菜单、快捷菜单、控制菜单。

开始菜单是操作系统的中央控制区域,开始按钮位于屏幕的左下角,点击它或按下 Windows 键或按组合键 Ctrl+Esc 可以激活开始菜单。开始菜单一般包括:关闭计算机、运行、帮助、搜索、设置、文件、程序。也可以通过开始菜单打开相应程序。

窗口菜单位于窗口的上方,一般称为菜单栏。它是由多个菜单组成的,而每个菜单又由多个菜单项组成,用户只需单击不同的菜单,即可弹出下拉菜单。

快捷菜单也称为右键菜单,是显示与特定项目相关的一组命令的菜单。用户可以在文件上、桌面空白处或对象上、窗口空白处、盘符等区域上右击,即可弹出个快捷菜单,其中包含被右击对象的最常用的操作命令。

Windows 操作系统中,每个应用程序都有一个控制菜单,它们具有相同的菜单命令。包括:还原、移动、大小、最大化、最小化、关闭窗口功能。右击标题栏的任意位置,或单击标题栏左侧的图标即可弹出控制菜单。同时按住 Alt+ 空格也可以弹出控制菜单。

3. 如何理解剪贴板及其作用?

剪贴板是 Windows 内置的一个非常有用的工具。通过剪贴板可以在 Windows 各种应用程序之间传递数据和信息。剪贴板是 Windows 操作系统提供的一个暂存、共享数据的模块,是操作系统内存中的一块区域,是 Windows 数据中转站。

通过“复制”和“粘贴”命令或者通过“Ctrl+C”和“Ctrl+V”组合键,即可完成数据的传递。

通过“开始”→“运行”→“clipbrd.exe”,即可打开“剪贴板”查看器。

4. 简述 Windows 7 附件中提供的一些系统维护工具和办公程序的功能。

系统工具主要包括:

磁盘清理:对临时文件和下载文件进行清理,以释放磁盘空间。

磁盘碎片整理:整理磁盘碎片,加快文件读取速度,提高系统性能。

系统还原:在不需要重新安装操作系统,也不会破坏数据文件的前提下使系统回到原来的工作状态。需要注意的是,在系统正常时必须为系统创建还原点(创建备份)。这样在系统出现问题时,才能还原到原来正常状态。

任务计划程序:让系统在指定的时间自动执行某些任务,提高工作效率。

专用字符编辑程序:也称为“造字程序”,可在字体库中建立新的字符,并与输入法进行链接,解决字库中没有的字符输入问题。

常用的办公程序包括:

记事本:是 Windows 自带的简单文本编辑器,常用来查看或编辑纯文本(.txt)文件。

写字板:是 Windows 自带的简易文本处理工具,比“记事本”功能强大很多,可进行简单的文本编辑。

计算器:有多种操作模式:标准型、科学型和程序员型,可在“查看”中进行切换,完成不同需求的计算。

画图:可建立、编辑和打印各种图片。

截图工具:屏幕图像捕捉工具。

录音机:是 Windows 自带的简易录音工具。

便笺:计算机中的桌面便笺,提醒我们避免遗忘重要的工作。

远程桌面连接:通过网络控制远程的计算机,好像在本地一样。

习题三　答案

一、单选题

1. A 　2. A 　3. A 　4. D 　5. D 　6. A 　7. B 　8. B 　9. C 　10. D
11. C 　12. C 　13. D 　14. A 　15. C 　16. A 　17. D 　18. C 　19. C 　20. B
21. C 　22. B 　23. B 　24. A 　25. C 　26. C 　27. B 　28. C 　29. B 　30. A

二、填空题

1. 连接设备　传输介质

2. 协议

3. 有线介质　无线介质

4. 网络接口层

5. 物理

6. 0~255

7. 带冲突检测的载波侦听多路访问协议（CSMA/CD）

8. 宏

9. 数字签名

10. 秘钥

三、简答题

1. 简述计算机病毒。

计算机病毒是一种人为制造的、在计算机运行中对计算机信息或系统起破坏作用的程序。

2. 简述对称加密与非对称加密。

对称加密是指加密和解密过程中使用相同的一个密钥。

非对称加密：是指加密和解密密钥是不同的，即加密使用公共密钥，每个人均可方便得到加密的密钥，而解密的密钥只能由信息的接收人独自拥有，其他人无法对密文进行解密。

3. 简述网络协议及三要素。

为进行网络中的数据交换而建立的规则、标准或约定即称为网络协议。其三要素为：

(1) 语法：即数据与控制信息的结构或格式。

(2) 语义：即需要发出何种控制信息，完成何种动作以及作出何种响应。

(3) 同步：即事件实现顺序的详细说明。

4. 简述特殊 IP 地址。

(1) 如果网络号为 127，主机地址任意，这种地址是用来做循环测试用的，不可用作其他用途。

(2) 在 IP 地址中，如果某一类网络的主机地址为全 1，则该 IP 地址表示是一个网络或子网的广播地址。

(3) 在 IP 地址中，如果某一类网络的主机地址为全 0，则该 IP 地址表示为网络地址或子网地址。

习题四　答案

一、单选题

1. A	2. B	3. B	4. C	5. B	6. C	7. D	8. B	9. B	10. C
11. D	12. C	13. B	14. D	15. A	16. B	17. C	18. B	19. C	20. D
21. B	22. A	23. B	24. D	25. A	26. C	27. B	28. B	29. C	30. D
31. D	32. D	33. D	34. B	35. A	36. D	37. C	38. A	39. C	40. B
41. C	42. A	43. C	44. D	45. C	46. A	47. C	48. B	49. C	50. B
51. B	52. B	53. C	54. D	55. B	56. B	57. A	58. A	59. B	60. B
61. C	62. A	63. C	64. A	65. C	66. B	67. C	68. C	69. B	70. B
71. A	72. A	73. A	74. C	75. B					

二、填空题

1. 微软

2. "文档 1"

3. 双

4. Ctrl+Home

5. Ctrl+N

6. Ctrl

7. 插入点

8. 三击

9. 段落

10. "替换"

11. DOCX

12. 插入　改写

13. Enter 键

14. 标尺

15. 页面视图

16. Ctrl

17. Ctrl+A

18. Ctrl+S

19. 斜体

20. 粘贴

21. 屏幕截图

22. "页面布局"

23. SmartArt

24. "段落"

25. 撤消

26. 改写方式

27. "开始"

28. 一段

29. 首行缩进

30. Backspace 键

31. 文本效果

32. 开始　段落　中文版式

33. 浮动

34. 对话框启动器

35. 页面布局　页面设置　分栏

36. 插入　文本　首字下沉

37. 左

38. 插入　文本　对象

39. 删除背景　背景

40. 格式　调整　艺术效果

41. 格式　排列　自动换行

42. 打印预览

43. 审阅

44. Esc

45. 双击

三、判断题

1. √　　2. ×　　3. ×　　4. ×　　5. √　　6. ×　　7. ×　　8. √　　9. √　　10. √

11. √　12. √　13. √　14. ×　15. ×　16. √　17. ×　18. √　19. ×　20. √

21. √　22. √　23. √　24. ×　25. √　26. √　27. √　28. √　29. ×　30. √

习题五　答案

一、单选题

1. C　　2. B　　3. C　　4. C　　5. A　　6. B　　7. A　　8. D　　9. A　　10. A

11. C　12. C　13. D　14. A　15. C　16. B　17. D　18. B　19. B　20. D

21. A　22. C　23. A　24. D　25. D　26. C　27. C　28. B　29. D　30. D

二、多选题

1. ABD　　2. ABCD　　3. ABCD　　4. BC　　5. AB　　6. AB　　7. AB

8. ABD　　9. BC　　10. AD　　11. ABD　　12. AD　　13. BCD　　14. ABD

15. ACD　　16. AB　　17. BC　　18. ABCD　　19. ABD　　20. ABCD

三、判断题

1. √　　2. √　　3. √　　4. √　　5. ×　　6. √　　7. √　　8. √　　9. ×　　10. ×

四、填空题

1. 排序

2. 自动填充

3. 相对引用　绝对引用　混合引用

4. 自动筛选　高级筛选

5. =SUM（E5：E20）

6. .xlsx

7. 1月5日

8. 批注

9. 64

10. 6

11. 边界线　填充柄

12. 格式刷

13. 视图

14. 选项

15. rank（）

五、操作题

1. 打开奖金核算表　打开实验素材中的"奖金核算表.xlsx"，如答案图 1-5-1 所示。

答案图 1-5-1　奖金核算表

2. 工作表的格式化

（1）合并居中操作：选中 A1 : F3 区域，右击，在快捷菜单中选择"设置单元格格式"，在打开的对话框中选择"对齐"选项卡，选中"文本控制"→"合并单元格"，单击"确定"按钮；选中 A1 : F16 区域，在"开始"选项卡的"对齐方式"组中分别单击"垂直居中"和"水平居中"；选中 A15 : C15 区域合并单元格，A16 : C16 区域合并单元格，D16 : F16 区域合并单元格。

（2）行列调整：选中第 4 行到第 16 行，右击，从快捷菜单中选择"行高"，设置行高为 18。选中 A~F 列，设置列宽为 15。选中 D5 : D14 区域，右击，在快捷菜单中选择"设置单元格格式"，打开"设置单元格格式"对话框，在"数字"选项卡中选择"数值"，设定小数位数为 1 位；选中 F5 : F14 区域，用相同方法设定为"货币"，保留 2 位小数。

（3）字体、字号设置：选中标题行"奖金核算表"，设置字体为隶书，字号为 36；选中 A4 : F4 区域，设置字体为宋体，字号为 14，加粗；选中 A15 : A16 区域，设置字体为宋体，字号为 12，加粗；其他单元格均为宋体，字号为 11。

（4）边框、底纹设置：选中 A1 : F16 区域，右击，在快捷菜单中选择"设置单元格格式"，打开"设置单元格格式"对话框，在"边框"选项卡中单击"外边框"和"内边框"；选中标题"奖金核算表"，以同样方法在"填充"选项卡中设置背景色为"白色，深色 35%"，图案样式为"6.25% 灰色"。

同样设置 A15 : F16 区域背景色为"白色，深色 35%"，结果如答案图 1-5-2 所示。

3. 数据有效性使用　选中 C5 : C14 区域，选择"数据"选项卡"数据工具"组中的"数据有效性"，打开"数据有效性"对话框，在"允许"中选择"序列"，"来源"中输入"护士长，带教老师，护师，见习护士"，单击"确定"按钮。在"职位"列的 C5 : C14 中每一个单元格后都有下拉箭头，可以直接选择职位。

4. 工作表的管理　将 Sheet1 工作表重命名为"奖金核算"，Sheet2~Sheet8 分别以人员姓名作为新工作表名，并将值班表分别对应姓名复制到每一个工作表中，如答案图 1-5-3 所示。

答案图 1-5-2 格式化工作表

答案图 1-5-3 数据有效性及工作表设置

5. 函数及公式的使用

（1）计算总工作量：在"于欣"工作表中，首先利用函数计算出勤系数，在 B27 单元格中输入"5IF（COUNT（B3：B26），20，1.1，1）"，即出勤超过 20 天系数为 1.1，否则按 1 计算。在 H27 中输入公式"5（SUM（H3：H14）1SUM（H15：H26）*21SUM（F3：F26）1SUM（D3：D26））*B27"计算总工作量，即总工作量 5（入院 1 出院 1 床日数）* 出勤系数，床日数 5 白班 *21 夜班。依次计算每个人的总工作量，结果如答案图 1-5-4 所示。

答案图 1-5-4　出勤系数及工作量计算

（2）引用工作量：单击"奖金核算"工作表，在"工作量"列引用其他工作表中的数据。具体操作方法：单击 D5 单元格，先输入"5"，再单击姓名所对应的工作表"李晶晶"，然后单击"总工作量"，并乘以系数，如在 D5 中输入"5 李晶晶 !H24*E5"，依次引用每个人员总工作量，结果如答案图 1-5-5 所示。

（3）职称系数及应发奖金计算：在"奖金核算"工作表的 E5 单元格中输入函数"5IF（C55 "护师"，1，（IF（C55 "护士长"，1.1，IF（C55 "带教老师"，1.1，0.8））））"，这是比较长的函数嵌套，含义是护士长和带教老师的职称系数为 1.1，护师为 1.0，见习护士为 0.8。输入完毕回车，然后按住 E5 右下角的填充柄直接拖动到 E11。在"应发奖金"列的 F5 中输入公式"5$D$16*（D5/$D$15）"，回车后按住 F5 的填充柄拖动至 F11。在 D15 中输入"5SUM（D5：D14）"求出科室所有人员总工作量，根据每个人员工作量占总工作量的比重分配奖金。在 F15 中输入"5SUM（F5：F14）"，核对"应发奖金"总数和下面的"奖金总数"是否对应，如不对应说明计算有误。

在"奖金总数"栏中输入总奖金数 50 000，"应发奖金"列单元格将自动计算出结果。查看结果，看是否对应，如答案图 1-5-6 所示。

6. 建立图表　在"奖金核算"工作表中选中"姓名"和"应发奖金"列，单击"插入"选项卡"图表"组中的"饼图"插入图表。单击"图表工具—布局"选项卡"标签"组中的"数据标签"按钮，选择"其他数据标签选项"，选择"百分比"并取消"值"的选定。更改图表标题为"奖金比例"。右击图表区域，选择"移动图表"，在对话框中选择新工作表并输入"饼图"，结果如答案图 1-5-7 所示。

7. 分析数据　由于本实验所做设计中有合并单元格和空行，不符合数据清单规则，所以不能直接在"奖金核算"工作表中进行排序、筛选、分类汇总。

奖金核算表

序号	姓名	职位	工作量	系数	应发奖金
1	李晶晶	护师	0.0		
2	范文芳	护士长	0.0		
3	陈煦婷	见习护士	0.0		
4	于欣	护师	0.0		
5	赵席琳	带教老师	0.0		
6	李秋爽	护师	0.0		
7	钟慧	护师	=钟慧!H27*E11		
8					
9					
10					
总计:					
奖金总数:					

注：见习护士系数0.8，护师系数1.0，护士长和带教老师系数1.1。

答案图 1-5-5 引用工作量

奖金核算表

序号	姓名	职位	工作量	系数	应发奖金
1	李晶晶	护师	0.0	1	¥0.00
2	范文芳	护士长	492.5	1.1	¥8,916.94
3	陈煦婷	见习护士	349.4	0.8	¥6,325.71
4	于欣	护师	520.3	1	¥9,420.84
5	赵席琳	带教老师	446.6	1.1	¥8,086.39
6	李秋爽	护师	439.0	1	¥7,948.78
7	钟慧	护师	513.7	1	¥9,301.34
8					
9					
10					
总计:			2761.43		50000.00
奖金总数:				50000	

注：见习护士系数0.8，护师系数1.0，护士长和带教老师系数1.1。

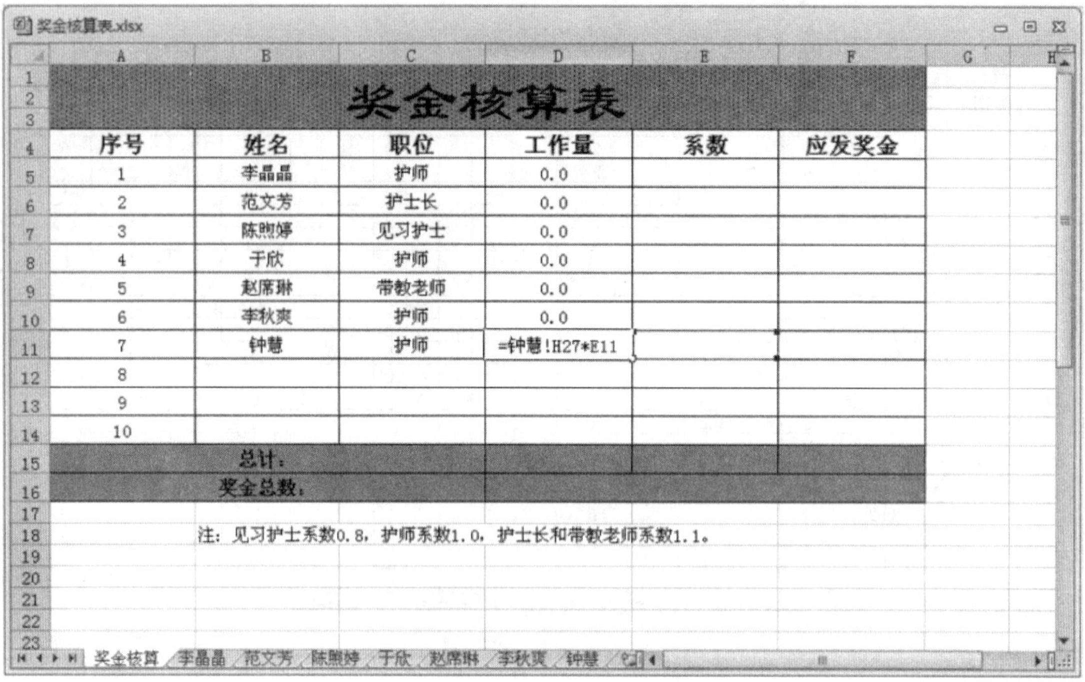

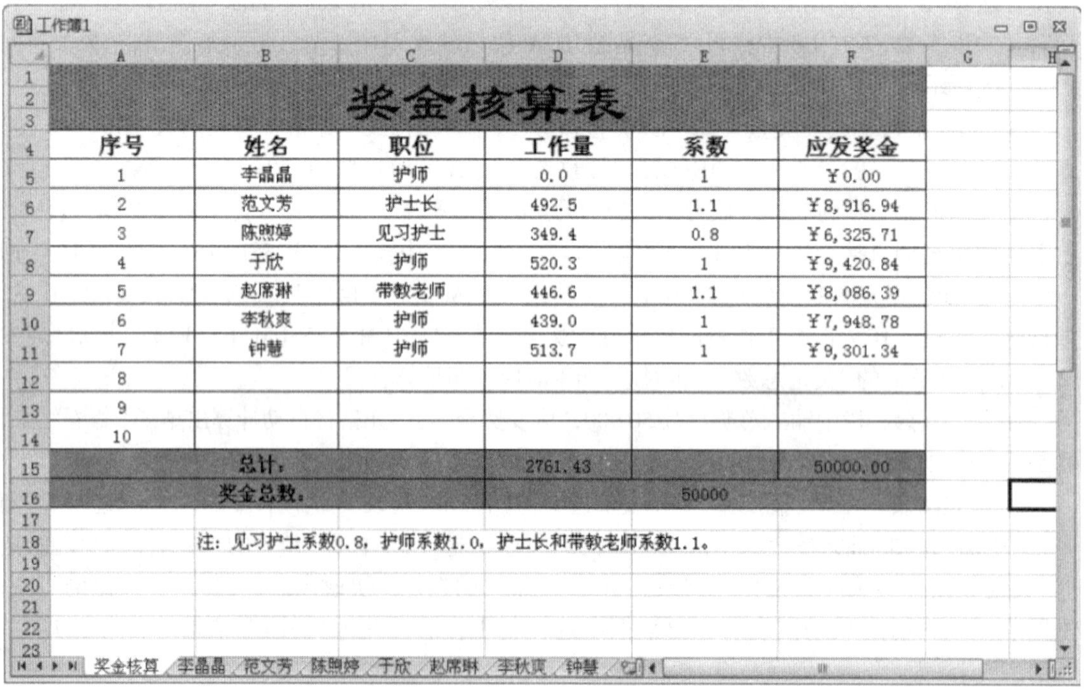

答案图 1-5-6 奖金核算完成

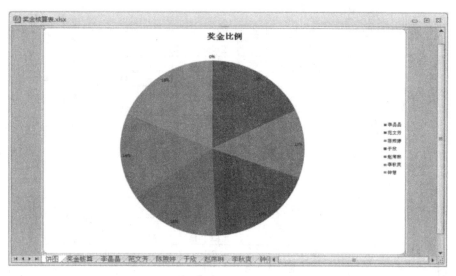

答案图 1-5-7　奖金比例

在"饼图"工作表前插入新工作表,重命名为"数据分析",复制"奖金核算"工作表 A4:F11 区域,在"数据分析"工作表中粘贴数值,设置居中对齐,加边框,设置单元格小数位数后得到答案图 1-5-8 所示工作表。

序号	姓名	职位	工作量	系数	应发奖金
1	李晶晶	护师	0.0	1	0.00
2	范文芳	护士长	480.4	1.1	8689.64
3	陈煦婷	见习护士	351.2	0.8	6353.02
4	于欣	护师	406.0	1	7344.32
5	赵席琳	带教老师	492.5	1.1	8908.52
6	李秋爽	护师	513.7	1	9292.56
7	钟慧	护师	520.3	1	9411.95

答案图 1-5-8　"数据分析"工作表

(1) 排序:单击"应发奖金"列中任一单元格,单击"开始"选项卡"编辑"组中的"排序和筛选"→"升序",将该列按升序排序。

(2) 筛选:单击表中任一单元格,单击"数据"选项卡"排序和筛选"组中的"筛选",将对数据进行自动筛选(如果有条件设置也可以选择"高级筛选")。从"职位"下拉菜单中选择职位"护师",查看筛选结果,如答案图 1-5-9 所示。

(3) 分类汇总:先按职位进行排序,然后单击"数据"选项卡"分级显示"组中的"分类汇总"命令,打开"分类汇总"对话框,在"分类字段"中选择"职位","汇总方式"为"求和","选定汇总项"为"工作量"和"应发工资",单击"确定",结果如答案图 1-5-10 所示。

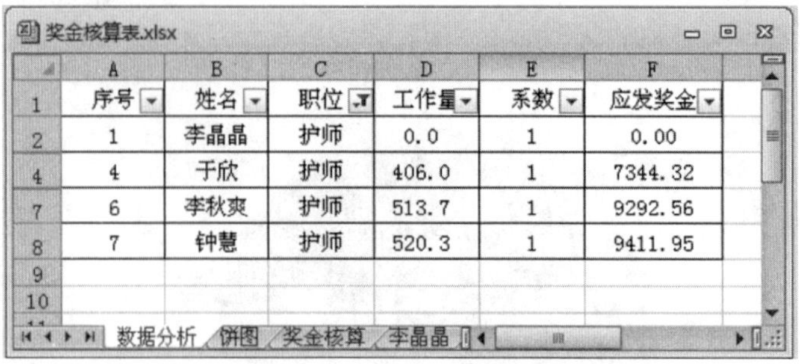

答案图 1-5-9　筛选结果

答案图 1-5-10　分类汇总

习题六　答案

一、单选题

1. B	2. C	3. D	4. D	5. B	6. C	7. B	8. D	9. C	10. D
11. C	12. D	13. B	14. D	15. D	16. C	17. D	18. D	19. B	20. C
21. B	22. A	23. A	24. C	25. B	26. D	27. D	28. A	29. D	30. B

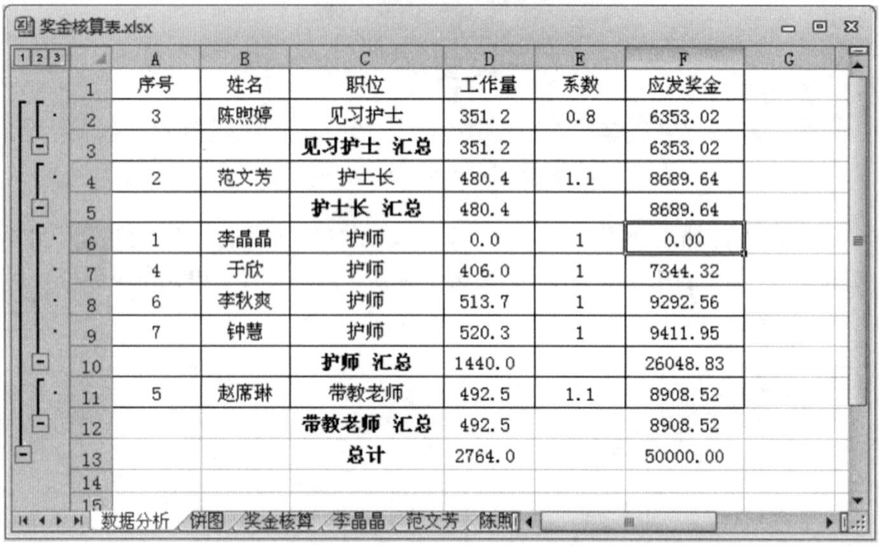

二、填空题

1. 普通

2. 切换

3. 幻灯片浏览

4. 讲义

5. 复制

6. Del

7. 使用模板

8. Esc

9. 阅读

10. 幻灯片放映

11. 幻灯片放映模式

12. 占位符　文本框

13. 图片

14. 幻灯片浏览视图

15. 普通

16. 开始　段落　转换为 SmartArt 图形

17. 层次结构

18. 母版

19. 备注

20. 母版

三、判断题

1. √　　2. ×　　3. √　　4. √　　5. √　　6. ×　　7. √　　8. ×　　9. ×　　10. √

11. √　　12. ×　　13. √　　14. ×　　15. ×

习题七　答案

一、单选题

1. C　　2. C　　3. D　　4. A　　5. A　　6. C　　7. B　　8. D　　9. B　　10. D

11. C　　12. C　　13. B　　14. A　　15. A　　16. A　　17. B　　18. A　　19. C　　20. C

21. D　　22. A　　23. D　　24. A　　25. D　　26. A　　27. D

二、多选题

1. ADCD　　2. ABC　　3. ABC　　4. AB　　5. BCD　　6. ABC

三、判断题

1. √　　2. ×　　3. √　　4. ×　　5. √　　6. √　　7. √　　8. ×　　9. √　　10. ×

11. √　　12. ×　　13. ×　　14. √　　15. √　　16. ×　　17. ×　　18. √　　19. √　　20. ×

21. ×　　22. √　　23. ×　　24. √　　25. ×

四、填空题

1. 数据库管理系统

2. 选择　连接

3. 附件　计算

4. 窗体　报表　宏　模块

5. 学号

6. 应发工资　实发工资

7. 1

8. 实体的完整性　参照完整性　用户定义的完整性约束

9. 参照完整性

10. 外部关键字

11. LLLLLL

12. 字段输入区

13. 筛选

14. 查阅向导

15. 输入掩码

16. 有效性规则

17. Like "万 *"

18. Between "A" and "B" 或 >= "A" and<= "B"

19. 标题

20. 主键

21. 主键或索引

22. 表设计

23. 数据表

24. 备注　超链接和 OLE 对象类型(注:答对一个即可)

五、操作题

1. (1) 操作提示:打开新创建的"D:\上机实习\成绩管理 1.accdb"数据库,在数据库窗口中点击"创建|表设计",打开表设计视图→单击设计视图的第一行"字段名称"列,在其中输入学生表的第一个字段名称"学号"→单击"数据类型"列,并单击其右侧的向下箭头按钮,在弹出的列表中选择"文本"数据类型→在"字段属性"区"常规"选项卡"字段大小"文本框中输入"6"。用同样的方法定义表中其他字段,定义完全部字段后,单击第一个字段"学号"的选定器→单击工具栏上"主键"按钮,定义"学号"为表的主关键字→单击工具栏上的"保存"按钮命名并保存表,完成表的创建。

类似的方法创建院系表和成绩表,设置成绩表主键时需在成绩表的设计视图中,单击"学号"字段左边的行选定器,选定"学号"行,再按下"Ctrl"键不放,单击"课程号"字段的行选定器,即可选定"学号"和"课程"两个字段,然后单击"设计|主键"按钮。

(2) 操作提示:打开"D:\上机实习\成绩管理 1.accdb"数据库,单击"外部数据|excel"出现"获取外部数据"对话框,单击"浏览",出现"打开"对话框,在"查找范围"中指定要导入的文件后单击"确定"→在"导入数据表向导"的第 1 个对话框中选择工作簿中要导入的工作表,单击"下一步"→在第 2 个对话框中选取"第一行包含列标题"复选框,单击"下一步"→在"导入数据表向导"的第 3 个对话框中指定导入的字段信息,此题直接单击"下一步",在第 4 个对话框中选择"我自己选择主键",在旁边的下拉列表中选择"课程号"作为主关键字,单击"下一步"按钮,在第 5 个对话框"导入到表"文本框中输入导入数据表名称"课程",单击"完成"按钮,显示"导入数据表向导"结果提示框。提示数据导入已经完成。打开课程表的设计视图,设置课程号字段大小为 5。

(3) 创建表间关系如答案图 1-7-1 所示:

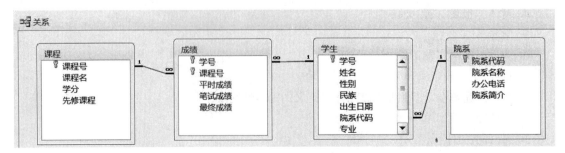

答案图 1-7-1　创建表间关系

2. (1) 略

(2) 操作提示:打开学生表设计视图,在"照片"字段下一行字段名称列输入"兴趣爱好",设置该字段为"查阅向导"类型,同时启动"查阅向导"第1个对话框,选择"自行键入所需的值"选项,单击"下一步"按钮→在"查阅向导"的第2个对话框中输入值列表中的值为"音乐""美术""舞蹈""体育""读书""旅游""摄影"→单击"下一步"按钮,单击"完成"。

(3) 操作提示:在学生表设计视图中选中"手机号码"字段,在"字段属性"区"常规"选项卡"字段大小"文本框中输入"11";在"输入掩码"文本框中输入如下内容:″18″000000000。

(4) 操作提示:在学生表设计视图中选中"性别"字段,在"字段属性"区"常规"选项卡"有效性规则"文本框中输入:″男″or″女″,输入时可省略双引号,系统会自动加上;在"有效性文本"文本框中输入如下内容:您必须输入"男"或"女"。

(5) 操作提示:在学生表设计视图中选中"出生日期"字段,在"字段属性"区"常规"选项卡"格式"文本框中输入"yyyy-mm-dd"。

(6) 操作提示:为学生表数据表视图中,将光标定位于第一条记录的"照片"字段,右击并选择快捷菜单中的"插入对象"命令→在"插入对象"对话框中选择"新建"选项,然后在"对象类型"列表框中选择"Bitmap Image",单击"确定"按钮。屏幕显示"画图"程序窗口,选择"主页|粘贴|粘贴来源"菜单命令,打开"粘贴来源"对话框,在"查找范围"中找到存放图片的文件夹,并打开所需的图片。选择"主页|重新调整大小"命令,在属性对话框中可以对插入图像的大小进行设置,点击左上角的按钮 ▦▾ ,在下拉菜单中选择"退出并返回到文档"选项。此时第一条记录的"照片"字段已有内容。

(7) 操作提示:在学生表设计视图中选中"兴趣爱好"字段,单击右键,在快捷菜单中选择"删除行"命令。

(8) 操作提示:在课程表设计视图中学分字段的说明列输入"每18学时为1学分"。

(9) 操作提示:在成绩表设计视图中添加"最终成绩"字段,设置其数据类型为"计算"型,在该字段"字段属性"区"常规"选项卡"表达式"文本框中输入:[平时成绩]+[笔试成绩]*0.8;单击"结果类型"属性框右侧向下箭头按钮选择"单精度型";在"小数位"文本框中输入1。

六、思考题

1. 数据库系统由哪几部分组成?

数据库系统是指在计算机系统中引入数据库后的系统,由计算机硬件系统、操作系统及其他系统软件、数据库、数据库管理系统及其开发工具、应用系统、数据库管理员和用户组成。

2. 实体之间联系有哪3种类型?举例说明。

实体之间联系有一对一联系、一对多联系、多对多联系。如一个科室只有一个科室主任,而一个科室主任只在一个科室任职,则科室与科室主任之间具有一对一联系;一个科室有若干名医生,而每个医生只在一个科室任职,则科室与医生之间具有一对多联系;一种药品可以出现在多个处方中,而一个处方可以有多种药品,则药品与处方之间具有多对多联系。

3. 关系、元组、属性是指的什么?

在 Access 中,一个关系就是一张二维表,具有一个表名。元组是指二维表(关系)中的每一行,对应于表中的记录。属性指二维表中的每一列,对应于表中的字段。

4. 关系规范化的意义是什么?

为了保证数据库系统的合理、有效、安全运行,避免出现以下问题:数据冗余、存储空间浪费;

存储器读写频繁、系统效率降低;对数据增、删、改的异常情况及数据库安全隐患。当选择了合适的数据模型之后,需要对数据模型进行优化设计。多数关系数据库管理系统都提供了比较完善的设计规则如关系规范化范式和约束机制,用户在定义数据库表及其结构时,只有遵循设计规则,才会建立出合理、规范的数据库。

5. 什么是参照完整性? 如果实施了参照完整性则应遵守哪些规则?

关系参照完整性是一个规则系统,能确保相关表的记录之间关系的有效性,并且确保不会在无意中删除或更改相关数据。当实施参照完整性时,须遵守以下规则:当主表中没有相关记录时,则不能将记录添加到相关表中,否则会创建孤立记录;当相关表中存在匹配的记录时,则不能删除主表中的记录。但在操作中,可以通过选中"级联删除相关记录"复选框,删除主表的记录及所有相关记录;当相关表中有相关的记录时,则不能更改主表中主键的值,否则会创建孤立记录。但在操作中,可以通过选中"级联更新相关记录"复选框,更新主表的记录及所有相关记录。

6. 简述数据库的设计步骤。

数据库设计步骤:

(1) 需求分析:按照用户的需求和系统功能要求,确定新建数据库所需要完成的任务。

(2) 确定所需要的表:根据信息管理的需求确定要创建的表。

(3) 确定所需要的字段:一个表包含一个主题的信息,表中的各个字段都是该主题的组成部分。

(4) 定义主关键字:为每个表定义一个主关键字,如无主关键字,可以增加一个自动编号字段。

(5) 定义表间关系:确定了主关键字后,要定义表与表之间的联系,通过外部关键字将相关的数据表联系起来。

(6) 优化设计:对所做的设计进一步分析,检查可能存在的缺陷和需要改进的地方并完善设计。

习题八　答案

一、单选题

1. B　　2. C　　3. A　　4. A　　5. B　　6. D　　7. C　　8. C　　9. A　　10. B

11. D　12. C　13. C　14. A　15. B　16. B　17. D　18. B　19. D　20. A

21. D　22. A　23. A　24. B　25. C　26. D　27. B　28. A　29. C　30. C

31. A　32. C　33. A　34. C　35. D　36. A　37. D

二、多选题

1. ACD　　2. AC　　3. ACD　　4. BCD　　5. ACD　　6. ACD　　7. ABCD

三、判断题

1. ×　　2. ×　　3. ×　　4. √　　5. ×　　6. √　　7. √　　8. √　　9. √　　10. √

11. √　12. ×　13. ×　14. ×　15. ×

四、填空题

1. 参数查询　交叉表查询　操作查询

2. 弹出对话框　[ ]

3. 更新查询　生成表查询

4. 查询

5. Distinct

6. Structured Query Language

7. ORDER BY

8. WHERE

9. 与　或

10. CREATE TABLE

11. 交叉表

12. Not　And　Or

13. 等级考试

14. 感叹号

15. ；

五、操作题

打开"成绩管理 .accdb"数据库：

(1) 在查询设计视图，添加学生表为数据源表，设计查询如答案图 1-8-1 所示并按要求保存。

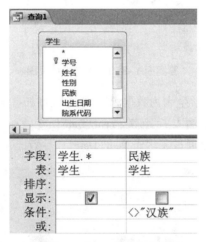

答案图 1-8-1　查询设计视图

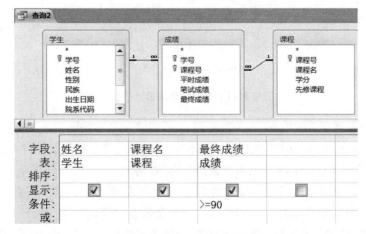

答案图 1-8-2　查询设计视图

（2）在查询设计视图,添加学生表、成绩表和课程表为数据源表,设计查询如答案图1-8-2所示并按要求保存。

（3）打开查询设计视图,将成绩表添加到设计视图上半部分的窗口中。单击工具栏上的"汇总"按钮,在设计网格中插入"总计"行,设计查询如答案图1-8-3所示,将插入点定位于"最终成绩"列,单击右键在快捷菜单中选择"属性",在"属性表"对话框中设置小数位为2。将查询命名保存。

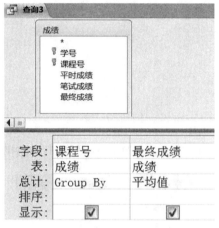

答案图1-8-3　查询设计视图

（4）在查询设计视图,添加学生表为数据源表,设计查询如答案图1-8-4所示,注意年龄为新建字段,在第五列字段单元格中输入了"年龄:Year(Date( ))-Year([出生日期])",表明该列标题为"年龄",该字段的数据来源是通过表达式Year(Date( ))-Year([出生日期])计算得到。

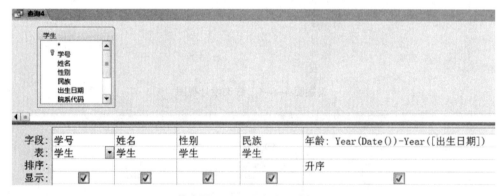

答案图1-8-4　查询设计视图

（5）在查询设计视图,添加学生表为数据源表,设计查询如答案图1-8-5所示,单击查询显示区空白处,单击工具栏中的"属性"按钮,在"属性表"对话框,将上限值设置为3,或直接在查询设计工具栏中上限值的组合框中输入3,将查询命名为"查询5"。

（6）在查询设计视图,添加学生表为数据源表,单击工具栏上的"汇总"按钮,在设计网格中插入"总计"行,设计查询如答案图1-8-6所示,将查询命名为"查询6"。

（7）在查询设计视图,添加学生表为数据源表,单击工具栏上"交叉表查询"按钮,设计查询如答案图1-8-7所示,将查询命名为"查询7"。

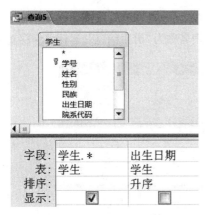

答案图 1-8-5　查询设计视图

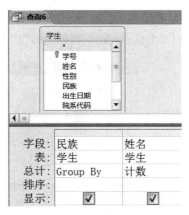

答案图 1-8-6　查询设计视图

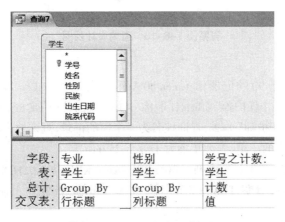

答案图 1-8-7　查询设计视图

(8) 复制"院系"表生成"院系1"表,在查询设计视图,添加"院系1"表为数据源表,单击工具栏上"更新"按钮,在设计网格中插入"更新到"行,设计查询如答案图 1-8-8 所示,将查询命名为"查询8",保存并运行查询观察"院系1"表办公电话字段数据值的变化。

(9) 复制"学生"表生成"学生备份"表,在查询设计视图,添加"学生备份"表为数据源表,设计查询如答案图 1-8-9 所示,单击工具栏上"删除"按钮,运行并保存查询。

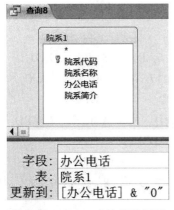

答案图 1-8-8　查询设计视图

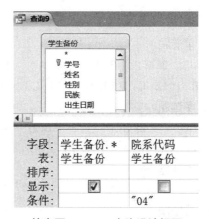

答案图 1-8-9　查询设计视图

(10) 在查询设计视图,添加学生表和院系表为数据源表,设计查询如答案图 1-8-10 所示,单击工具栏上"生成表"按钮,在弹出的"生成表"对话框中输入表名称为"男生信息",运行并保存查询。

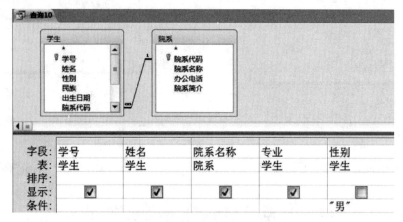

答案图 1-8-10　查询设计视图

六、思考题

1. 查询成绩大于等于 90 的记录、Between 60 And 90 或 >=60 and <=90

2. "主任护师"Or"副主任护师"(Right([职称],4)="主任护师"或 InStr([职称],"主任护师")=1 Or InStr([职称],"主任护师")=2)、查询姓名为 4 个字的记录、查询姓"上官"的记录

3. 查询 1999 年出生的记录、查询年龄大于等于 25 的记录

4. CREATE TABLE 学生(学号 TEXT(8) PRIMARY KEY, 姓名 TEXT(8) NOT NULL , 性别 TEXT(1), 出生日期 date, 籍贯 TEXT(30), 平均成绩 float, 是否党员 Logical, 简历 MEMO, 照片 GENERAL)

5. (1) SELECT * FROM 学生 WHERE 姓名 Like "张 *"

(2) SELECT 学号,姓名,性别 FROM 学生 WHERE 性别 ="女"and Left([姓名],1)="王"

(3) SELECT COUNT(*)AS 山西学生人数 FROM 学生 GROUP BY 籍贯 HAVING 籍贯 ="山西"

6. (1) 查找病人年龄小于 40 岁的信息,显示"病人病例号","病人姓名"和"医生姓名"

(2) 向病人表中添加一条完整的记录

习题九　答案

一、单选题

1. D   2. C   3. B   4. A   5. A   6. A   7. B   8. B   9. D   10. B
11. B   12. C   13. D   14. C   15. B   16. A   17. C   18. A   19. C   20. C

二、多选题

1. ABC   2. BCD   3. ABCD   4. BC   5. ABD   6. ABC   7. ABD
8. ABC   9. ABC   10. ACD   11. ABC   12. BCD

三、判断题

1. ×   2. √   3. ×   4. √   5. ×   6. √   7. ×   8. √   9. ×   10. √

四、填空题

1. 设计

2. 分割窗体

3. 节　主体节

4. 主体节　页面页眉　页面页脚

5. 名称

6. 绑定型控件　计算型控件　未绑定型控件

7. 标签

8. 窗体视图　布局视图

9. =

10. 记录源

11. 控件来源

五、操作题

操作提示：通过"创建→窗体→窗体设计"操作，打开窗体设计视图。右击窗体空白处，在快捷菜单选择"窗体页眉/页脚"，在页眉节添加一个标签，标签标题为"学生信息"→在页眉节添加一个文本框，去掉其附加标签，设置文本框控件来源为表达式"=Date（ ）"→通过"设计→工具→添加现有字段"操作，在弹出的"字段列表"框中依次选择学生表中"学号""姓名""性别""民族""照片"字段并拖到"主体"节的适当位置，选择院系表中"院系名称"字段拖到"主体"节相应位置。Access 会根据字段的数据类型和默认的属性设置，为字段创建相应的控件并设置特定的属性→单击"控件工具箱"中"命令按钮"，在窗体主体节区相应位置拖拽鼠标左键创建"命令按钮"控件，在命令按钮向导第一个对话框的"类别"框中选择"窗体操作"，"操作"框中选择"关闭窗体"→单击"下一步"，在打开的第 2 个对话框中单击"文本"单选按钮，并在其后的文本框内输入"关闭窗体"→单击"下一步"，在打开的对话框中为创建的命令按钮命名，单击"完成"→对窗体中各控件的字体、位置、颜色背景进行合理设置，窗体设计视图如答案图 1-9-1 所示，设置窗体的"弹出方式"属性为"是"，切换到窗体视图预览窗体并保存。

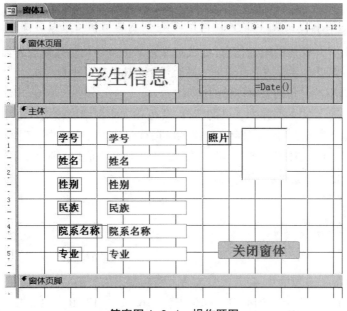

答案图 1-9-1　操作题图

六、思考题

1. 窗体有哪些功能?

利用窗体可以将 Access 数据库的各种对象组织起来,构成一个完整的数据库应用系统,窗体具有以下功能:

(1) 提供数据显示与编辑界面:窗体可以显示来自多个表或查询中的数据,用户可以利用窗体对数据库中的数据进行添加、删除和修改。

(2) 设置与用户交流的友好界面:利用窗体对象可以设计美观友好的用户操作界面,实现用户和数据库应用系统的交互。

(3) 创建系统和信息的提示窗口:利用窗体显示并提供系统进入、提示、权限、警告和错误等信息。

(4) 实现系统程序间的切换:通过窗体控件操作,可以打开其他窗体和各子系统关联程序,利用宏和 VBA 代码进行应用流程的控制。

2. 按窗体外观分,窗体有哪几种类型?

按窗体外观分类,窗体可分为纵栏式、表格式、数据表式、数据透视表式、数据透视图式、主 / 子式。

3. 窗体由哪几部分组成? 每一部分的作用是什么?

窗体由五个部分组成,每个部分称为一个"节",所有窗体都有主体节,窗体还包含窗体页眉、页面页眉、页面页脚和窗体页脚节。

(1) 窗体页眉:显示窗体的主题信息,如窗体的标题。窗体页眉出现在"窗体视图"中屏幕的顶部,始终显示相同的内容,不随记录的变化而变化。打印时则只在首页顶部出现一次。

(2) 页面页眉:打印时出现在每页的顶部。它只出现在设计窗口及打印后,不显示在窗体视图中。

(3) 主体:主体节是窗体的主要部分,在此可对窗体输出的内容进行设计,通常包含大多数控件,用来显示记录数据。

(4) 页面页脚:设置窗体打印时的页脚信息,在窗体每个打印页的底部显示。通常页面页脚用来显示日期、页码等信息。

(5) 窗体页脚:显示窗体的附加信息,如数据库记录浏览的功能按钮或者窗体的说明信息、汇总信息等。打印时则只在最后一个打印页的最后一个主体节之后出现一次。

4. 试说明组合框控件与列表框控件的区别。

组合框控件结合了文本框和列表框的特性,既可在文本框中直接输入文字,也可在列表框中选择某一值作为输入数据;其值会保存在定义的字段变量或内存变量中。列表框控件以列表形式显示已输入的数据。在"窗体"视图中,可以从列表中选择某一值作为输入数据,但不可以输入,使用列表提供的某一值也可更改现有的数据。

习题十　答案

一、单选题

1. B	2. B	3. D	4. A	5. A	6. C	7. D	8. A	9. B	10. D
11. C	12. B	13. C	14. B	15. C	16. A	17. B	18. D	19. B	20. A
21. D	22. C								

二、多选题

1. ACD   2. ABCD   3. ACD   4. ABCD   5. ABD   6. ACD

三、判断题

1. ×   2. √   3. √   4. ×   5. √   6. ×   7. √   8. √   9. ×   10. ×

四、填空题

1. 报表

2. 设计视图

3. MAX　COUNT

4. 标签报表

5. 布局视图

6. 7　组页眉　组页脚

7. 页面页眉

8. 组页眉／组页脚

9. 图表

10. 页面页脚

五、操作题

1. 操作提示：创建"xt4-5 学生信息"查询，查询中包括"学号""姓名""性别""民族""院系名称""照片"字段→在"导航"窗格选中"xt4-5 学生信息"查询→单击"创建 | 标签"，打开"标签向导"对话框，完成"标签尺寸""度量单位""标签类型"及"厂商"的选择，本题中可保持默认取值不变→单击"下一步"，打开"标签向导"的"文本外观"设置，保持默认取值不变→单击"下一步"，在出现的对话框中完成"原型"设置，标题文字由用户输入，字段数据可双击左侧"可用字段"列表框中的字段名称，如答案图 1-10-1 所示→单击"下一步"按钮，在打开的为标签报表设置排序依据的对话框中，依次选择"学号"字段作为排序依据→单击"下一步"按钮，打开"报表命名"对话框，为报表指定名称"学生信息标签"，同时选择"修改标签设计"选项，单击"完成"→在报表设计视图中添加"绑定对象框"控件，删除其附加标签控件，设置其"控件来源"属性为"照片"字段，如答案图 1-10-2 所示→适当调整报表中控件位置与格式，切换到报表的"打印预览"视图观察效果并保存报表。

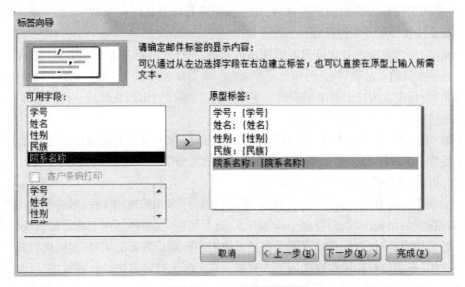

答案图 1-10-1　操作题图

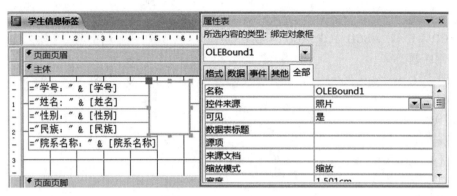

答案图 1-10-2　操作题图

六、思考题

1. 什么是窗体？什么是报表？二者的区别是什么？

窗体是 Access 数据库的对象之一，本质上是一个 Windows 窗口，窗体本身并不存储数据，但应用窗体可以使数据库中数据的输入、修改和查看变得直观。在一个数据库应用系统开发完成后，对数据库的所有操作都可以通过窗体来集成。报表也是 Access 数据库的对象之一，其功能是显示经过格式化的数据，并将它们打印出来。与窗体类似，报表的数据来源可以是数据表或查询，在窗体中使用的控件以及对控件的各种操作基本上都可以在报表设计中使用和实现；与窗体不同的是，在报表中不能输入和修改数据，只能查看或打印输出数据，而且报表可以对记录数据进行分组，并对各分组数据进行汇总计算，组页眉、组页脚是窗体没有的。

2. 报表由哪几部分组成？各部分的功能是什么？

报表包含 7 类节：报表页眉、页面页眉、主体、页面页脚、报表页脚、组页眉和组页脚。

报表页眉：报表页眉位于整个报表的开始处，在输出时出现在报表第一页的最顶部和页面页眉之前。它一般用来显示报表的标题、图形或一些说明性文字。

页面页眉：页面页眉在打印输出时出现在报表每一页的顶端，在每一页里都会打印一次。它可以用来显示页标题或者每一列数据的字段名。

主体：是报表中输出数据的主要区域，用于显示或打印具体的记录数据，处于报表的中间部分。主体却是报表必不可少的部分。

页面页脚：页面页脚在打印输出时出现在报表每一页的底端，在每一页里都会打印一次。它可以用来显示本页的汇总说明、页码和日期等信息。一个报表的每一页都有一个页面页脚。

报表页脚：报表页脚位于整个报表的结尾处，在打印输出时出现在最后一页的底部，可用来显示整个报表信息的汇总说明或者统计结果。

组页眉 / 组页脚：用于输出分组的有关信息。组页眉一般用来设计分组的标题或提示信息，置记录组起始位。组页脚出现在组记录尾，一般常用来放置分组的小计、平均值等。

3. 报表的视图有哪几种？各有什么作用？

报表的视图主要有设计视图、报表视图、布局视图、打印预览视图 4 种：报表的设计视图用于设计和修改报表的结构，可以向报表中添加对象、设置属性；报表视图用于查看报表设计的结果，显示报表的具体内容；报表的布局视图是在显示报表实际运行数据的同时，提供用户调整报表设计的一种视图；报表的打印预览视图用于查看报表在纸张上打印输出的外观效果，可以对报表进行不同缩放比例的预览以及设置页面的相关参数。

4. 报表的类型有哪些?

报表的类型主要有 3 种:表格式报表、标签报表和图表报表。表格式报表是以行、列的形式显示记录数据的报表,通常每行显示一条记录,每页显示多条记录;标签报表一种特殊类型的报表,用于制作标签、胸卡、名片等,每条记录以卡片的形式显示,每页可以显示多条记录;图表报表能把数据用图表表示出来,直观地显示数据分析和统计的信息。

习题十一　答案

一、单选题

1. B　　2. D　　3. D　　4. C　　5. B　　6. D　　7. B　　8. B　　9. C　　10. B

11. C　　12. B　　13. B　　14. D　　15. C　　16. D　　17. B　　18. B　　19. A　　20. A

二、多选题

1. BCD　　2. ABCD　　3. ACD　　4. ABC　　5. ABD　　6. ABC　　7. CD

8. ABC　　9. ABCD

三、判断题

1. √　　2. ×　　3. ×　　4. √　　5. ×　　6. ×　　7. √　　8. ×

四、填空题

1. RunMacro　　OpenReport

2. 属性　　方法　　事件(不限顺序)

3. Beep

4. AutoExec

5. 操作

6. 独立宏　　嵌入宏　　数据宏(不限顺序)

7. 排列次序

8. 类模块　　标准模块(不限顺序)

9. Docmd

10. VBA(Visual Basic for Application)

11. VBE(Visual Basic Editor)

12. Option Compare Database

五、操作题

1. 操作提示:在"成绩管理 .accdb"数据库中,打开"学生"表的设计视图。单击"表格工具 | 设计"选项卡中"字段、记录和表格事件"分组中的"创建数据宏"按钮,在弹出的下拉列表中选择"更改前"选项,打开"学生"表的"宏设计视图"→在宏生成器窗格中进行相应的输入,如答案图 1-11-1 所示,保存并关闭该数据宏,返回"学生"表的设计视图。

2. 操作提示:在"成绩管理 .accdb"数据库中,打开"宏设计视图"→在"宏生成器"窗格"添加新操作"列表中选择添加"OpenReport"操作项,设置报表名称时在其列表中选择"学生基本信息报表",如答案图 1-11-2 所示。保存宏,命名为"Autoexec",关闭数据库并再次打开,观察运行结果。

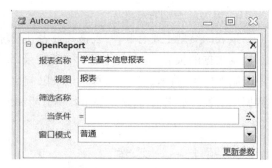

答案图 1-11-1 操作题 1 图   答案图 1-11-2 操作题 2 图

六、思考题

1. 什么是宏? 简述宏的基本功能。

宏是一个或多个操作的集合,其中每个操作实现特定的功能。可以把各种动作依次定义在宏里,在应用时只需直接调用和运行宏,系统就能自动依照所定义的顺序执行宏中的所有操作;宏是一种方便用户操作的工具,也是一种自然、简化的编程语言,可以快速实现简单的程序设计;利用宏可以对数据库各对象实施各种操作管理,把 Access 的其他对象有机地整合在一起;使用宏可以制作自定义菜单、工具栏和各种功能命令按钮,从而实现窗体界面的事件驱动。

2. 宏主要有哪几种类型?

Access 中的宏可以分为如下 3 种类型:独立宏、嵌入宏和数据宏。独立宏是指独立于窗体、报表之外的宏,作为独立对象显示在"导航"窗格中。嵌入宏存储在窗体、报表或控件的事件属性中,不作为独立对象显示。数据宏是在表设计视图下创建的,包括插入后、更新后、删除后、删除前、更改前五种,使用数据宏可将逻辑附加到用户的数据中以增加代码的可维护性。

3. 如何实现触发事件运行宏?

可在 Access 报表、窗体或控件上添加宏以响应某个事件,方法如下:

(1) 在设计视图中打开窗体或报表。

(2) 创建宏。

(3) 将窗体、报表或控件的适当事件属性设为宏的名称,例如,如果要使用宏在单击按钮时显示某种信息,可以将命令按钮的单击事件属性设为用于显示信息的宏的名称。

4. 宏有哪几种运行方式?

宏可以有以下几种运行方式:直接运行宏;从其他宏中运行宏;在窗体、报表或控件的事件中运行宏。

5. 列举 5 个常用的宏命令并说明其功能。

MessageBox 用于显示消息框;OpenReport 用于打开报表;OpenTable 用于打开表;Quit 用于退出 Access;RunMacro 用于运行一个宏;OpenQuery 用于打开查询;OpenForm 用于打开窗体。

6. 什么是模块? Access 模块分为哪两种类型?

模块是 Access 系统中的一个重要对象,同时又是应用程序的基本组成单位,它以 VBA 为基础编写,是一些代码的集合,由变量的声明和过程构成。过程是一个可单独执行的代码语句,而一个模块可包括多个过程。Access 中,模块分为类模块和标准模块两种类型。

7. 什么是事件和事件过程?

事件是窗体或报表及其上的控件对象可以感知的外部动作,例如,窗体可以感知自己被打开、被关闭的系统动作,按钮可感知自己被鼠标单击或双击的用户动作。为某个事件编写 VBA 代码过程,完成指定动作,这样的代码过程称为事件过程或事件响应代码。对象的事件一旦被触发,就立即执行对应的"事件过程"完成相应的任务。

习题十二　答案

一、单选题

1. C　　2. D　　3. C　　4. C　　5. A　　6. A　　7. D　　8. C　　9. A　　10. C

11. D　　12. D　　13. A　　14. A　　15. D　　16. B　　17. B　　18. B　　19. A　　20. A

二、填空题

1. 顺序

2. 空间

3. 逻辑结构　存储结构

4. 顺序

5. 20

6. 45

7. 14

8. 16

9. 24

10. ACBDFEHGP

11. 结构化

12. 程序

13. 开发

14. 单元

15. 白盒

16. 判断结构

17. 单元

18. 顺序结构

19. 需求分析

20. 过程

习题十三　答案

一、单选题

1. C　　2. D　　3. D　　4. C　　5. A　　6. A　　7. D　　8. A　　9. B　　10. D

二、多选题

1. AC　　2. ACD　　3. ABD　　4. D　　5. ABCD　　6. AC　　7. ABCD

8. ABD

三、填空题

1. 结构化的 Basic 语言　事件

2. 属性 方法 事件

3. 控件对象 屏幕（Screen）

4. Left

5. Top

6. 属性 ＜对象名＞.＜属性名＞=＜表达式＞

7. 网格

8. Form1

9. Load 或 Initialize 或 Resize 或 Activate（自动执行的先后顺序也按此排列）

10. Activate   Deactivate

四、判断题

1. ×   2. √   3. √   4. ×   5. √   6. ×   7. √   8. ×   9. √   10. √

11. ×   12. √   13. √   14. √   15. √

五、操作题

1.

```
Private Sub Form_Load()
   Command2.Enabled = False
End Sub
Private Sub Command1_Click()
   Label1.Caption = Text1.Text + "：欢迎使用" + Label1.Caption
   Label2.Visible = False
   Text1.Visible = False
   Command1.Enabled = False
   Command2.Enabled = True
End Sub
Private Sub Command2_Click()
   End
End Sub
```

2.

```
Private Sub Command1_Click()
   Form1.FontSize = Form1.FontSize + 3
   Form1.Cls
   Form1.Print "欢迎使用VB"
End Sub
Private Sub Command2_Click()
   Form1.FontSize = Form1.FontSize - 3
   Form1.Cls
   Form1.Print "欢迎使用VB"
End Sub
Private Sub Command3_Click()
   Form1.FontBold = True
   Form1.Cls
   Form1.Print "欢迎使用VB"
End Sub
Private Sub Command4_Click()
   Form1.FontBold = False
   Form1.Cls
   Form1.Print "欢迎使用VB"
End Sub
Private Sub Form_DblClick()
   End
End Sub
```

3.

```
Private Sub Form_Load()
    Text1.Text = "Visual Basic程序设计"
End Sub
Private Sub Form_Resize()
    Text1.Top = 0
    Text1.Left = 0
    '按照题意采用Scale属性更好。他们表示的是去除窗
    '体边框、标题栏后窗体实际绘图区域的宽度和高度。
    Text1.Width = Form1.ScaleWidth / 2
    Text1.Height = Form1.ScaleHeight / 2
    Command1.Left = Form1.ScaleWidth - Command1.Width
    Command1.Top = Form1.ScaleHeight - Command1.Height
End Sub
```

六、思考题

1. 简述 VB 的特点。

VB 是 Microsoft 公司推出的基于 Windows 环境的语言,其主要特点如下:①方便、直观的可视化的程序设计工具;②面向对象的程序设计方法;③事件驱动的编程机制;④结构化程序设计语言;⑤强大的数据库访问能力;⑥提供强大的网络功能,并具备完备的联机帮助功能;⑦强大的数据库管理和存取操作的能力。

2. 什么是对象? 什么是类? 简述它们之间的关系。

对象(Object)是包含现实世界物体特征的抽象实体,反映了系统为之保存信息和与之交互的能力。每个对象有各自的内部属性和操作方法,整个程序是由一系列相互作用的对象构成的,对象之间的交互通过发送消息来实现。

类(class)是指具有相同的属性和操作方法,并遵守相同规则的对象的集合。从外部看,类的行为可以用新定义的操作(方法)加以规定。

类是对象集合的抽象,规定了这些对象的公共属性和方法;而对象是类的一个实例。

3. VB 环境由哪些部分组成?

VB 环境通常由:标题栏、菜单栏、工具栏、属性窗口、代码窗口、工程资源管理器窗口、立即窗口、窗体布局窗口、工具箱所组成。

4. VB 有几种工作模式?

VB 有三种工作模式:

(1) 设计模式:可进行应用程序界面的设计和代码的编制,此模式用于开发应用程序。

(2) 运行模式:运行应用程序,此时不可编辑代码和界面,此模式用于显示运行结果。

(3) 中断模式:应用程序运行暂时中断,此时可编辑代码,但不可编辑界面,此模式用于调试程序。按 F5 键或单击"继续"按钮继续运行程序,单击"结束"按钮停止运行程序。在此模式下会弹出"立即"窗口,在窗口内可输入简短的命令,并立即执行。

5. 设置属性有哪些方法?

设置对象的属性可在两个位置进行:

(1) 在设计阶段利用属性列表框进行设置。

(2) 在程序中通过程序代码进行设置。在程序中设置属性的语法格式为:对象名.属性名=属性值。

通常,对于反映对象外观特征的一些不变属性应在设计阶段完成;而一些内在的可变的属性应在编程中实现。

在设计阶段对属性进行设置一般有两步：

(1) 首先鼠标单击对象，以选定设置的对象。

(2) 在属性窗口选中需设置的属性，在右侧属性值栏中输入或选择相应的属性值。

6. 简述 Visual Basic 应用程序的建立步骤。

创建 VB 应用程序分为以下几个过程：

(1) 建立用户界面以及界面中的对象。

(2) 设置各个对象的属性。

(3) 为对象事件编写程序。

(4) 保存工程。

(5) 运行程序。

7. Visual Basic 应用程序中有哪些文件？

一个 Visual Basic 应用程序或一个 Visual Basic 工程可以包括 7 种类型的文件，其中最常用的是窗体文件、标准模块文件、类模块文件。

(1) 窗体文件(.frm)：该文件包含窗体及控件的属性设置；窗体级的变量和外部过程的声明；事件过程和用户自定义过程。Visual Basic 中一个应用程序包含一个或多个窗体，每一个窗体都有一个窗体文件。一个窗体文件由两部分组成，一部分是作为用户界面的窗体；另一部分是窗体和窗体中的对象执行的代码。

(2) 标准模块文件(.bas)：标准模块文件完全由代码组成，在标准模块的代码中，可以声明全局变量，可以定义函数过程和子程序过程。标准模块中的全局变量可以被工程中的其他模块调用；而公共的过程可以被窗体模块的任何事件调用。该文件可选。

(3) 类模块文件(.cls)：类模块文件中既包含代码又包含数据，每个类模块定义了一个类，可以在窗体模块中定义类的对象，调用类模块中的过程。它用于创建含有属性和方法的用户自己的对象。该文件可选。

(4) 工程文件(.vbp)：该文件包含与该工程有关的全部文件和对象的清单。

(5) 窗体的二进制数据文件(.frx)：当窗体或控件的数据含有二进制属性(如图片或图标)，将窗体文件保存时，系统自动产生同名的 .frx 文件。

(6) 资源文件(.res)：包含不必重新编辑代码就可以改变的位图、字符串和其他数据。该文件可选。

(7) ActiveX 控件的文件(.ocx)：该文件可以添加到工具箱并在窗体中使用。

8. Visual Basic 的对象有哪三要素？

Visual Basic 对象的三要素为属性、事件和方法。

(1) 对象的属性：在面向对象的程序设计中，属性是对象的一个特性，是用来描述和反映对象特征的一系列数值。同类型的对象有相同的属性不同的属性值；不同类型的对象有不同的属性。

(2) 事件：在 VB 中，事件是发生在对象身上、能被对象识别的动作，事件正是激发某一过程的导火索。

(3) 方法："方法"是指对象本身所包含的一些特殊函数或过程，利用对象内部自带的函数或过程，可以实现对象的一些特殊功能和动作。

9. Visual Basic 应用程序中有哪几种类型的错误？

在 VB 环境下，错误有以下几种：

(1) 编辑错误:编辑错误是指用户在代码窗口书写代码时,VB 会对程序直接进行语法检查,如果有错,系统会自动弹出一个出错信息提示框,出错的那行变为红色。

(2) 编译错误:编译错误是指启动了运行程序,在 VB 开始运行之前的编译阶段发现的错误,此种错误一般为变量未定义等。

(3) 运行错误:运行错误是指通过了编译,在运行程序时发生的错误,此类错误一般是由于执行了非法操作而产生。

(4) 逻辑错误:如果没有出现前三种错误,但程序仍然没有得到正确的结果,则说明程序存在逻辑错误。

习题十四　答案

一、单选题

1. A　　2. D　　3. A　　4. C　　5. B　　6. B　　7. A　　8. D　　9. C　　10. A

二、多选题

1. CD　　2. ACD　　3. AB　　4. BCD　　5. ABCD　　6. CD　　7. BC

8. AB　　9. CD　　10. AC　　11. AB　　12. BD

三、填空题

1. String

2. 4

3. "aaaaa"

4. 145

5. 6

6. 3

7. 33

8. False

9. (x Mod 10)*10+x\10

10. -(10+Int(Rnd*90))

11. a*b Mod c

12. Log(x)+Cos(3.141593/3)

13. Const PI As Single=3.1415926

14. 日期

15. Int(x)+1

四、判断题

1. √　　2. ×　　3. ×　　4. ×　　5. √　　6. ×　　7. √　　8. √　　9. √　　10. ×

五、操作题

1.

```
Private Sub Form_Click()
  Const p As Single = 3.1415926
  Dim x As Double, y As Double, s As Double
  On Error GoTo pp
```

```
    x = Val(InputBox("x="))
    y = Val(InputBox("y="))
    s = Sqr((x ^ 5 + Exp(-3) * Log(y)) _
        * Sin(x * p / 180) * Cos(y * p / 180) / (x ^ 2 + y ^ 2) _
        + (3 + 3 * x * Exp(y)) / Sqr(Abs(x * y)))
    MsgBox "算式计算结果为: " & s
    Exit Sub
pp: MsgBox "不可计算 (负数开平方) ! "
End Sub
```

2.

(1)

```
Private Sub Command1_Click()
    Const p As Single = 3.1415926
    Dim r As Single, L As Single, s As Single
    r = Val(Text1.Text)
    L = 2 * p * r
    s = p * r * r
    Label1.Caption = "周长: " & L
    Label2.Caption = "面积: " & s
End Sub
```

(2)

```
Private Sub Command1_Click()
    Const p As Single = 3.1415926
    Dim r As Single, L As Single, s As Single
    r = Val(InputBox("r="))
    L = 2 * p * r
    s = p * r * r
    Label1.Caption = "周长: " & L
    Label2.Caption = "面积: " & s
End Sub
```

(3)

```
Private Sub Command1_Click()
    Const p As Double = 3.14159265358979
    Dim r As Double, L As Double, s As Double
    r = Val(InputBox("r="))
    L = 2 * p * r
    s = p * r * r
    Label1.Caption = "周长: " & L
    Label2.Caption = "面积: " & s
End Sub
```

3.

```
Private Sub Command1_MouseMove(Button As Integer, Shift As Integer, X As Single, Y As Single)
    Command1.Left = (Form1.ScaleWidth - Command1.Width) * Rnd
    Command1.Top = (Form1.ScaleHeight - Command1.Height) * Rnd
End Sub
Private Sub Form_Load()
    Command1.Caption = "无法点击到的 "按钮" "
End Sub
```

4.

```
Private Sub Command1_Click()
    Command1.Left = (Form1.ScaleWidth - Command1.Width) * Rnd
    Command1.Top = (Form1.ScaleHeight - Command1.Height) * Rnd
End Sub
```

六、思考题

1. Integer 型数据和 Long 型数据的区别是什么?

(1) 占据内存空间不同,分别为 2 个字节和 4 个字节。

(2) 取值范围不同,Integer 为 $[-2^{15},2^{15}-1]$,Long 为 $[-2^{31},2^{31}-1]$。

2. 什么是有效数字? Single 和 Double 的有效数字位数是多少? 精度如何?

(1) single 的有效数字位数应该为 7 位,而不是 6 位。有效数字位数是从左向右,第一个非 0 数字到结尾的位数,即 single 数据不能超过 7 位,不论小数点在什么位置。同理,double 的有效数位数为 15 位,不论小数点在何处。

(2) single 最高精确到小数点后第 6 位,double 最高精确到小数点后第 14 位。

(3) 但是 single 和 double 可以用科学计数法在确保精度的同时扩大表示范围,如 1.234567E+30。

3. 为什么引入变量类型的概念? 有何目的?

(1) 节约内存空间,若不声明变量类型则为变体型,至少占据 16 个字节,本着"适用就好"的原则,可用 Integer 不用 Long,可用 Single 不用 Double。

(2) 限定变量的存储范围,如 Integer 型变量仅能存放整数,变量的类型与数据类型一致。

(3) 便于发现代码中的语法错误,不同类型数据可进行的运算是有约束的,例如禁止字符串数据进制进行乘除运算,通过变量类型可对运算、操作加以限制。

4. 如何不借助第三个变量实现两个变量值的交换?

若 A 与 B 交换值,则:A=A+B,B=A−B,A=A−B;或 A=A*B,B=A/B,A=A/B。

5. 利用 print 语句打印数字 123 和打印字符串"123"有何区别?

打印正数 123 时,数字前后将各多出一个空格,而字符串"123"不会多出空格。

6. Option Explicit 语句的主要作用是什么?

(1) 督促规范化编程,变量均须声明后才能使用,符合现代编程思想。

(2) 有利于查找代码中的词法错误,如变量名错误可及时发现。

7. 应用 print 语句可否实现自底向上打印?

默认 Print 语句无法自底向上打印,但可用过设置系统坐标(Current X,Current Y)精确控制打印位置实现"指哪打哪"。

习题十五 答案

一、单选题

1. A   2. A   3. D   4. B   5. C   6. D   7. B   8. B

二、多选题

1. ACD   2. ABD   3. ABD   4. BCD   5. CD   6. BCD   7. ACD

8. AD

三、填空题

1. If a>b Then t=a：a=b：b=t

2. is

3. For i=0 to 9： A(i)=InputBox("A("& i &")=")： Next i

4. ReDim c(n)as single

5. 8

6. 55　11

7. 20

8. 2　4　7　11　16

9. 1　4　9　16　25

```
              W
            WWW
          WWWWW
10.      WWWWWWW
       WWWWWWWWW
     WWWWWWWWWWW
```

```
    8  2  3  4  5
    7  6  4  5  6
11. 6  5  4  6  7
    5  4  3  2  8
    4  3  2  1  0
```

12. (1) s=1　(2) n　(3) p=-p/i

13. (1) while r<>0　(2) r=m Mod n　(3) n

14. (1) Redim a(n)as single　(2) v=v+a(i)　(3) v=v/n　(4) a(i)>v

15. (1) m　(2) n　(3) exit for　(4) j<=n

16. (1) k=i　(2) k=j　(3) a(k)=t　(4) a(i)Mod 2=1

四、判断题

1. √　2. ×　3. √　4. ×　5. √　6. ×　7. ×　8. √　9. ×　10. √

五、操作题

1.

```
Private Sub Form_Click()
  Dim a As Single, b As Single, c As Single
  Dim x As Single, y As Single, z As Single
  a = Val(InputBox("a="))
  b = Val(InputBox("b="))
  c = Val(InputBox("c="))
  If a > b Then x = a Else x = b
  If x < c Then x = c
  If a < b Then z = a Else z = b
  If z > c Then z = c
  y = a + b + c - x - z
  Print x; y; z
End Sub
```

2.

```
Private Sub Command1_Click()
  Dim y As Single, x As Single
  x = Val(InputBox("x="))
```

```
      If x > 5 Then                    Private Sub Command2_Click()
        y = x + 5                        Dim y As Single, x As Single
      ElseIf x >= -1 Then                x = Val(InputBox("x="))
        y = x ^ 3                        Select Case x
      ElseIf x > -5 Then                   Case Is > 5: y = x + 5
        y = x ^ (1 / 3)                    Case Is >= -1: y = x ^ 3
      Else                                 Case Is > -5: y = x ^ (1 / 3)
        y = x - 5                          Case Else: y = x - 5
      End If                            End Select
      Print y                          Print y
    End Sub                          End Sub
```

3.

```
Private Sub Form_Click()
  Dim i As Byte, j As Byte, s As String
  For i = 1 To 9
    For j = 1 To i
                        '×可通过输入法的软键盘打出
      s = Trim(Str(i)) & "×" & Trim(Str(j)) & "=" & Trim(Str(i * j))
      Print s; Spc(8 - Len(s));  '精确控制打印
    Next j
    Print
  Next i
End Sub
```

4.

```
Private Sub Command1_Click()
  Dim x As Double, s As Double, t As Double
  Dim i As Integer, n As Integer
  x = Val(InputBox("x="))
  n = Val(InputBox("n="))
  t = 1: s = 1 + x
  For i = 2 To n + 1
    t = t * x / i
    s = s + t
  Next i
  Print s
End Sub
```

5.

```
Private Sub Command1_Click()
  Dim e As Single, ai As Single
  Dim i As Integer, v As Long
  e = 1: ai = 1: i = 1: v = 1
  Do While ai >= 0.0001
    v = v * i
    ai = 1 / v
    If ai > 0.0001 Then e = e + ai
    i = i + 1
  Loop
  Print e
End Sub
```

6.

```
  Private Sub Command1_Click()
    Dim x(10) As Single, y(10) As Single, s As Single
    Dim i As Integer, j As Integer
    For i = 1 To 10
```

```
      x(i) = Val(InputBox("x(" & i & ")="))
      y(i) = Val(InputBox("y(" & i & ")="))
    Next i
    For i = 1 To 9
      For j = i + 1 To 10
        s = s + Sqr((x(i) - x(j)) ^ 2 + (y(i) - y(j)) ^ 2)
      Next j
    Next i
    Print s
  End Sub
```

7.

```
Private Sub Form_Click()
  Dim m As Integer, n As Integer, i As Integer, j As Integer
  m = Val(InputBox("请输入a数组元素个数: "))
  n = Val(InputBox("请输入b数组元素个数: "))
  ReDim a(m) As Integer, b(n) As Integer
  For i = 1 To m
    a(i) = Val(InputBox("a(" & i & ")="))
  Next i
  For i = 1 To n
    b(i) = Val(InputBox("b(" & i & ")="))
  Next i
  For i = 1 To m '打印出去掉交集后的a
    For j = 1 To n
      If a(i) = b(j) Then Exit For
    Next j
    If j > n Then Print a(i)
  Next i
  For i = 1 To n '打印出去掉交集后的b
    For j = 1 To m
      If b(i) = a(j) Then Exit For
    Next j
    If j > m Then Print b(i)
  Next i
End Sub
```

8.

```
(1) Private Sub Command1_Click() '直角三角
      Dim i As Byte, j As Byte, n As Byte
      Form1.Cls
      Do
        n = Val(InputBox("n="))
      Loop Until n > 0 And n < 11
      ReDim a(n + 1, n + 1)
      For i = 1 To n + 1
        a(i, 1) = 1: a(i, i) = 1
      Next i
      For i = 3 To n + 1
        For j = 2 To n
          a(i, j) = a(i - 1, j - 1) + a(i - 1, j)
        Next j
      Next i
      For i = 1 To n + 1
        For j = 1 To i
          Print Tab((j - 1) * 4); Trim(Str(a(i, j)));
        Next j
        Print
      Next i
    End Sub
```

（2）Private Sub Command2_Click() '等腰三角
```
    Dim i As Integer, j As Integer, n As Integer
    Form1.Cls
    Do
        n = Val(InputBox("n="))
    Loop Until n > 0 And n < 11
    ReDim a(n + 1, n + 1)
    For i = 1 To n + 1
        a(i, 1) = 1: a(i, i) = 1
    Next i
    For i = 3 To n + 1
        For j = 2 To n
            a(i, j) = a(i - 1, j - 1) + a(i - 1, j)
        Next j
    Next i
    For i = 1 To n + 1
        Print Space(2 * (n + 1 - i) + 1);
        For j = 1 To i
            Print Space(4 - Len(Trim(Str(a(i, j)))));
            Print Trim(a(i, j));
        Next j
        Print
    Next i
End Sub
```

六、思考题

1. 简述建立控件数组的各种方法。

控件数组须为同一类型的、作用相关的控件构成。因此建立数组时应以第一个对象为模版(包括数组名、尺寸等重要属性)采用复制再粘贴的模式创建同组的其他对象。同一组对象具有相同的名称只不过 Index 属性不同,而且共享同一个事件响应过程,根据 Index 形参区分。

2. 如何应用 Print 语句在窗体上精确控制打印,即同列数据之间严格对齐。

可结合 Space/Spc 或 Tab 函数实现精确对齐打印。如输出项为 s,且希望每 5 列打一次输出项,则:"Print s;spc(5-len(s));",即输出内容后填充若干空格以确保每 5 列打一次,而空格数量取决于输出项的实际长度。

3. 循环结构能够解决无规律的问题吗?

不能,循环结构表达的就是有规律的任务,只不过规律中的变量在不断变化中。

4. Select Case 结构中如何表达逻辑关系"并且"。

该结构难以表达"并且"关系,有时采用关键字 To 表达数值区间,有时通过条件取反将条件变为"或者"关系再进行处理,有些情况下无法直接表达,需要对测试表达式做更改。

5. 为什么数组的默认下标设计为 0,而不是 1? 有什么目的?

数组是内存中申请的一块连续的区域,如果这个区域的首地址为 x,则第一个元素也指向这个地址 x,第一个元素相对数组的首地址的偏移(相对位置)为 0。这是数组的下标从 0 开始的原因,汇编语言、c 语言这些相对接近机器的算法语言就是这样规定的。

6. 数组和循环之间有什么关联?

数组需要借助循环才能统一、批量处理。

习题十六　答案

一、单选题

1. C　　2. B　　3. C　　4. A　　5. A　　6. D　　7. A　　8. B　　9. D　　10. B

二、多选题

1. ABC　　2. ABC　　3. ABC　　4. BCD　　5. ABD

三、填空题

1. 按地址传送

2. a（ ）As Long

3. 4

4. 按值传递

5. 按地址传递

6. Public x As Single

7. Static x As Integer

8. Form2.y

9. private Function f1（a（ ）as single，n as integer）as single

10. private sub f2（a（ ）as single，n as integer）

11. private sub f2（a（ ）as single，m as integer，n as integer，max as single，min as single）

12. c=Form1.f3（a，b）

13.

s=2

s=5

s=9

14.

1

1

1

1

1

2

3

4

15. 提示：本题将输入的十进制数转化为二进制数

当参数传递方式为 ByRef 时：

0　　111

0　　1001

0　　1111

0　　10101

当参数传递方式为 ByVal 时：

7　111

9　1001

15　1111

21　10101

16. 提示：本题首先将一个十进制数的每一位存入数组 b，然后以"从小到大"为正序、"从大到小"为逆序的原则，统计数组 b 中逆序的次数。例如8848含有4个数字，对于8来说逆序次数为1；对于第二个8逆序次数为1（从第二位开始判断）；对于4逆序次数为0（从第三位开始判断，不含1和4），因此总逆序次数为2。

0

3

2

7

17.

1

1　1

1　2　1

1　3　3　1

1　4　6　4　1

18. (1) ByeVal　(2) n Mod k=0　(3) n=n \ k　(4) Call pp(i)

提示：该题为难题。打出的 k 不可能是合数。若 k 为合数，k 必为小于 k 的质数因子之积；在判断合数 k 时，n 中已无 k 的质因子成分，故此时 n mod k 必不等于0，则 k=k+1。

19. (1) as string　(2) n<>0　(3) f16=chr(Asc("A")+k)+f16　(4) n=n\16

提示：该题将十进制数转化为十六进制数，方法与第15题类似。

20. (1) a( )As Double　(2) t=t * x　(3) f=s

21. (1) a( )As Double,n As integer　(2) n−1　(3) a(j)<a(k)

四、判断题

1. ×　2. √　3. ×　4. ×　5. √　6. ×　7. ×　8. √　9. √　10. √

五、操作题

1.

```
Private Function f1(a As Single, b As Single, c As Single) As Single
  If a > b Then f1 = a Else f1 = b
  If c > f1 Then f1 = c
End Function
Private Sub Command1_Click()
  Dim x As Single, y As Single, z As Single
  x = Val(InputBox("x="))
  y = Val(InputBox("y="))
  z = Val(InputBox("z="))
  Print f1(x, y, z)
  Print f1(25, x + 6, y)
End Sub
```

2.

```
Private Function f2(x() As Double, n As Integer) As Double
  Dim i As Integer
  For i = 1 To n
    f2 = f2 + x(i)
  Next i
  f2 = f2 / n
End Function
Private Sub Command1_Click()
  Dim a(4) As Double
  a(1) = 1: a(2) = 2: a(3) = 3: a(4) = 4
  Print f2(a, 4)
End Sub
```

3.

```
Private Sub f3(a() As Single, n As Integer)
  Dim i As Integer, t As Single
  For i = 1 To n / 2
    t = a(i): a(i) = a(n - i + 1): a(n - i + 1) = t
  Next i
End Sub
Private Sub Command1_Click()
  Dim x(5) As Single, i As Integer
  x(1) = 5: x(2) = 7: x(3) = 3: x(4) = 2: x(5) = 6
  For i = 1 To 5
    Print x(i);
  Next i
  Print
  Call f3(x, 5)
  For i = 1 To 5
    Print x(i);
  Next i
End Sub
```

4.

```
Private Sub f4(x() As Single, m As Byte, n As Byte, ki As Byte, kj As Byte)
  Dim i As Byte, j As Byte
  ki = 1: kj = 1
  For i = 1 To m
    For j = 1 To n
      If Abs(x(i, j)) > Abs(x(ki, kj)) Then ki = i: kj = j
    Next j
  Next i
End Sub
Private Sub Command1_Click()
  Dim a(3, 3) As Single, aa As Byte, bb As Byte
  a(1, 1) = -2: a(1, 2) = 3: a(1, 3) = 1
  a(2, 1) = 2: a(2, 2) = -7: a(2, 3) = 5
  a(3, 1) = 3: a(3, 2) = -3: a(3, 3) = 0
  Call f4(a, 3, 3, aa, bb)
  Print a(aa, bb); "(" & aa & "," & bb & ")"
End Sub
```

5.

(1) 在自定义模块 5-5.bas 中的代码如下：

```
Public Function g1(a() As Single, n As Integer) As Single
  Dim i As Integer
  For i = 1 To n
```

```
    g1 = g1 + a(i)
  Next i
  g1 = g1 / n
End Function
Public Function g2(a() As Single, n As Integer) As Single
  Dim i As Integer, v As Single
  v = g1(a, n)
  For i = 1 To n
    g2 = g2 + (a(i) - v) ^ 2
  Next i
  g2 = Sqr(g2) / n
End Function
```

（2）在 form1 中点击 Command1_Click 后的事件响应过程如下：

```
Private Sub Command1_Click()
  Dim x(5) As Single
  x(1) = 1: x(2) = 2: x(3) = 3: x(4) = 4: x(5) = 5
  Print g1(x, 5)
  Print g2(x, 5)
End Sub
```

六、思考题

1. 自定义函数或子过程的目的是什么？不采用函数或过程可以解决问题吗？

当内部函数、API 等现成函数、子过程无法满足实际需求时，可将有代表性的、通用的、可共享的代码块封装为自定义函数或子过程，以便于重复使用（复用、共享）还可简化代码。理论上自定义函数或子过程并非必须，因为可以将其分解、还原为非封装状态。

2. 函数和子过程之间有何异同？

没有本质不同，只是形式不同。形式上，函数一般具有唯一的显式返回值，通过函数名带回返回值，因此函数名也是一种变量。而子过程没有显式返回值，不可对变量赋值、不可对子过程名赋值。但不论哪一种形式，都可通过 ByRef 按地址传参方式获得一组返回值。如无须返回值而只是完成某项功能通常采用子过程，但函数也可以实现。此外，调用方式不同，函数的实参列表须用括起，而子过程的实参列表无须括起（除非采用 Call 语句调用）。

3. Static 修饰的变量与模块级变量之间有何异同？

生存期相同，与本模块"齐寿"，但作用域不同，Static 静态局部量有效范围仅在其所在过程内，不会被其他过程识别，而模块量可被同一模块内的所有过程识别、使用。

4. 如何避免同名变量之间的干扰。

采用局部＞模块＞全局的优先原则，不同过程内的同名局部量不会互相干扰，不同模块内的同名模块量不会互相干扰，"够用就好"。

习题十七　答案

一、单选题

1. C　　2. D　　3. B　　4. B　　5. B　　6. C　　7. B　　8. B　　9. B　　10. A

11. D　　12. C　　13. B　　14. B　　15. A　　16. D　　17. B　　18. B　　19. B　　20. A

二、多选题

1. ABC　　2. ABD　　3. CD　　4. ABC　　5. ACD　　6. BD　　7. BC

8. ABC　　9. AC　　10. ABC　　11. CD　　12. ACD　　13. BC　　14. ABD

15. AC　　16. BCD　　17. ABC　　18. BCD　　19. BCD　　20. ABCD　　21. ABCD

22. AB   23. BC

三、填空题

1. 上 下 左 左

2. 缇（或 twip） 无关

3. &   <Alt>+<Y>

4. Enabled

5. MaxLength

6. Text1.SetFocus

7. MultiLine

8. Visible

9. Alignment

10. AutoSize

11. ForeColor

12. 0 或 1

13. True

14. 1

15. AddItem

16. 1

17. List1.Clear

18. 文本框   列表框

19. 下拉式组合框   简单组合框   下拉式列表框

20. Scroll

21. Value

22. Change

23. 定时器不起作用

24. Timer

25. 65535

26. 36

27. 12

28. 您好

    欢迎使用 Visual Basic!

29.

    李子

    苹果

    橘子

    葡萄

    柚子

    香蕉

30.

    y=6

y=14

31.

n=1

n=3

n=5

32. (1) a(i)=Mid(str1,i,1)　或　a(i)=Mid(Text1.Text,i,1)

(2) p=j　(3) a(i)=a(p)　(4) Command2.Enabled=True

33. (1) 1 To 2*i－1　(2) Command2.Enabled=True　(3) Command2.Enabled=False

34. (1) Text2.Enabled=False　(2) p=2　(3) List1.AddItem i

(4) Val(Text1.Text)<2 或 Val(Text1.Text)<=1　(5) Exit Sub

35. (1) List1.ListCount　(2) List1.RemoveItem I　(3) i=i + 1

36. (1) Timer1.Enabled=True　(2) x \ 3600

(3) (x Mod 3600)\60 或 (x－3600 * h)\60　(4) x=x + 1

37. (1) Label1.Left　(2) Label1.Left=－Label1.Width

四、判断题

1. ×　　2. ×　　3. ×　　4. √　　5. ×　　6. √　　7. ×　　8. √　　9. √　　10. √

11. ×　　12. ×　　13. √　　14. √　　15. ×　　16. ×　　17. ×　　18. √　　19. √　　20. ×

21. √　　22. ×　　23. √　　24. ×　　25. √

五、操作题

1.

```
Private Sub Command1_Click()
  If Command1.Caption = "显示" Then
    Print "欢迎使用Visual Basic!"
    Command1.Caption = "清除"
  Else
    Cls
    Command1.Caption = "显示"
  End If
End Sub
Private Sub Command2_Click()
  End
End Sub
```

2.

```
Private Sub Form_Load()
  Text1.Text = ""
End Sub
Private Sub Text1_KeyPress(KeyAscii As Integer)
  If UCase(Chr(KeyAscii)) < "A" Or UCase(Chr(KeyAscii)) > "Z" Then
    KeyAscii = 0
  Else
    Label1.Caption = KeyAscii
  End If
End Sub
```

3.

```
Private Sub Command1_Click()
  Print "欢迎光临!"
End Sub
Private Sub Text1_KeyPress(KeyAscii As Integer)
```

```
        If KeyAscii = 13 Then
          If Text1 = "abcde" Then
            Command1.Enabled = True
          Else
            MsgBox "密码错误"
            Text1.SelStart = 0
            Text1.SelLength = Len(Text1)
            Text1.SetFocus
          End If
        End If
    End Sub
```

4.

```
Dim r As Integer, t As Integer
Private Sub Command1_Click()
    Randomize
    r = Int(Rnd * 100) + 1
    Text1.Locked = False
    Text1.SetFocus
End Sub
Private Sub Text1_KeyPress(KeyAscii As Integer)
    If KeyAscii = 13 Then
        t = t + 1
        Select Case Val(Text1.Text)
          Case Is > r
            MsgBox "太大!"
          Case Is < r
            MsgBox "太小!"
          Case r
            MsgBox "猜对了!" & vbCr & "猜了" & t & "次"
        End Select
        Text1.Text = ""
    End If
End Sub
```

5.

```
Private Sub Form_Load()
    Label2.Caption = "": Label3.Caption = ""
    Text1.Text = ""
End Sub
Private Sub Option1_Click(Index As Integer)
    Select Case Index
      Case 0
        d = 2: b = "二进制数:"
      Case 1
        d = 8: b = "八进制数:"
      Case 2
        d = 16: b = "十六进制数:"
    End Select
    X = Val(Text1)
    s = ""
    Do Until X = 0
      Y = X Mod d
      If Y >= 10 Then
        c = Chr(65 + Y - 10)
      Else
        c = CStr(Y)
      End If
      s = c & s
      X = X \ d
    Loop
    Label2 = b:  Label3 = s
End Sub
Private Sub Text1_MouseDown(Button As Integer, Shift As Integer, X As Single, Y As Single)
    Call Form_Load
End Sub
```

6.

```
Private Sub Form_Load()
  Label1.Left = Form1.ScaleWidth / 2 - Label1.Width / 2
  Label1.AutoSize = True
  HScroll1.Min = 1: HScroll1.Max = 1000
  HScroll1.SmallChange = 10
  HScroll1.LargeChange = 100
  HScroll1.Value = 500: Timer1.Interval = 500
End Sub
```
```
Private Sub HScroll1_Change()
  Timer1.Interval = HScroll1.Value
End Sub
```
```
Private Sub HScroll1_Scroll()
  HScroll1_Change
End Sub
```
```
Private Sub Timer1_Timer()
  If Label1.FontSize >= 72 Then
    Timer1.Enabled = False
  Else
    Label1.FontSize = Label1.FontSize + 2
    Label1.Left = Form1.ScaleWidth / 2 - Label1.Width / 2
  End If
End Sub
```

7.

```
Dim strnum As String, t As Integer
```
```
Private Sub cmdcancel_Click()
  Text1.Text = ""
End Sub
```
```
Private Sub cmddel_Click()
  If Text1.Text <> "" Then
    Text1.Text = Left(Text1.Text, Len(Text1.Text) - 1)
  End If
End Sub
```
```
Private Sub cmddial_Click()
  Dim i As Integer
  For i = 0 To 9
    cmdNum(i).Enabled = True
  Next i
End Sub
```
```
Private Sub cmdexit_Click()
  End
End Sub
```
```
Private Sub cmdNum_Click(Index As Integer)
  Text1.Text = Text1.Text & Index
End Sub
```
```
Private Sub cmdredial_Click()
  strnum = Text1.Text
  Text1.Text = ""
  Timer1.Enabled = True
  t = 0
End Sub
```
```
Private Sub Timer1_Timer()
  Dim lennum As Integer
  lennum = Len(strnum)
  t = t + 1
  If t > lennum Then Timer1.Enabled = False
  Text1.Text = Text1.Text & Mid(strnum, t, 1)
End Sub
```

六、思考题

1. 若 VB 系统默认控件集合无法满足实际应用需求,比如进度条、树形控件等,如何处理?

类似于内部函数不够用可自定义函数或者引用其他库函数(如 API 函数),如系统默认工具箱不够用,亦可通过引入外部控件来扩充界面功能。典型的外部控件有数据库 ADO 控件、通用对话框控件 CommonDialog、滑动条 Slider、进度条 ProgressBar 等。

2. 试比较列表框和组合框。

二者都用于提供选择功能,而且多个选项集中在一个对象中而不像复选框、单选按钮那样每个选项占据一个对象。二者的属性大部分相同,但组合框除了列表框的功能外还具有文本框功能,可输入亦可选择,而且组合框可实现多选项叠加在同一行上的效果(下拉式,类似于菜单),节约了界面空间,但组合框不具有多选、复选功能。

3. 触发 Command 的 Click 事件有哪几种方法?

①鼠标单击;②属性 Default=True 时按下回车键或属性 Cancel=True 时按下 ESC 键;③当按钮获得焦点时按下回车键;④为按钮设置快捷键,通过 Alt+ 快捷键的方式触发;⑤在代码中将按钮的 Value 属性改为 True。

习题十八 答案

一、单选题

1. C   2. C   3. B   4. D   5. B   6. C   7. B   8. A

二、多选题

1. CD   2. ABC   3. ABC   4. ABC

三、填空题

1. 关闭文件

2. 不能

3. Write

4. Close

5. NO.1   3

    NO.2   4

    NO.3   7

    NO.4   11

6.

窗体:36   25   16   9   4   1

文件:1   4   9   16   25   36

7.

3

12

20

8.

3

7

12

13

25

31

48,54

9. (1) Output　(2) EOF(1)　(3) 0　(4) "temp.dat" As "e:\a1.dat"

10. (1) Input　(2) Text1.text　(3) List1.ListIndex　(4) Command4_Click

四、判断题

1. √　2. ×　3. ×　4. √　5. √　6. ×　7. ×　8. √　9. ×　10. √

五、操作题

1.

```
Private Sub Command1_Click()
  Dim i As Integer, j As Integer, a(4, 5) As Single, max As Single
  Open "aaa.txt" For Input As #1
  For i = 1 To 4
    For j = 1 To 4
      Input #1, a(i, j)
    Next j
  Next i
  Close #1
  Open "bbb.txt" For Output As #1
  For i = 1 To 4
    max = a(i, 1)
    For j = 2 To 4
      If Abs(a(i, j)) > Abs(max) Then max = a(i, j)
    Next j
    For j = 1 To 4
      a(i, j) = a(i, j) / max
      If j < 4 Then Write #1, a(i, j), Else Write #1, a(i, j)
    Next j
  Next i
  Close #1
End Sub
```

2.

```
Private Sub Command1_Click()
  Dim xm As String, xh As String, c1 As Byte
  Dim k As Byte, c2 As Byte, c3 As Byte
  Open "score.txt" For Input As #1
  Open "bad.txt" For Output As #2
  Open "pass.txt" For Output As #3
  Do While Not EOF(1)
    Input #1, xm, xh, c1, c2, c3
    k = 0: If c1 <= 60 Then k = k + 1
    If c2 < 60 Then k = k + 1
    If c3 < 60 Then k = k + 1
    If k < 2 Then
      Write #3, xm, xh, c1, c2, c3
    Else
      Write #2, xm, xh, c1, c2, c3
    End If
  Loop
  Close
End Sub
```

3.

```
Private Sub Command1_Click()
  Dim i As Integer
  Open "bbb.txt" For Output As #1
  For i = 0 To List1.ListCount - 1
    If List1.Selected(i) Then Print #1, List1.List(i)
  Next i
  Close #1
End Sub
Private Sub Form_Load()
  Dim name As String
  Open "aaa.txt" For Input As #1
  Do While Not EOF(1)
    Input #1, name
    List1.AddItem name
  Loop
  Close #1
End Sub
```

六、思考题

1. 采用 Append 模式打开文件，当目标文件不存在时是否自动创建目标文件？

不论 Output 模式还是 Append 模式，当目标文件不存在时均会尝试创建目标文件。

2. Drive、Dir 和 File 三个文件控件与 CommonDialog 外部控件之间有何异同？

两方都可以获得目标文件或文件夹的路径，但 CommonDialog 更直接、更便于使用。

习题十九　答案

一、单选题

1. C　　2. B　　3. C　　4. A　　5. A　　6. C　　7. A　　8. C　　9. C　　10. B

11. A　　12. B　　13. B　　14. C　　15. C

二、多选题

1. ABD　　2. ABC　　3. ABCD　　4. ABC　　5. AD　　6. ABCD　　7. ACD

8. AC　　9. ABC

三、填空题

1. Me.Circle (ScaleLeft+ScaleWidth/2, ScaleTop + ScaleHeight/2), 300

2. LoadPicture

3. AutoSize　Stretch　False　False

4. 选中　属性

5. 形状　矩形

6. Picture3.Picture=LodePicture ("D:\Sky.png")

7. 图片框　其他控件

8. 缇　SclaeMode

9. 颜色

10. 颜色　圆弧起点处转角　圆弧终点处转角　椭圆纵轴与横轴长度之比

11. 转动一条红色直线，其轨迹形成一个圆

12. 在窗体上随机的位置、用随机的颜色、半径绘制 100 个空心的圆

13. 在图片框内绘制多个蓝色边框矩形,填充样式在"实心""透明"间交替变换

14. 在图片框内绘制 1 个红色边框的蓝色实心椭圆

15. (1) 1　(2) B　(3) −(50,60)或 −Step(80,0)　(4) P1.drawstyle

16. (1) 0　(2) ScaleWidth/2　(3) ScaleHeight / ScaleWidth

四、判断题

1. √　　2. ×　　3. √　　4. ×　　5. √　　6. ×　　7. ×　　8. √　　9. √　　10. √

五、操作题

1.

```
Private Sub Form_Load()
  Dim i As Byte
  List1.Clear
  For i = 1 To 7
    List1.AddItem i
  Next i
End Sub
Private Sub Form_MouseMove(Button As Integer, _
    Shift As Integer, X As Single, Y As Single)
  Label1.Caption = X
  Label2.Caption = Y
End Sub
Private Sub List1_Click()
  Form1.ScaleMode = List1.Text
End Sub
```

2.

```
Dim x1 As Single, y1 As Single
Private Sub Form_Load()
  Form1.ScaleMode = 3
  Form1.ForeColor = RGB(255, 0, 0)
  Form1.FillColor = RGB(0, 0, 255)
  Form1.FillStyle = 0
End Sub
Private Sub Form_MouseDown(Button As Integer, Shift As Integer, X As Single, Y As Single)
  x1 = X: y1 = Y
End Sub
Private Sub Form_MouseUp(Button As Integer, Shift As Integer, X As Single, Y As Single)
  Line (x1, y1)-(X, Y), , B
End Sub
```

3.

```
Private Sub Form_Click()
  Dim r As Single
  Form1.ScaleMode = 6
  Form1.FillStyle = 0
  If Form1.ScaleHeight <= Form1.ScaleWidth Then
    r = Form1.ScaleHeight / 3
  Else
    r = Form1.ScaleWidth / 3
  End If
  Form1.DrawWidth = 2
  Form1.FillColor = vbBlue
  Form1.Circle (Form1.ScaleLeft + Form1.ScaleWidth / 2, _
    Form1.ScaleTop + Form1.ScaleHeight / 2), r, vbYellow
End Sub
```

4.

```
Dim x As Integer
Private Sub Form_Load()
```

```
    P1.Width = P1.Height: P1.ScaleMode = 3
    P1.Scale (-10, 10)-(10, -10)
    P1.DrawWidth = 2
    x = 90
    Timer1.Enabled = False
End Sub
Private Sub Command1_Click()
    Timer1.Enabled = True
End Sub
Private Sub Timer1_Timer()
    P1.PSet (8 * Cos(x * 3.141593 / 180), 8 * Sin(x * 3.141593 / 180)), vbRed
    x = x + 1
    If x > 450 Then Timer1.Enabled = False
End Sub
```

六、思考题

1. 图形控件 Shape 得到的形状与应用容器内图形方法绘制的形状之间有何异同？

（1）图形控件的形状不会因遮挡或 CLS 方法被部分或全部擦除，而由图形方法绘制的图形须不断刷新才能避免。

（2）图形方法更灵活，比如画点 PSet 函数是图形控件所不具备的，再比如画椭圆、画扇形等功能对于单个图形控件亦是无法实现的。

2. 容器内包含着一个按钮对象，当移动容器，按钮的 Left、Top 值是否发生更改？为什么？

容器内对象的坐标是一种相对坐标，容器发生位移不会影响到其内部对象的坐标，除非发生容器内坐标变换。

3. Image 控件和 PictureBox 控件之间有何异同？

PictureBox 除了存放图片还是一种容器，可以容纳其他对象，而且具有坐标系，具有 Image 控件这类非容器所不具有的许多属性和方法，例如绘图相关属性和方法。但 Image 控件的 Stretch 属性可自动实现图片的拉伸效果，这是 Picture 所不具备的。

4. 坐标变换的目的是什么？

将原点移到更合适的位置（如容器中心）同时给出更直接的数值区间，以便于快速定位、快速设定坐标，如在容器中心画圆，则其圆心和半径将很容易确定。而将 Y 轴正向改为向上更符合数学思维。

5. VB 中如何设置颜色？

颜色值其实就是一个 Long 型整数，可以采用以下方式设定颜色：①直接 Long 常数；②系统常数，如 vbRed、vbGreen、vbBlue 等；③调用 RGB 函数获得 2^{24} 种配色；④调用 QBColor 函数获得 16 种基本色。

习题二十　答案

一、单选题

1. D　　2. A　　3. C　　4. C　　5. B　　6. D　　7. B　　8. D　　9. B

二、多选题

1. AC　　2. BCD　　3. ABC　　4. ABD　　5. BCD　　6. AB　　7. ABC

8. BC　　9. ABD

三、填空题

1. 窗体控制菜单　下拉式菜单　快捷菜单

2. ShowFont

3. Color

4. 工程　部件

5. CommonDialog1.Action=3　CommonDialog1.ShowColor

6. Click

7. 工具

8. 代码窗口　Click

9. 相同　正

10. 首先在鼠标指针左侧弹出菜单

点击 t1,则闪烁显示当前日期 5 次(年月日)

点击 t2,则闪烁显示当前时间 5 次(时分秒)

11. (1) *.txt　(2) 1　(3) FileName

12. (1) *.doc;*.txt　(2) drive　(3) change( )　(4) "\"

四、判断题

1. √　　2. √　　3. √　　4. ×　　5. ×　　6. √　　7. √　　8. √　　9. √

五、操作题

1.

```
Private Sub Command1_Click()
  CommonDialog1.ShowOpen
  Label1.Caption = CommonDialog1.FileName
End Sub
```

2.

```
Private Sub Ex_Click()
  End
End Sub
Private Sub fill_Click(Index As Integer)
  Shape1.FillStyle = Index + 2
End Sub
Private Sub FillC_Click()
  CommonDialog1.ShowColor
  Shape1.FillColor = CommonDialog1.Color
End Sub
Private Sub sha_Click(Index As Integer)
  Shape1.Shape = Index
End Sub
```

3.

```
Private Sub Drive1_Change()
  Dir1.Path = Drive1.Drive
End Sub
Private Sub Dir1_Change()
  File1.Path = Dir1.Path
End Sub
Private Sub File1_Click()
  Label1.Caption = File1.Path + File1.FileName
End Sub
```

六、思考题

1. 为何要引入外部控件(第三方控件)?

系统默认的工具箱只提供了基本功能,本着"站在巨人肩膀上创新""拿来主义"的原则,引用已存在的外部控件来扩展功能。

2. 在多文档界面 MDI 中如何创建子窗口?

多文档界面 MDI 中,有一个母窗体即 MDI 窗体,其他窗体,只要将窗体的 MDIChild 属性值设置为 True,则该窗体将在 MDI 窗体的子窗口中显示。

窗体创建方法:按"菜单:工程→添加窗体→新建→窗体(模版)→打开"步骤,即可创建一个新窗体,随后设置其 MDIChild 属性值设置为 True 即可。

习题二十一　答案

一、单选题

1. A　　2. C　　3. D　　4. D　　5. A　　6. C　　7. C　　8. A　　9. B　　10. D

二、填空题

1. 层次　网状　关系

2. 字段名称　字段数据类型　字段属性

3. Connect 属性　DatabaseName 属性　RecordSource 属性

4. 从学生基本信息中查询所有性别字段为男的记录

5. 一对一　一对多　多对多

6. BookMark

7. 被删除记录上

8. RecordCount

三、判断题

1. √　　2. √　　3. ×　　4. ×　　5. ×　　6. √　　7. √　　8. ×　　9. √　　10. √

11. √　　12. ×　　13. ×　　14. ×　　15. √

四、操作题

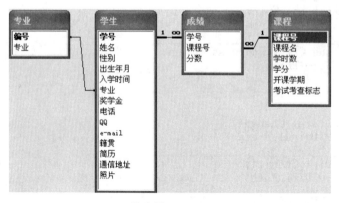

答案图 1-21-1

字段名称	数据类型
学号	文本
姓名	文本
性别	是/否
出生年月	日期/时间
入学时间	日期/时间
专业	数字
奖学金	货币
电话	文本
QQ	文本
e-mail	超链接
籍贯	文本
简历	备注
通信地址	文本
照片	OLE 对象

答案图 1-21-2

字段名称	数据类型
课程号	文本
课程名	文本
学时数	数字
学分	数字
开课学期	数字
考试考查标志	是/否

答案图 1-21-3

字段名称	数据类型
学号	文本
课程号	文本
分数	数字

答案图 1-21-4

字段名称	数据类型
编号	自动编号
专业	文本

答案图 1-21-5

(1) Data 控件 Data1 的 DatabaseName 属性 = 学籍管理 .mdb, RecordSource 属性 = 学生(数据表)。

(2) Text1.DataSource=Data1, Text1.DataField= 学号

Text2.DataSource=Data1, Text2.DataField= 姓名

Check1.DataSource=Data1, Check1.DataField= 性别

Text3.DataSource=Data1, Text3.DataField= 出生年月

Text4.DataSource=Data1, Text4.DataField= 奖学金

Text5.DataSource=Data1, Text5.DataField= 简历

OLE 对象 OLE1 用于显示数据库中的图片：

OLE1.DataSource=Data1, OLE1.DataField= 照片

```
Option Explicit

Private Sub Data1_Reposition()   '建立Data1控件和Adodc1控件间的关联,当选择新记录时Adodc1随之更改
Adodc1.RecordSource = "select 成绩.课程号,课程.课程名,分数 from 学生,课程,成绩 where 学生.学号=成绩.学号" _
    & "and 成绩.课程号=课程.课程号 and 成绩.学号=" & Data1.Recordset("学号") & "'" order by 成绩.课程号"
    Label7.Caption = Trim(Data1.Recordset("姓名")) & "成绩信息查询显示"
    Adodc1.Refresh
End Sub

Private Sub Form_Load()
    Caption = "学籍信息编辑浏览"
    Label1.Caption = "学号:"
    Label2.Caption = "姓名:"
    Label3.Caption = "出生年月:"
    Label4.Caption = "奖学金:"
    Label5.Caption = "简历:"
    Label6.Caption = "照片:"
    Check1.Caption = "性别(选中表示男,否则为女)"
    Label7.Caption = "成绩信息查询显示"
    Adodc1.Visible = False
End Sub
```

五、思考题

主流数据库有哪些,并简要介绍。

主流的大型数据库包括甲骨文公司的 Oracle、IBM 的 DB2 和微软的 SQL Server 等,作为大型系统的后台数据库,具有很强的并发处理能力,其应用领域如银行、电力、医疗和大型企业等。此外,常用的中小型数据库有微软的 Access 及开源并免费提供的 MySQL,一般用于桌面应用及在小型系统中应用较广。

习题二十二　答案

一、单选题

1. B　　2. C　　3. A　　4. A　　5. A　　6. C　　7. A　　8. A　　9. C　　10. C

11. D　　12. A　　13. B　　14. D　　15. A　　16. B　　17. B　　18. A　　19. D　　20. C

21. C　　22. D　　23. D　　24. C　　25. A　　26. D　　27. D　　28. D　　29. A　　30. A

31. A　　32. A　　33. B　　34. C　　35. C　　36. A　　37. A　　38. C　　39. D　　40. A

41. A　　42. C　　43. B　　44. C　　45. A　　46. B　　47. C　　48. A　　49. A　　50. C

51. B　　52. D　　53. C　　54. B　　55. C　　56. B　　57. D　　58. A　　59. C　　60. A

二、多选题

1. AB　　2. ABC　　3. BC　　4. ABCD　　5. ABC　　6. ABCD　　7．ABCD

8. ABC　　9. ABCD　　10. ABCD　　11. AD　　12. ABCD　　13. ACD　　14. ABCD

15. ABD　　16. ABD　　17. ACD　　18. ABCD　　19. BCD　　20. ABD　　21. BCD

22. ABCD　　23. AC　　24. ABCD　　25. ABD

三、填空题

1. 复制站点

2. 站点→管理站点

3. 静态网页

4. HTML　超文本标记语言

5. 换段标记 <p></p>　
 换行标记

6. <html></html>　<title></title>

7.【F12】键　选择"文件→在浏览器中预览"命令

8. src　alt。

9. jpg　gif　png

10. 图像热点链接

11. Flash

12. 绝对路径　站点根目录相对路径　文档相对路径

13. _blank　new　_parent　_self　_top。

14. <table></table>　<tr></tr>　<td></td>

15. 框架　div+CSS

16. 类　ID　标签　复合内容

17. 外联式　内联式　嵌入式

18. <style></style>

19. 嵌入式(行内)样式表

20. 事件　动作

21. 行为　onLoad

22. <form>　POST　GET

23. 提交按钮

24. Action

25. 图像域

26. <% 和 %>

27. 静态网页　动态网页

28. IIS

29. Redirect

30. submit　reset

四、简答题

1. 阐述网站开发需要经历的几个阶段。

网站开发需要经历以下几个阶段：确定网站主题、搜集材料、规划网站、选择合适的制作工具、制作网页、站点测试及发布、维护和更新站点。

2. 在 Dreamweaver CS6 中，新建一个 HTML 文档，其中自动添加哪些标签？

在 Dreamweaver CS6 中，新建一个 HTML 文档，会自动添加下面标签：<!DOCTYPE>、<html></html>、<head></head>、<meta>、<title></title><body></body>。

3. 简述 <head> 标签的作用。

简述 <head> 标签的作用是：定义 HTML 文档的头部信息，主要用于封装其他位于头部的标记。例如 <title>、<meta>、<link> 及 <style> 等，用来描述文档的标题、作者以及和其他文档的关系和样式表等。

4. 什么是 CSS？简述 CSS 样式的作用。

CSS（Cascading Style Sheets，层叠样式表）是一种用来表现 HTML 或 XML 等文件样式的计算机语言，是用来控制一个文档中的某一文本区域外观的一组格式属性。使用 CSS 能够简化网页代码，加快下载显示速度。CSS 能够对网页中对象的位置排版进行像素级的精确控制。它可以同时链接多个文档，当 CSS 样式更新或修改之后，所有应用该样式表的文档都会被自动更新，是目前基于文本展示最优秀的表现设计语言。

5. 常用的表单对象有哪些？

常用的表单对象有文本域、复选框、单选按钮、列表 / 菜单、跳转菜单、按钮等、图像等。

6. 行为是由什么构成的？它们的作用是什么？

行为由事件和动作两部分组成，在浏览网页时，通过触发事件而执行其对应的动作。事件是激活动作的方法，它由浏览器定义、产生与执行。动作是一种预定义的变化，它由预先编写的代码组成，这些代码执行特定任务。事件被触发后，浏览器检查针对该事件是否设定了动作，如果是，则执行动作代码。

7. 什么是动态网页？

动态网页与网页上的各种动画、滚动字幕等视觉上的"动态效果"没有直接关系，动态网页可以是纯文字内容，也可以是包含各种动画的内容，这些只是网页具体内容的表现形式，无论网页是否具有动态效果，采用动态网站技术生成的网页都称为动态网页。

8. 静态网页和动态网页都什么区别？

静态网页是指用户无论何时何地访问，页面都会显示相同的信息，除非页面源代码被重新修改上传。静态网页更新相对滞后，但访问速度较快。静态网页通常采用 .htm 或 .html 等作为扩展名；而动态网页通过网站服务器运行程序，并生成静态网页的内容传输给浏览器显示，而且可以自动更新，实现人机交互。动态网页一般采用 ASP、PHP 或 JSP 等技术生成，它通常与数据库相连来完成页面的显示。动态网页通常采用 .asp、.jsp、.php、.perl 或 .cgi 等作为扩展名。

9. 在编写 ASP 代码时,如何声明所使用的脚本语言?

在编写 ASP 代码时,一般在代码的第一行上声明:<%@LANGUAGE="脚本语言"%>,如果没有声明,默认为 VBScript。

10. 试简述 ASP 网页的工作原理。

ASP 网页的工作原理是把使用不同技术编写的动态页面保存在 Web 服务器内,当客户端用户向 Web 服务器发出访问动态页面的请求时,Web 服务器将根据用户所访问的页面的后缀确定该页面所使用的网络编程技术,然后把该页面提交给相应的解释引擎;解释引擎扫描整个页面并解释执行其中的程序代码,然后把执行的结果连同页面上的 HTML 内容以及客户端脚本一同传送给客户端浏览器。也就是将含有程序代码的动态页面转化为标准的静态页面,再将静态页面发送给客户端。

习题二十三　答案

一、选择题

1. C　　2. B　　3. B　　4. D　　5. B　　6. D　　7. B　　8. B　　9. D　　10. D

11. C　　12. C　　13. A　　14. D　　15. A　　16. A　　17. C　　18. C　　19. D　　20. A

21. C　　22. A　　23. C　　24. B　　25. C

二、多选题

1. ABC　　2. AB　　3. AB　　4. ABD　　5. AD　　6. BCD　　7. ABCD

8. CD　　9. AD　　10. ACD

三、填空题:

1. 点阵图　会产生失真　改变

2. 品质　清晰

3. 向量图　不变　不变

4. 标题栏　菜单栏　选项栏　工具栏　图像编辑窗口或工作区　控制面板

5. RGB 模式　CMYK 模式　HSB 模式　Lab 模式

6. 部分将显示　编辑

7. 进行选中

8. 按 Ctrl 键同时单击文字图层

9. 向下合并　合并可见层　拼合图层　合并链接图层

10. 将图层拖放到图层面板下方创建新图层的图标上,或者按 Ctrl+J,或者通过选择"图层→复制图层"操作

四、简答题

1. 根据自己的理解简述什么是图层。

我们可以把图层想象成是一张叠起来的透明胶片,每张透明胶片都有不同的画面,改变图层的顺序和属性可以改变图像的最后效果。使用图层可以在不影响整个图像中大部分元素的情况下,处理其中一个元素。通过对图像的操作,使用它的特殊功能可以创建很多的复杂的图像效果。

2. 简述调节图层所具有的特性。

调节图层所具有的特性:①调节图层是用来对图像进行色彩编辑,并不影响图像本身,并随时可以将其删除;②调节图层除了具有调整色彩功能之外,还可以通过调整不透明度、选择不同的图

层混合模式以及修改图层蒙板来达到特殊的效果

3. 填充图层包括哪些类型。

填充图层包括单色填充图层、渐变填充图层、图案填充图层。

习题二十四　答案

一、选择题

1. A　　2. D　　3. C　　4. B　　5. D

二、简答题

1. 在计算机内主要有几类方法生成物体三维表示，它们有何不同？

在计算机内生成物体三维表示主要有两类方法。一类是使用几何建模软件通过人机交互生成人为控制下的物体三维几何模型，另一类是通过一定的手段获取真实物体的几何形状。前者实现技术已经十分成熟，有若干软件支持，比如：3DMax、Maya、AutoCAD、UG 等等，它们一般使用具有数学表达式的曲线曲面表示几何形状。后者一般称为三维重建过程，三维重建(three-dimensional reconstruction，3D)是指利用二维投影恢复物体三维信息(形状等)的数学过程和计算机技术，包括数据获取、预处理、点云拼接和特征分析等步骤。

2. Mimics 图像分割工具有哪些？

它包括灰度阈值、区域生长、形态学操作、布尔操作、动态区域生长、蒙罩编辑等分割工具，帮助用户快速方便地突出感兴趣区域。

三、操作题

1. 先运行软件，点击 File，单击 import Images，找到你所存放的 Dicom 格式文件的文件夹，单击下方"Next"，然后单击"Convert"，移动鼠标至图像中标为"X"的部位，右键单击，选择正确方向，如 Top 或 Bottom 等方向，导入图像完成。

点击 File，单击 save/print screeshot，在弹出的对话框进行相关操作。

2. 导入 Dicom 格式图像。点击 segmentation，单击 Thresholding，在弹出对话框单击 apply，完成第一次分割。

点击 segmentation，单击 Region growing，弹出的对话框，在第一次分割基础上选择目标结构，鼠标点击，得到黄色分割结构，点击 segmentation 下 Calculate 3D，弹出对话框，选择 Optimal，单击 Calculate，得到三维模型，重建完成。

最快捷方法推荐方法：在上述基础上，点击 segmentation，单击 Corp Mask，弹出的对话框，选择图像范围到任意局部结构，即可完成局部结构重建。

习题二十五　答案

一、选择题

1. D　　2. B　　3. A　　4. A　　5. D　　6. D　　7. B　　8. B　　9. D　　10. B

11. C　　12. A　　13. C　　14. D　　15. B　　16. D　　17. A　　18. D　　19. A　　20. D

二、多选题

1. ABCD　　2. ABCD　　3. ABCD　　4. ABD　　5. AD　　6. BCD　　7. AC

8．ABCD   9．ABD   10. BC

三、填空题：

1. 自然信息   社会信息

2. 人员   技术   信息

3. 统一性

4. 某一疾病建立的一套标准化治疗模式与治疗程序   规范医疗行为   变异   成本   质量

5. 个人基本信息   健康体检   重点人群健康管理记录   其他医疗卫生服务记录

6. 数据

7. X 射线   CT 图像   MRI 图像   超声图像   PET 图像   SPECT 图像

8. 电子病历

9. 住院电子病历

10. 整理   评价   预测   反馈

11. 分析的针对性   研究领域的广泛性   研究内容的系统性   分析方法的科学性   数据的客观性和结论的准确性   分析工作的近似性   分析结果的智能性

12. 决策树   关联规则   传统统计方法

13. 客观性   科学性   高效性

14. 特征规则   区分规则   分类   关联性

15. 确定业务对象   数据准备   数据挖掘   结果分析   知识应用

四、判断题：

1. √   2. ×   3. √   4. ×   5. √   6. ×   7. ×   8. √   9. √   10. ×

第二篇 上机实验与操作指导

实验一
硬件及其安装

【目的与要求】

1. 了解常见微型计算机系统的组成部件及常用外部设备的功能与用途。
2. 结合实验机型,掌握常用外部设备的连接方法。

【实验题目】

1. 结合实验用机或身边用机,指认计算机系统的组成部件和名称。
2. 识别常用外部设备中哪些是输入设备? 哪些是输出设备? 哪些是存储设备?
3. 结合身边用机,观察主机与外设的接口类型和连接方法。
4. 根据设备的连接关系,叙述信息的流程及设备的功能和使用。
5. 主机和外设在连接时需要进行哪些准备工作和注意事项?
6. 自己亲自动手,进行主机与常用外设的连接实验。

【提示与答案】

1. 计算机系统的基本组成及常用外部设备。

(1) 一个完整的计算机系统主要由主机和外部设备两部分构成。其中外部设备主要包括键盘、鼠标、显示器、打印机、存储器、扫描仪、摄像头、绘图仪等,如图 2-1-1 所示。

(2) 常用输入设备:键盘和鼠标。

1) 键盘是计算机中最常用的输入设备,计算机中的程序、数据几乎是用键盘输入到计算机中的。键盘的布局和键数的多少可能有所变化,通常将键盘分为四个功能区:基本打字键盘区、功能键区、编辑键区、数字小键盘区,如图 2-1-2 所示。

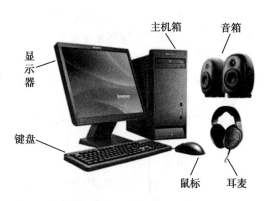

图 2-1-1　计算机系统图

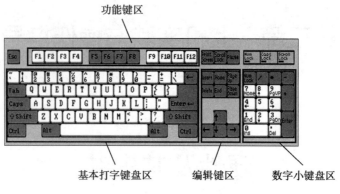

图 2-1-2 键盘布局图

2) 鼠标是目前视窗界面的操作必不可少的定点输入设备,通过在桌面上移动鼠标器带动光标移动来实现各种需要的操作。常见的鼠标有:机械式、光电式。鼠标的常用操作有:单击、双击、右击、拖放等,如图 2-1-3 所示。

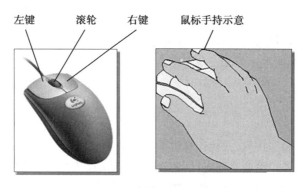

图 2-1-3 鼠标及使用

(3) 常用输出设备:显示器和打印机。

1) 显示器又称监视器,是重要而不可或缺的输出设备。它可以将电子文件通过特定的传输设备显示到屏幕上。显示器主要由显示监视器和显示适配器(显卡)两部分组成。

常用的显示监视器有:阴极射线管显示器 CRT(Cathode Ray Tube)、平板型显示器(如液晶显示器 LCD 等)。

显卡是显示器的重要组成部分,全称为显示接口卡(Video card,Graphics card),又称为显示适配器(Video adapter)。显卡的用途是将计算机系统所需要的显示信息进行转换驱动显示器,并向显示器提供行扫描信号,控制显示器的正确显示,是连接显示器和个人电脑主板的重要组件。显卡分集成显卡和独立显卡。集成显卡的优点是功耗低、发热量小,兼容性较好,但因其无独立显存,对图像信息的处理性能较弱。独立显卡的优点是单独有显存,处理图像信息的性能较强,缺点是功耗大、发热量大、占用空间。

显示器的主要技术参数有:屏幕尺寸、点距、刷新频率、颜色数、显示分辨率等。如图 2-1-4 所示液晶显示器 LCD。

2) 打印机是计算机常用输出设备,用于将计算机处理结果打印在相关介质上。打印机的种类很多,常用的有:针式打印机、喷墨打印机、激光打印机三类。衡量打印机好坏的指标有很多,其中主要有:打印分辨率、打印速度、打印幅面和噪声等。如图 2-1-5 所示激光打印机。

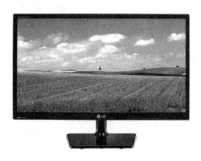

图 2-1-4　液晶显示器 LCD

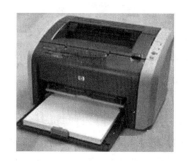

图 2-1-5　激光打印机

随着技术的发展,目前市场上又出现了新型打印机:

蓝牙打印机(Bluetooth printer):就是将蓝牙技术应用在打印机上,摆脱打印机连线所带来的不便,实现无线打印,可以将打印机远离主机任意搬动,摆放在房间中适合的位置。

网络打印机:用于网络系统,为多数人提供打印服务,这种打印机具有打印速度快、能自动切换仿真模式和网络协议、便于网络管理员进行管理等特点。

便携式打印机:一般用于与笔记本电脑配套,具有体积小、重量轻、可用电池驱动、便于携带等特点。

2. 主机接口、准备工作与注意事项、主机与外设的连接方法。

(1)主机接口类型:在主机的主板上有许多 I/O 接口,这些 I/O 接口是实现计算机主机与外部设备进行数据交换的主要通道,常见的接口有:

◆ 串行接口,如鼠标、外置 Modem、RS-232 标准串口等。

◆ 并行接口,如打印机、绘图仪、光盘机、网络设备等。

◆ USB 接口,通用串行总线接口,当今电脑必备接口,可以替代串口和并口用来连接外部设备,如鼠标(串行)、打印机(并行)等。如图 2-1-6 所示计算机 I/O 接口示意图。

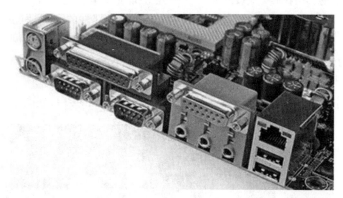

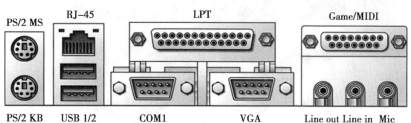

图 2-1-6　计算机 I/O 接口

标注说明：

PS/2 MS：鼠标接口。

PS/2 KB：键盘接口。

RJ-45：网络双绞线与网卡接口。

USB1/2：两个 USB 接口。

LPT：并行接口，连接打印机等。

COM1：9 针串行通讯接口，连接串行通讯设备。

VGA：显示器接口，连接显示器视频信号线。

Game/MIDI：游戏杆接口，连接游戏操纵杆或 MIDI 设备。

Line out：将声卡处理后的模拟信号输出到音箱等音频设备上。

Line in：采集其他音源设备上的音频信号。

Mic：麦克风或话筒接口，用来收集声音信号。

(2) 准备工作与注意事项：在进行主机与外设连接前，需要做的准备工作有：①切断电源，确保所有准备工作和连接工作在无电状态下进行；②准备好各种应用工具，主要有十字改锥、一字改锥、镊子、尖嘴钳等，必要时还要准备烙铁、剥线钳、万用表、设备说明书及驱动程序等；③清理周围物品，保持设备间隔离、绝缘；④被连设备位置摆放合理，避免纠缠或够不着。

在进行连接时，要注意以下几点：①防止静电的危害。由于计算机中的器件大都为比较精密的电子集成电路，静电往往会对其造成损坏，所以在安装计算机前一定要将身体上的静电释放，避免损坏电子器件。静电释放可通过将手在水管或暖气管等接地良好的物体上触摸几下，即可释放掉身上的静电。②在插拔各种插头之前一定要本着"一看、二对、三动手"的原则，切忌用力过大损坏部件。③及时清理连接过程中产生的线丝、遗弃的螺钉、垫片等杂物。④在整个连接完成前不要单独给某一部件供电，避免电场、磁场的干扰和损坏。⑤连接时要注意检查插头和接口是否对应配套、规格是否一致。

通电注意事项：①反复检查全部插接是否正确无误，连接是否紧密牢固；②清理连接过程中在现场产生的杂物；③保证安全接地。确保机壳等部位安全接地，防止发生触电事故；④加电时要按正确的加电顺序，先开外设后开主机，并注意观察每一部件的运行情况；⑤一旦发生异常现象，如冒烟、火花等，要迅速切断主电源，检查原因，排除故障。

(3) 常用外设与主机的连接：

1) 鼠标与主机的接口类型与连接。

鼠标与主机的接口类型有三种：串口、PS/2 接口和 USB 接口，如图 2-1-7 所示。

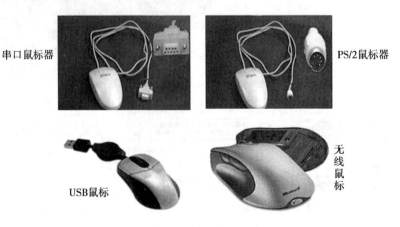

图 2-1-7　鼠标的各种接口

● 串口:又称 COM 接口,是一种 9 针或 25 针的 D 型接口(梯形小方口),早期老式电脑都采用这种接口。这种接口优点是适用范围和机型最多,缺点是数据传输率低,不支持热插拔,在最新的 BTX 主板规范中已经取消了这种串口。

● PS/2 接口:俗称"圆口鼠标",最早出现在 IBM 的 PS/2 的机子上而得名,是目前常见的接口之一,它是一种 6 针的小圆形接口,但只使用了其中的 4 针传输数据和供电,其余 2 针为空脚。PS/2 接口的传输速率比 COM 接口稍快一些,是 ATX 主板的标准接口,不支持热插拔。随着 BTX 主板规范的普及,这种接口也将逐步淡出。需要注意的是,在连接 PS/2 接口鼠标时不要将其与 PS/2 接口键盘插错,一般情况下,符合 PC99 规范的主板,其鼠标的接口为绿色,键盘的接口为紫色。

● USB 接口:如同其他 USB 插口的外设一样,USB 接口鼠标是目前电脑上最常见接口,也是 BTX 主板规范的主流接口。按照版本可分为 USB1.1、USB2.0 及 USB3.0 等。与前两种接口相比,其优点是数据传输率高、支持热插拔。

2)键盘与主机的接口类型与连接。

键盘与主机的接口类型有三种:老式 AT 接口、PS/2 接口和 USB 接口,如图 2-1-8 所示。

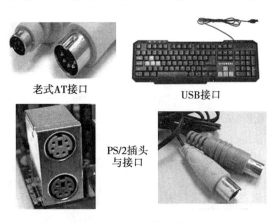

老式AT接口　　　　USB接口

PS/2插头
与接口

图 2-1-8　键盘的各种接口

● 老式 AT 接口:俗称大口,是早期机器上使用键盘接口,它是一种 5 针的大圆形接口,目前已经基本淘汰。

● PS/2 接口:同 PS/2 鼠标接口类似,也是一种 6 针的圆形接口,也是只使用其中的 4 针传输数据和供电,其余 2 个为空脚。虽然二者都使用 PS/2 接口,从针脚定义看似乎二者的工作原理相同,但这两个接口还是不能混插,这是因为它们在电脑内部具有不同的信号定义。

● USB 接口:USB 接口键盘是目前 BTX 主板规范下的一种键盘接口,使用方便、支持热插拔。但同 PS/2 键盘接口相比,计算机底层硬件对 PS/2 接口支持更完善一些,使用 PS/2 接口的键盘兼容性更好一些,因此如果电脑因键盘遇到某些故障,可改用一下 PS/2 接口的键盘来消除故障。目前,主流的键盘既有使用 PS/2 接口的也有使用 USB 接口的,购买时需要根据需要选择,一般主机箱上都设有这两种接口。

3)显示器与主机的接口类型与连接。

显示器与主机的接口类型有三种:15 针 D-Sub、DVI 和 HDMI。

● 15 针 D-Sub 接口也叫 VGA 接口,多数 PC 机显卡都拥有该接口,该接口呈 D 形三排 15 针插口,用来连接 CRT 监视器和主机。由于 CRT 彩显设计制造上的原因,该接口只能接受模拟信号输入。在显示过程中,首先要在计算机的显卡中经过数字/模拟转换,然后将模拟信号传输到显示设备显示,而在数字化显示设备中,又要经模拟/数字转换将模拟信号转换成数字信号显示。经过两次转换后,不可避免地丢失一些信息,对图像质量有一定的影响。如图2-1-9所示15针D-Sub接口及连接示意图。

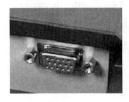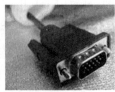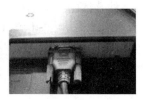

图2-1-9   D-Sub接口及连接

● 数字视频接口(Digital Visual Interface,DVI)主要用于液晶显示器。它不同于普通的15针D-Sub模拟接口,而是直接以数字信号的方式将显示信息传输到显示设备显示,避免了两次转换过程。它具有:显示速度快、显示画面清晰、图像质量好、支持即插即用和热插拔等优点。DVI接口又分两种,一种是DVI-D接口,只能接收数字信号,接口上只有3排8列共24个针脚,其中右上角的一个针脚为空,不兼容模拟信号;另一种则是DVI-I接口,可同时兼容模拟和数字信号。但兼容模拟信号并不意味着模拟信号的接口D-Sub接口可以直接连接在DVI-I接口上,而是必须通过一个转换接头才能使用,一般采用这种接口的显卡都会带有相关的转换接头。如图2-1-10所示两种DVI接口类型的针脚定义。

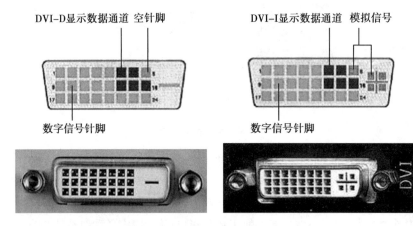

图2-1-10   两种DVI接口类型的针脚定义

● 高清晰度多媒体(High Definition Multimedia,HDMI)接口是一种传输可高达5Gbps的高带宽接口,可以传送无压缩的音频信号及高分辨率视频信号,而且无需在信号传送前进行数/模或者模/数转换,并保证最高质量的影音信号。此外,HDMI接口只需要一条HDMI线,便可同时传送影音信号。如图2-1-11所示HDMI接口。

4)硬盘与主机的接口类型与连接

常见的硬盘与主机的接口类型有五种:IDE、SATA、SCSI、FC和USB接口。

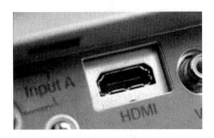

图2-1-11   HDMI接口

● 电子集成驱动器(Integrated Drive Electronics,IDE)硬盘接口,也称为 ATA 接口,这种硬盘的控制器电路(适配卡)就设计在硬盘内,即"硬盘控制器"与"盘体"集成在一起构成硬盘驱动器,后继产品还有:增强型 IDE(E-IDE)和 Ultra IDE 等,其特点是:价格低廉、兼容性强、硬盘安装方便等。图 2-1-12 所示 IDE 硬盘及接口。

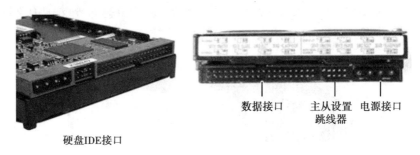

数据接口　　主从设置　电源接口
　　　　　　跳线器

硬盘IDE接口

图 2-1-12　IDE 硬盘及接口

● SATA(Serial ATA)硬盘接口又叫串口硬盘,这种接口是一种完全不同于并行 ATA 的新型硬盘接口,它采用四针脚进行工作,分别用于连接电缆、连接地线、发送数据和接收数据,具有能耗低、设计结构简单、数据传输率高、数据传输可靠性高、支持热插拔等优点。如图 2-1-13 所示 SATA 硬盘及接口。

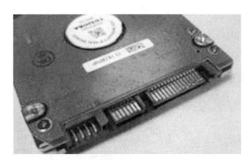

硬盘SATA接口

图 2-1-13　SATA 硬盘及接口

● 小型计算机系统接口(Small Computer System Interface,SCSI),它把硬盘、光驱、打印机等设备的接口集成在一块 SCSI 接口卡上,CPU 可以通过 SCSI 接口卡高速访问外部设备。SCSI 具有高速和多任务的特点,适合于运行多媒体程序。SCSI 接口具有应用范围广、多任务、带宽大、CPU 占用率低,以及支持热插拔等优点,以往主要应用于中、高端服务器和高档工作站中。如图 2-1-14 所示 SCSI 插头和接口。其新一代技术 SAS(Serial Attached SCSI)接口硬盘,性能更好。

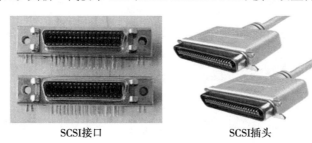

SCSI接口　　　　　　　　　SCSI插头

图 2-1-14　SCSI 硬盘插头和接口

● 光纤通道仲裁环路(Fiber Channel–Arbitrated Loop, FC-AL)接口,是一种共享带宽环路快速串行总线标准,它最多支持高达 126 台设备共享带宽,具有热插拔、高带宽、远程连接、连接设备数量大等优点。以往主要用于多硬盘系统环境的服务器、高端工作站、海量存储子网络等环境中。这种硬盘通常插在硬盘机柜上,机柜上设有 FC 接口,通过光纤与光纤交换机互联。

● USB 接口,主要用于移动硬盘这种低速设备,最多可连接 127 台外设,具有支持热插拔、即插即用等优点。如图 2-1-15 所示 USB 移动硬盘和接口连线。

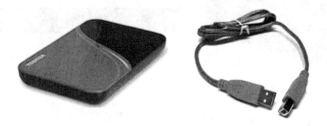

图 2-1-15　USB 移动硬盘和接口

【思考题】

1. 填空

(1) 你使用的计算机的 CPU 是＿＿＿＿＿＿＿＿＿＿＿＿,主频为＿＿＿＿＿＿＿＿＿＿,内存容量为＿＿＿＿＿＿＿。

(2) 你使用的计算机的硬盘容量是＿＿＿＿＿＿＿,硬盘接口类型是＿＿＿＿＿＿。

(3) 你使用的计算机的显示器是＿＿＿＿＿＿＿＿＿显示器,规格为＿＿＿＿＿＿＿＿,接口类型是＿＿＿＿＿＿。

(4) 你使用的计算机的键盘有＿＿＿＿键,分为＿＿＿＿部分,接口类型是＿＿＿＿＿＿。

(5) 你使用的计算机的鼠标是＿＿＿＿键鼠标,接口类型是＿＿＿＿＿＿。

2. 一台完整的计算机系统由哪些部分组成?

3. 常用的输入设备有哪些? 有何功能与用途?

4. 常用的输出设备有哪些? 有何功能与用途?

5. 计算机主机接口有哪些?

6. 进行计算机主机与外设连接时需要注意哪些常识?

（娄　岩　袁同山）

实验二
计算机的启动与关闭

【目的与要求】

1. 掌握正确的启动计算机方法,排解启动过程中遇到的困惑。
2. 了解系统使用过程中遇到的死机现象,掌握排解这些异常的方法。
3. 掌握注销用户、重新启动计算机的方法。
4. 掌握正确的关闭计算机方法。

【实验题目】

1. 按正确的开机顺序启动计算机。
2. 注销当前用户,重新登录到其他用户(根据情况选做或以后补做)。
3. 重新启动计算机,掌握重新启动计算机的方法。
4. 按正确的关机顺序关闭计算机(在实验课结束时做)。

【提示与答案】

1. 启动计算机(冷启动):先开外设,后开主机。

(1) 检查显示器的指示灯亮否,如果亮,说明显示器已开,否则按下显示器的电源开关按钮,启动显示器。

(2) 开启主机电源:按下主机箱上的主机电源开关按钮,当主机箱上的电源指示灯亮时,说明主机已开启。

(3) 观察主机的自检过程,若出现检测扫描过程,说明上次出现非正常关闭计算机,如停电、系统任务未完全关闭就切断电源等,此时要耐心等待,让系统自动完成检测、修复;如果出现用户登录对话框,可根据情况输入用户名和密码,单击"确定"按钮,最后进入 Windows 操作系统平台,即桌面。

2. 注销当前用户,重新登录到其他用户。

如果系统设有多个用户,希望注销当前用户,重新登录到其他用户,可以通过以下操作实现:

(1) 单击"开始"菜单的"注销 ××× 用户"命令。

(2) 当再出现登录对话框时,输入欲登录用户的用户名与密码,然后单击"确定"按钮完成。

3. 强行终止正在运行的程序。

如果在系统运行过程中出现任务死锁、死机等现象,即键盘或鼠标无反应,此时应首先通过按〔Ctrl〕+〔Alt〕+〔Del〕组合键进入"任务管理器"窗口,通过"结束任务"功能终止一些任务来解除死锁状态。如果未能如愿,如按〔Ctrl〕+〔Alt〕+〔Del〕组合键没反应、虽然结束一些任务但仍未缓解,则只有强行关闭计算机:切断供电电源或按住主机电源开关达 5 秒以上。

4. 重新启动计算机(热启动)。

在不关闭电源的情况下,可以通过以下操作重新启动计算机:

方法一:

(1) 单击"开始"菜单下的"关闭计算机"命令。

(2) 在弹出的"关闭计算机"对话框中选择"重新启动"按钮。

(3) 出现登录对话框时,输入用户名与密码,单击"确定"按钮完成。

方法二:关闭所有打开的窗口,按〔ctrl〕+〔Alt〕+〔Del〕键,重新启动计算机。

方法三:按主机面板上的"RESET"重新启动按钮,重新启动计算机。

5. 关闭计算机:先关主机,后关外设。

(1) 关闭所有已经打开的窗口(单击窗口右上角的按钮)。

(2) 单击"开始"菜单的"关机计算机"命令,在"关闭计算机"对话框中选择"关闭"命令即可。

(3) 关闭外设电源开关,如显示器、打印机等。

【思考题】

1. 写出正确启动计算机的步骤。

2. 在启动计算机过程中可能遇到哪些异常现象,如何排解?

3. 如果在系统运行过程中出现任务死锁、死机等现象,如何排除这些异常?

4. 重新启动计算机有哪些方法?

5. 请写出正确关闭计算机的步骤。

6. 冷启动和热启动有什么区别?

（娄　岩　袁同山）

实验三
Windows7 的桌面操作

【实验目的】

1. 掌握 Windows7 桌面图标的设置。
2. 掌握桌面快捷方式的建立。
3. 掌握任务栏的操作。
4. 掌握开始菜单的基本操作及自定义开始菜单。

【实验内容】

1. 更改桌面图标的显示方式。
2. 在桌面上建立记事本程序（C:\Windows\notepad.exe）的快捷方式。
3. 练习任务栏的操作。
4. 练习开始菜单的操作。
（1）调整最近打开程序的数目。
（2）还原"开始"菜单默认设置。
（3）在"开始"菜单中显示"运行"命令。
（4）将最近使用的项目添加至"开始"菜单。
（5）删除"开始"菜单中的使用记录。
（6）快速清除最近使用的项目。

【提示和答案】

1. 更改桌面图标的显示方式。
（1）在桌面空白处右击，在弹出菜单中选择"排序方式"命令，如图 2-3-1 所示，选择"名称"命令，桌面上的图标将会自动按照图标的名称进行排列，汉字按拼音顺序排列。
（2）在桌面空白位置右击，在弹出菜单中选择"查看"命令，使"自动排列"左侧出现"√"，如图 2-3-2 所示，桌面图标将按从上到下，从左到右的顺序排列在桌面上，否则桌面图标可以放在任意位置。

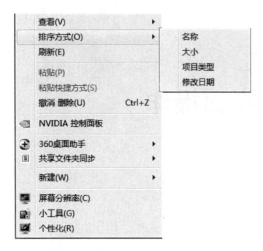

图 2-3-1　桌面图标排序方式

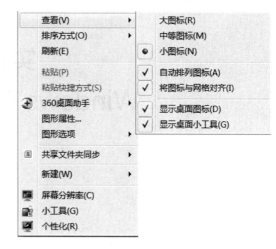

图 2-3-2　查看

（3）选择"查看"命令，在级联菜单中去掉"显示桌面图标"左侧的"√"，则桌面上不显示图标。

2. 桌面空白处右击，在弹出的快捷菜单上选"新建"→"快捷方式（S）"命令，弹出"创建快捷方式"对话框，如图 2-3-3 所示；单击"浏览"按钮，找到记事本程序，即"c:\Windows\notepad.exe"，如图 2-3-4 所示，选中该程序，单击"确定"按钮；返回到"创建快捷方式"对话框，在该对话框中单击"下一步"按钮，弹出设置快捷方式名称的对话框，如图 2-3-5 所示，在该对话框中可以对快捷方式命名，之后点击"完成"按钮，结束操作。

也可以在资源管理器中找到记事本程序"C:\Windows\notepad.exe"，右击"notepad.exe"对象，在弹出的快捷菜单中选择"发送到"→"桌面快捷方式"命令。如图 2-3-6 所示。

3. 练习任务栏的操作。

（1）在任务栏的空白处右击，在弹出菜单中选中"属性"命令，打开"任务栏和开始菜单属性"对话框，如图 2-3-7 所示。在该对话框中观察任务栏各项目。

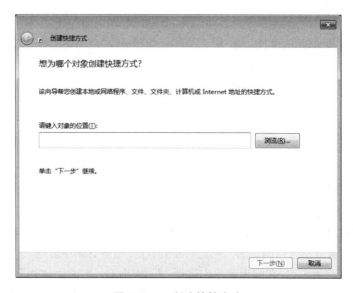

图 2-3-3　创建快捷方式

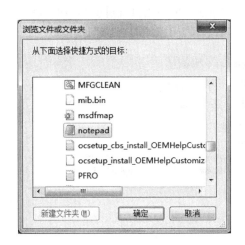

图 2-3-4 浏览文件或文件夹

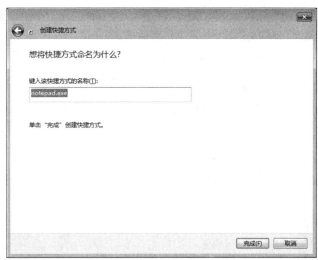

图 2-3-5 快捷方式命名

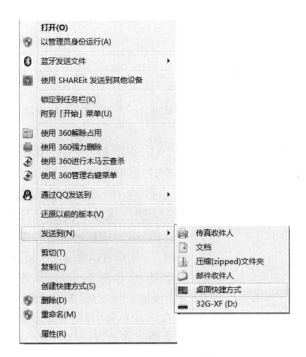

图 2-3-6 发送到"桌面快捷方式"

(2) 右击任务栏空白处,在弹出的快捷菜单中选择取消"锁定任务栏"命令;将鼠标指向任务栏的上边,待鼠标变为上下双箭头后,按下左键保持住拖动鼠标可以调整任务栏的高度。将鼠标指针移到任务栏的空白处,按下左键保持住将任务栏拖动到桌面的左侧、上边和右侧,然后再将任务栏拖动到原位置。

(3) 右击任务栏空白处,在弹出的快捷菜单中选择"属性"命令,在弹出的"任务栏和开始菜单属性"对话框中,选择"自动隐藏任务栏"复选框,然后单击"确定"按钮,观察任务栏的变化。

4. 练习"开始"菜单的操作。

(1) 右击任务栏的空白区域,然后单击快捷菜单中的"属性"命令,打开"任务栏和『开始』菜单属性"对话框,如图 2-3-7 所示。切换到"开始菜单"选项卡,如图 2-3-8 所示,单击"自定义"按钮,打开"自定义开始菜单"对话框,如图 2-3-9 所示。通过"要显示的最近打开过的程序的数目"右侧的微调按钮,设置在"开始"菜单中显示的最近打开程序的数目,然后单击"确定"按钮。

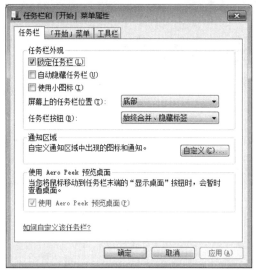

图 2-3-7 "任务栏"设置

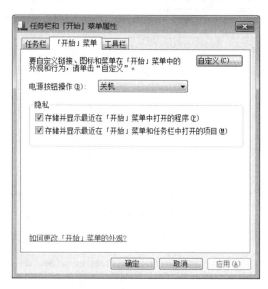

图 2-3-8 "开始"菜单设置

(2) 在图 2-3-9 中单击"使用默认设置"按钮,还原"开始"菜单的默认设置,然后单击"确定"按钮。

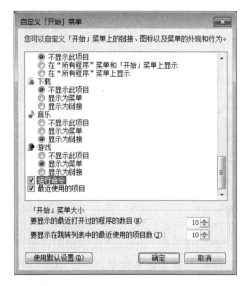

图 2-3-9 "自定义『开始』菜单"对话框

(3) 在图 2-3-9 中的列表框中选中"运行命令"复选框,然后单击"确定"按钮。

(4) 在图 2-3-9 中的列表框中选中"最近使用的项目"复选框,然后单击"确定"按钮。

(5) 如果计算机为多人共同使用,为了防止个人隐私泄露,用户可以删除"开始"菜单中的使用记录,操作步骤如下:在图 2-3-8 所示的对话框中,取消选中"隐私"项目中的"存储并显示最近在『开始』菜单中打开的程序(P)"和"存储并显示最近在『开始』菜单和任务栏中打开的项目(M)"复选框,单击"确定"按钮完成设置。

(6) 点击"开始"按钮,在开始菜单栏的右侧找到"最近使用的项目"选项,然后右键单击这个选项,在右键快捷菜单中选择"清除最近的项目列表",即可清空"最近使用的项目"。

【思考题】

如何在桌面上创建"计算器(C:\WINDOWS\system32\calc.exe)"应用程序的快捷方式图标?

(肖 峰)

实验四
Windows7 系统的个性化属性设置

【实验目的】

1. 掌握 Windows7 桌面主题、桌面背景、屏幕保护程序的设置。
2. 掌握屏幕分辨率与刷新频率的设置。
3. 掌握桌面小工具的使用。

【实验内容】

1. 更改 Aero 主题。
2. 为当前系统设置任意图片作为桌面背景，并使这个图片"拉伸"充满整个桌面。
3. 更改窗口显示外观。
4. 将屏幕保护设置为"三维文字"，字体为"楷体"，内容为"Windows7 欢迎您"，表面样式为"映像"，旋转类型为"摇摆式"，等待时间设为"5 分钟"。
5. 设置屏幕分辨率为 1280×768 像素。
6. 更改屏幕刷新频率。
7. 向桌面添加时钟和日历。

【提示和答案】

1. Aero 是 Windows7 的一种系统桌面显示效果，其特点是透明的玻璃图案和精致的窗口动画效果，使用户享受视觉冲击力的效果和外观，还能从更快地访问程序中获益。

Windows7 默认提供了多个外观主题，其中包含不同颜色的窗口、多组风格背景图片以及与其风格匹配的系统声音来满足用户个性化需求，更改主题的具体步骤如下：在桌面的空白处右击，在弹出的快捷菜单中选择"个性化"命令，打开"个性化"窗口，如图 2-4-1 所示。单击选择任意主题即可对桌面主题进行设置。

2. 在"个性化"窗口中，单击窗口下方的"桌面背景"图标，打开"桌面背景"窗口，如图 2-4-2 所示。可以在该窗口中选择喜欢的图片，也可以单击"浏览"按钮，弹出"浏览文件夹"对话框，在

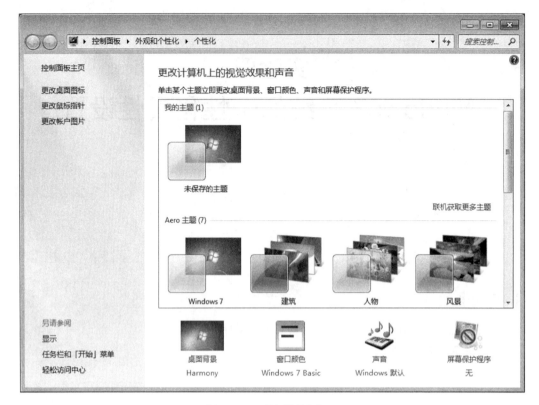

图 2-4-1　"个性化"窗口

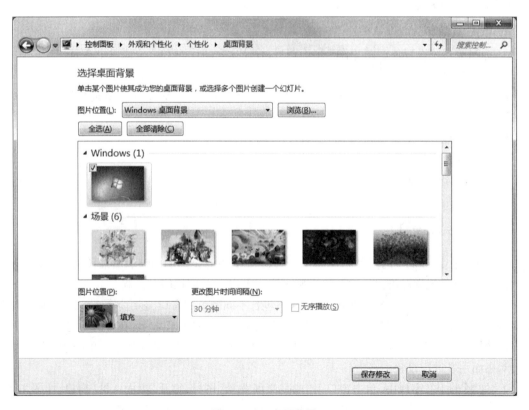

图 2-4-2　桌面背景

该对话框中选择一个图片文件夹并单击"确定"按钮,然后选择任意一个 .bmp、.gif 或其他格式类型的文件作为背景,并在"图片位置"中选择"拉伸"方式,单击"保存修改"按钮使所做的桌面设置生效。

3. 更改桌面主题后,系统窗口的边框颜色也会随之发生变化,如果用户需要调整窗口的边框颜色及其透明度,可采用如下操作步骤:在"个性化"窗口中,单击"窗口颜色"图标,打开"窗口颜色和外观"窗口,如图 2-4-3 所示。单击选择一种窗口颜色,拖动下方的滑块调整窗口颜色的透明度。单击"保存修改"按钮,完成设置。

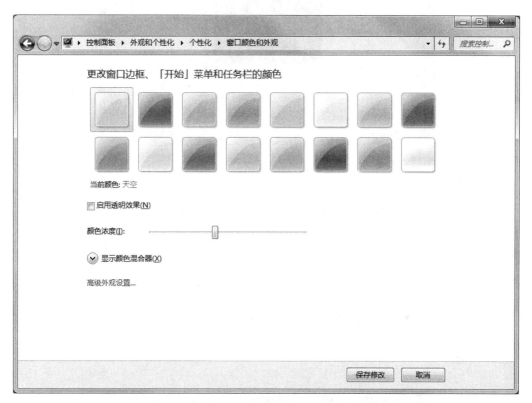

图 2-4-3　"窗口颜色和外观"窗口

4. 在"个性化"窗口中单击"屏幕保护程序",弹出"屏幕保护程序设置"对话框,如图 2-4-4 所示。在"屏幕保护程序"选项中下拉列表中选择"三维文字"屏幕保护程序,在该选项卡的显示器中即可看到该屏幕保护程序的预览效果。

单击"设置"按钮,打开"三维文字设置"对话框,如图 2-4-5 所示。在"三维文字设置"对话框中,点击"选择字体"按钮,设置文字字体为"楷体","自定义文字"中输入"Windows7 欢迎您",表面样式选择"映像",在"旋转类型"的下拉列表中选择"摇摆式",单击"确定"按钮,返回"屏幕保护程序设置"对话框。在"屏幕保护程序设置"对话框中的"等待"文本框中可直接输入"5"或调节微调按钮,实现等待时间的设置。

5. 右击桌面空白处,在弹出的快捷菜单中选择"屏幕分辨率"命令,打开"屏幕分辨率"窗口,在"分辨率"下拉列表中拖动滑块到 1280 × 768 像素的屏幕分辨率,如图 2-4-6 所示。然后,单击"应用""确定"按钮,完成设置。

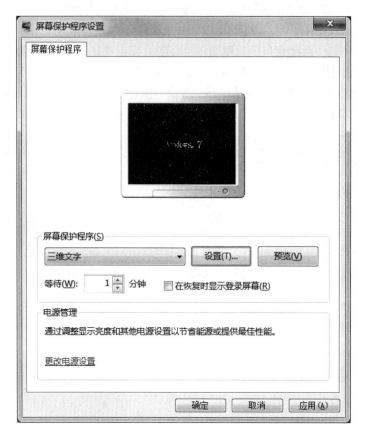

图 2-4-4 "屏幕保护程序设置"对话框

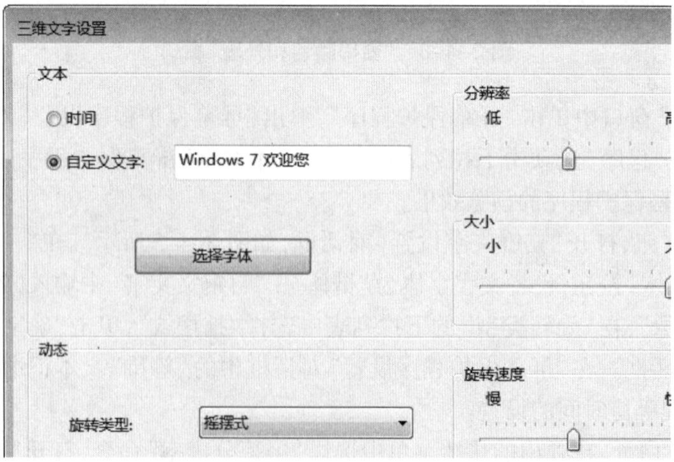

图 2-4-5 "三维文字设置"对话框

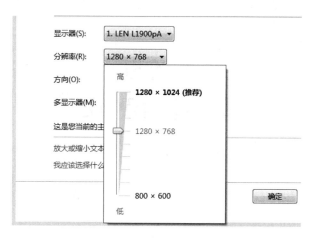

图 2-4-6　"屏幕分辨率"窗口

6. 通常情况下,液晶显示器的刷新频率只需保持在 60Hz 左右即可,更改刷新频率的步骤如下:在打开的"屏幕分辨率"窗口中,单击窗口中的"高级设置"按钮,弹出如图 2-4-7 所示的对话框,在"监视器"选项卡中,单击"屏幕刷新频率"项右侧的下拉按钮,在弹出的下拉列表中,选择需要的刷新频率数值,单击"确定"按钮。

7. 右击桌面空白处,在弹出的快捷菜单中选择"小工具"命令,打开如图 2-4-8 所示的窗口,双击日历和时钟,即可向桌面添加时钟和日历。

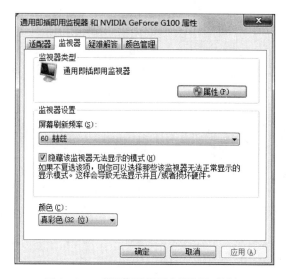

图 2-4-7　"屏幕刷新频率"设置对话框

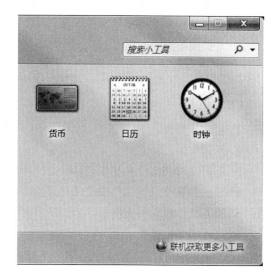

图 2-4-8　桌面小工具的使用

【思考题】

1. 如何在桌面显示"控制面板"图标?
2. 如何自定义通知区域?
3. "自动隐藏任务栏"是什么意思?

（肖　峰）

实验五
文 件 操 作

【实验目的】

1. 掌握文件、文件夹的创建,打开文件和打开文件夹等操作。
2. 熟练掌握按分类要求建立文件夹树状目录,并管理文件。
3. 熟练掌握文件、文件夹的基本操作:选定、移动、复制、删除和查找文件。
4. 掌握文件和文件夹属性的设置。
5. 掌握文件和文件夹的搜索方法。
6. 掌握回收站的使用方法。

【实验内容】

1. 创建文件夹。
2. 新建文件。
3. 练习文件和文件夹操作。
4. 显示和修改设置文件或文件夹属性。
5. 练习文件或文件夹搜索。
6. 练习回收站操作。

【提示和答案】

文件和文件夹的管理可以通过"计算机"或"资源管理器"来实现。

1. 创建文件夹　在本机 D 盘(其他盘)上建立如图 2-5-1 所示的文件夹的树状结构。

其参考操作步骤如下:

(1) 在"资源管理器"左侧窗口中,选择 D 盘,使 D:成为当前盘。

(2) 单击窗口中的"新建文件夹"命令,此时在右侧窗口上出现一个新的文件夹图标,图标下是一个反相色的"新建文件夹"方框,用户可以在此输入"大学计算机基础",则创建了"大学计算机基础"文件夹。

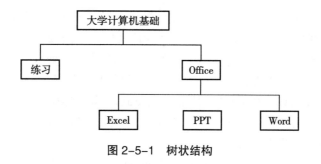

图 2-5-1　树状结构

（3）在窗口中双击"大学计算机基础"文件夹，打开"大学计算机基础"文件夹为当前文件夹；然后重复（2）步的操作，可建立"练习"和"Office"文件夹。

同样方法，可以分别建立"Excel""PPT"和"Word"文件夹。注意这些文件夹之间的结构关系。

如果用对象快捷菜单的方法创建文件夹，应如何操作？请读者思考、练习。

2. 新建文件　在"练习"文件夹中建立一个名字为"wendang"的文本文件（.TXT）和名字为"myword"的 Microsoft Word 文档（.DOCX），结果如图 2-5-2 所示。

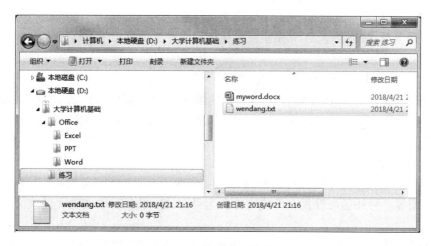

图 2-5-2　新建文件

其创建文本文件的参考操作方法如下：

（1）在左窗格中单击"练习"文件夹图标，使它成为当前文件夹；在右窗格空白处右键单击，打开快捷菜单，选择"新建"→"文本文档"，出现"新建文本文档"图标。

（2）输入文件名"wendang"；双击该图标，即可在"记事本"窗口中输入文件内容；最后请选择工具栏"保存"按钮或其他文件保存方法，这个以".TXT"为扩展名的文本文件的创建即告完成。

用类似的方法可以创建"myword"的 Microsoft Word 文档，请自行完成。

3. 文件和文件夹操作

（1）选定文件或文件夹：鼠标左键单击文件或文件夹，选定单个文件或文件夹；若同时配合"Shift"和"Ctrl"键的使用，可进行选定连续的多个文件或文件夹和选定不连续的多个文件或文件夹的操作；通过单击"组织"→"全选"命令，或"Ctrl+A"快捷键，完成文件或文件夹的全选操作。

(2) 复制文件:将"练习"文件夹下的 2 个文件复制到"D:\大学计算机基础"文件夹下。

参考操作方法:打开"D:\大学计算机基础\练习"文件夹,选中 2 个文件,右击弹出快捷菜单,单击"复制"命令;打开"D:\大学计算机基础"文件夹,然后在空白处右击,在弹出的快捷菜单中,单击"粘贴"命令,则两个文件就被复制到"D:\大学计算机基础"文件夹下。

问:如果用菜单、工具按钮和鼠标拖动方法进行复制,应如何操作?

(3) 移动文件:将"D:\大学计算机基础\练习"文件夹中的"wendang"文本文件移动到"D:\大学计算机基础\Office\Word"文件夹中。

参考操作方法:首先在练习子文件夹中选中"wendang"文件,然后用鼠标将其拖动到"D:\大学计算机基础\Office\Word"文件夹中。(注意:在"计算机"中,同盘符进行其他目录之间文件的移动,操作方法与此相同。不同盘符之间文件的拖动完成的是复制操作。)

如果用菜单、快捷菜单或工具按钮方法进行文件移动,应如何操作?

(4) 删除文件:删除"D:\大学计算机基础"文件夹下的"wendang"文本文件。

操作方法:选中"D:\大学计算机基础"文件夹下的"wendang"文件,然后按"Delete"键。问:

1) 完成上面的操作后,"wendang"文件现放在哪个位置? 能否将它还原到原来的文件夹中?

2) 如果在删除"wendang"文本文件时,在按着"Shift"键的同时,再按"Delete"键,则"wendang"文件将会放在哪个位置? 能否将它还原到原来的文件夹中?

3) 如果用菜单、快捷菜单、工具按钮或鼠标拖动的方法删除文件,分别应如何操作? 请读者练习。

(5) 文件夹重命名:将用户自己建立的"练习"文件夹更名为"子文件夹"。

选中"练习"文件夹,单击鼠标右键,在出现的快捷菜单中选择"重命名"选项,此时该文件夹下的名称部分"练习"处于选中状态,此时输入"子文件夹"字样,单击图标,则该文件夹被更名为"子文件夹"。

4. 显示和修改设置文件或文件夹属性　在文件或文件夹上单击右键,在弹出的快捷菜单中选择"属性"命令,打开属性对话框,如图 2-5-3 所示。图中的"常规"选项卡显示文件大小、位置、类型等。另外还可设置文件或文件夹为只读、隐藏属性,以实现文件或文件夹的读写保护。

文件夹属性对话框中的"共享"选项卡,用来设置文件夹的共享属性以供网上其他用户访问。如果选中"共享"单选按钮,则打开"文件共享"对话框,如图 2-5-4 所示,选择要与其共享的用户。单击"高级共享"命令按钮,打开"高级共享"对话框,如图 2-5-5 所示,其中"用户数限制"是限制可以访问的用户个数。"权限"按钮可以设置网上注册用户对该文件夹的权限。

5. 文件或文件夹搜索　搜索窗口是完成查找操作的主要工具,对照教材熟悉搜索窗口组成和使用。

(1) 在"开始"菜单中"搜索程序和文件":点击"开始"菜单,在"搜索程序和文件"栏中输入搜索内容,单击"查看更多结果",如图 2-5-6 所示,则在"搜索结果"窗口中显示搜索结果。

(2) 进行下列搜索操作

1) 在计算机中搜索文件名为"Winword.exe"的文件,并为它在桌面上创建快捷方式。

2) 查找计算机中所有以"Cal"开头的 .exe 文件,并将它们复制到 D:盘根目录下。

提示:在"搜索结果"窗口中右上角的搜索栏内直接输入搜索内容,计算机将直接搜索出与所要查找的相关结果。若搜索到要查找的文件,则在搜索窗口中将显示该文件及其所存在的盘符和路径。双击查出文件的名称,即可打开该文件。

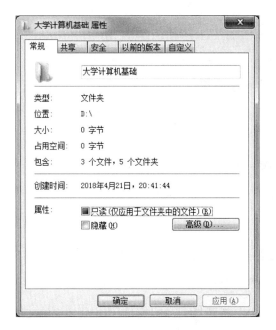

图 2-5-3 "文件夹属性"对话框

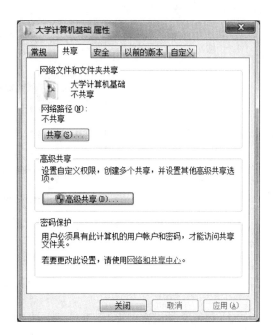

图 2-5-4 文件夹"共享"选项卡

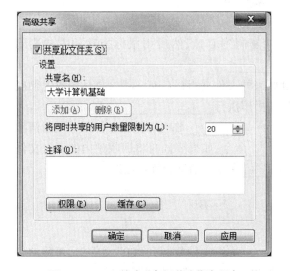

图 2-5-5 文件夹"高级共享"选项卡

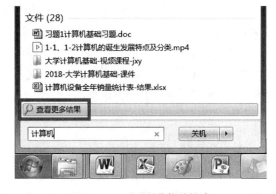

图 2-5-6 "开始"菜单搜索

搜索时,可使用通配符"*"和"?"。

6. 回收站操作 回收站属性的设置:在"回收站"图标上单击右键,在弹出的快捷菜单中选择"属性"命令,弹出如图 2-5-7 所示的对话框。在对话框中可以为每个磁盘设置回收站空间的大小、是否将删除文件先移入回收站及是否显示删除确认对话框等。

默认从硬盘上删除的内容将被放到"回收站"内,对照教材熟悉"回收站"的窗口组成,然后进行下列操作:

(1) 清空"回收站":右击桌面上的"回收站"图标,在弹出的快捷菜单中选择"清空回收站"命令;或双击桌面上的"回收站"图标,打开"回收站"窗口,选择"清空回收站"按钮命令。清空"回收站"的目的是将放到"回收站"里的文件或文件夹彻底从磁盘上删除。

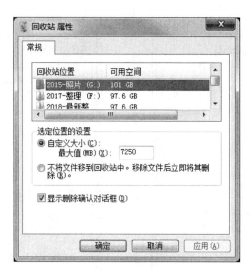

图 2-5-7　"回收站"属性选项卡

（2）还原文件或文件夹：双击桌面上的"回收站"图标，打开"回收站"窗口，选中要还原的文件或文件夹，选择"还原此项目"按钮命令；或双击桌面上的"回收站"图标，打开"回收站"窗口，右击要还原的文件或文件夹，在弹出的快捷菜单中选择"还原"命令。

（3）利用回收站进行以下操作，并完成题目后的填空。

1）将 C 盘中的"Winword.exe"、"Calc.exe"文件复制到 D 盘，然后用鼠标拖动的方法删除 D 盘上的这 2 份文件。此时，这 2 份文件放在了_____。

2）打开回收站，将"Winword.exe"文件还原到原来的文件夹，将"Calc.exe"文件从硬盘上彻底清除。前一操作执行_____命令，后一操作执行_____命令。

3）"回收站"是用来存放硬盘中被删除的文件的一块_____临时存储区。如果要同时清除回收站内的所有文件或文件夹，应执行_____命令；如果要同时将回收站内的所有文件或文件夹恢复到硬盘的原来位置上，应执行_____命令。请读者练习操作。

【思考题】

1. 使用"复制""粘贴"命令，把 C 盘中的"Winword.exe"文件复制到"PP"文件夹，再移动到"Excel"文件夹的操作顺序。最后把"PP"文件夹中的"Winword.exe"文件删除。

2. 使用选定拖动的手法（左拖、右拖），实现题 1 的操作；同一磁盘内的拖动文件与不同磁盘之间拖动文件产生什么不同效果？

3. 三班（Class3）分 4 个学习小组（Group1~Group4），每个小组有五名同学；请设计一棵文件夹的目录树，实现对每个同学的分类管理（如建立每个人的"成绩档案"等）。

4. 试从查找文件或文件夹的实验操作中，说明"模糊查找"的概念和作用。

5. U 盘的文件夹、文件删除与 C 盘的文件夹、文件删除有何不同？

6. 回收站的内容被清空，意味着什么？

7. 回收站与剪贴板的区别？

8. 完成下面的文件及文件夹的基本操作。

（1）在 D 盘中新建一个以自己"姓名"命名的文件夹，并在该文件夹内再依次新建 3 个子文件夹,分别命名为 aa、bb 和 cc;然后,在名称为 aa 的文件夹中,新建 3 个不同类型的文件,分别是文本文件、Word 文档和利用画图工具生成位图图像文件。

(2) 将 bb 文件夹设置为"只读"和"隐藏"。

(3) 显示隐藏文件和文件的扩展名。

(4) 在文件夹窗口的搜索栏中依次搜索 mspaint.exe 和 calc.exe 文件,将找到的文件复制到 cc 文件夹下。

(5) 将 aa 中的文本文件剪切到 bb 中;将以自己学号为名的文件夹复制到桌面上。

(6) 将桌面上自己学号为名的文件夹重命名为"练习"。

(7) 删除桌面上的"练习"文件夹,并在"回收站"中恢复该文件夹。

(8) 为 D 盘自己学号为名的文件夹中的 cc 文件夹创建桌面的快捷方式。

(9) 彻底删除本次实验中创建的所有文件、文件夹及桌面的快捷方式。

(肖 峰)

实验六
磁 盘 管 理

【实验目的】

1. 熟练掌握显示、修改磁盘属性。
2. 熟练掌握格式化磁盘。
3. 掌握维护磁盘的方法。

【实验内容】

1. 显示、修改磁盘属性。
2. 格式化磁盘。
3. 练习磁盘查错。
4. 练习磁盘碎片整理。

【提示和答案】

磁盘操作主要是显示磁盘属性、格式化磁盘、维护磁盘等。

1. 显示、修改磁盘属性　参考操作步骤如下：

(1) 在"计算机"窗口中,将鼠标指针移到要查看的驱动器图标上,右击弹出快捷菜单,选择菜单的"属性"命令,将打开磁盘属性窗口。

(2) 在磁盘属性窗口中包含"常规""工具""硬件"和"共享"等选项卡,显示磁盘的容量、可用空间及磁盘卷标(用户可以修改)。

2. 格式化 U 盘(注意:磁盘格式化后其中的文件丢失,若文件有用,请先备份!)

(1) 将 U 盘插入 USB 接口。

(2) 在"计算机"窗口中选定 U 盘符,右击盘符图标,在弹出的快捷菜单中选择"格式化"命令。

(3) 设置格式化的容量、格式化方式、标识磁盘等内容后,单击"开始"按钮,系统开始对 U 盘进行格式化。

(4) 格式化完毕后,屏幕弹出格式化后的结果报告。

3. 磁盘查错

(1) 打开"磁盘属性"对话框中的"工具"选项卡。

(2) 执行"开始检查"命令,不仅可以检查硬盘的逻辑和物理错误,而且能够修复文件系统错误和扫描恢复坏扇区。

4. 磁盘碎片整理

(1) 打开"磁盘属性"对话框中的"工具"选项卡。

(2) 执行"立即进行碎片整理"命令,可以进行整理硬盘上文件和未使用的空间,提高硬盘的访问速度。

【思考题】

1. 磁盘为什么会产生碎片及整理碎片的作用?

2. U 盘的文件夹、文件删除与 C 盘的文件夹、文件删除有何不同?

3. 用磁盘整理程序对 D 盘进行碎片整理。

（肖　　峰）

实验七
软 件 安 装

【实验目的】

1. 准确理解软件管理的概念。
2. 掌握软件安装的方法。
3. 熟练掌握应用程序的安装、卸载和使用方法。
4. 掌握系统的备份和还原的方法。
5. 掌握系统启动设置方法。

【实验内容】

1. 练习程序的启动与关闭。
2. 练习程序的安装、卸载／更改程序。
3. 练习系统的备份与还原。
4. 练习控制面板的使用。
5. 练习设备管理器的使用。
6. 练习任务管理器的使用。
7. 练习系统启动设置。

【提示和答案】

1. 程序的启动与关闭 通过启动和退出"记事本"程序(程序文件为 C:\Windows\notepad.exe),完成下列操作:

(1) 启动运行程序

1) 执行"开始"菜单的"所有程序"的"附件"菜单来启动"记事本"程序。单击"开始"→"所有程序／附件／记事本"命令项。

2) 执行"开始"菜单的"运行"命令来启动"记事本"程序。单击"开始"→"运行"命令项,输入或浏览到 C:\Windows\notepad.exe 并"确定"。

问:是否还有其他方法来实现这一操作?

(2) 关闭程序

1) 单击程序工作窗口标题栏右侧的关闭按钮。

2) 按"Alt+F4"组合键。

3) 单击程序工作窗口标题栏左侧的控制菜单图标→"关闭"项。

问:是否还有其他方法来实现关闭程序? 并用该方法练习关闭程序操作。

2. 程序的安装、卸载/更改程序

(1) 从网络中查找并下载最新的 WinZip 或 WinRar 软件,并将下载的软件安装到计算机的 D 盘。

(2) 在网络上下载搜狗拼音输入法,下载并安装到计算机中。

(3) 在"计算机"窗口中单击"卸载或更改程序"按钮命令,或在控制面板中选择"程序和功能",打开"卸载或更改程序"窗口,查看列表框中列出安装在系统中的 Windows 的应用程序,卸载其中没有用的应用程序。

3. 系统的备份与还原

(1) 系统备份

1) 打开控制面板。

2) 在"系统和安全"选项里,单击"备份您的计算机"命令。

3) 点击左上角的"创建系统映像"。

4) 在如图 2-7-1 所示的创建系统映像对话框中的下拉框中选择要保存"系统映像备份"的位置,单击"下一步"。

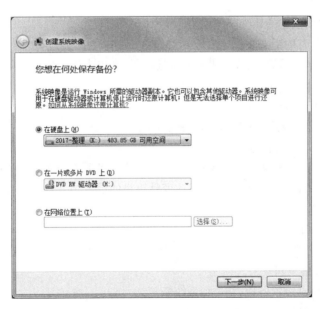

图 2-7-1 创建系统映像 – 保存备份

5) 在弹出的如图 2-7-2 对话框中选择备份中要包含哪些驱动器。单击"下一步"。

6) 确认备份设置后,点击"开始备份",备份完成点击"关闭"。

7) 此时,备份的分区根目录下,多出 WindowsImageBackup 的系统文件夹(勿删)。

(2) 系统还原

1) 打开控制面板。

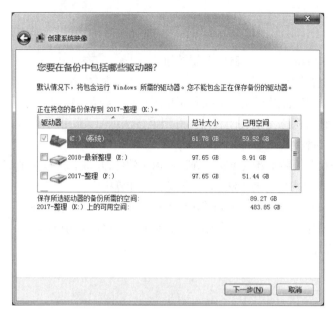

图 2-7-2　创建系统映像 – 备份包含的驱动器

2）在"系统和安全"选项里，单击"备份您的计算机"。

3）单击"恢复系统设置或计算机"。

4）单击"高级恢复方法"。

5）单击"使用之前创建的系统映像恢复"。

6）如果 C 盘有个人重要文件，单击"立即备份"；否则，单击"跳过"。

7）单击"重新启动"，重启后，自动进入系统还原界面，单击"下一步"。

8）系统会自动获取最近的备份文件，单击"下一步"。

9）确认还原信息，单击"完成"。

10）等待还原进度完成后，单击"立即重新启动"。

11）系统还原完成。单击"还原我的文件"。

4. 控制面板的使用　控制面板是 Windows7 的一个重要系统文件夹，它是用来对系统进行设置的一个工具集。利用它可以简单而直观地改变计算机的设置。

（1）打开"开始"菜单，选择"控制面板"命令。

（2）从"计算机"窗口中，单击"控制面板"按钮图标。

（3）在默认情况下，Windows7 的控制面板采用"类别"查看方式，更改"查看方式"，分别为："大图标"和"小图标"，观察不同效果。

（4）为计算机系统盘设置备份，并进行系统恢复练习。

（5）创建一个新的管理员账户，并关闭"Guest"来宾账户。

（6）为本地连接设置 IP 地址。

（7）更改鼠标主要和次要按钮（左右按钮），更改鼠标指针形状及滑轮滚动速度。

（8）模拟为计算机添加打印机。

（9）更改系统时间和日期、为系统设置新的"默认输入语言"。

5. 设备管理器的使用　设备管理器列出所有安装在计算机上的硬件设备，用户可以使用设备管理器查看计算机上的硬件设备列表并为每个设备设置属性。

（1）打开设备管理器。

1）在桌面上右击"计算机"图标，在打开的快捷菜单中单击"设备管理器"项。

2）单击"计算机→系统属性→设备管理器"，打开"设备管理器"对话框。

3）通过"控制面板→硬件和声音"打开"设备管理器"对话框。

提示：打开设备管理器窗口后，单击设备列表中的"+"标志，可以展开所含设备。

（2）设备属性设置：单击选中系统的硬件设备后，可以对其进行驱动更新、停用、卸载和查看等设置。设置的方法有：

1）右击该设备，从打开快捷菜单中选择相应设置选项。

2）选中设备后，从操作菜单中选择相应设置选项。

如果需要停用某项设备，首先选中要停用的设备，在弹出的快捷菜单或"操作"菜单中选择"停用"，即可停用这个设备。

6. 任务管理器的使用

（1）打开记事本应用程序。

（2）按下 Ctrl+Alt+Del 组合键，打开"任务管理器"对话框。

（3）在"应用程序"选项卡中找到"记事本"应用程序，单击"结束任务"命令按钮，关闭记事本应用程序。此方法可结束"未响应"的应用程序。

（4）再次打开记事本应用程序，在"进程"选项卡中找到"notepad.exe"进程，单击"结束进程"命令按钮关闭程序。

7. 系统启动设置

（1）在"开始"菜单"启动"项中添加相应程序，即可实现启动 Windows7 的同时加载指定程序。

（2）msconfig 命令进行系统配置。

1）通过"开始→运行"打开"运行"对话框。

2）在"运行"对话框的"打开"栏中输入"msconfig"，单击搜索到的"msconfig.exe"打开"系统配置"对话框，如图 2-7-3 所示。

3）"系统配置"对话框中"常规"选项卡，给出"正常启动""诊断启动"和"有选择的启动"的启动选择。

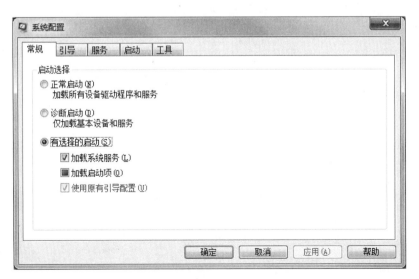

图 2-7-3 系统配置 – 常规 – 选项卡

4）"启动"选项卡，如图 2-7-4 所示，给出系统已启动运行的程序。

5）用户可通过单击选项框，禁用 / 启用程序，或全部禁用 / 启用程序。

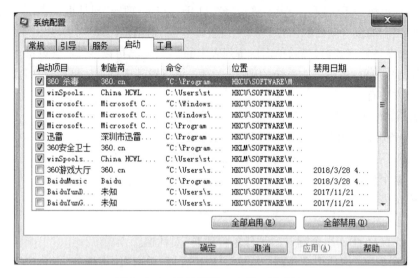

图 2-7-4　系统配置 – 启动 – 选项卡

【思考题】

1. 安装一个应用软件并打开应用，然后再将其卸载。
2. 卸载软件为什么不能直接删除对应的文件夹？
3. 向系统中添加一种输入法，然后再删除。
4. 如果在启动 Windows7 的同时加载指定程序，应该如何进行？
5. 目前流行的系统备份和恢复软件？

（肖　峰）

实验八
远程控制操作

【实验目的】

1. 熟练掌握远程桌面应用。
2. 了解远程协助。
3. 了解其他远程控制的方法。

【实验内容】

1. 远程协助操作。
2. 远程桌面操作。

【提示和答案】

远程控制服务可以实现远程办公、远程交流、远程维护和管理计算机等应用,Windows7 的远程控制服务分为两种,远程桌面和远程协助。

1. 远程桌面操作,参考操作步骤如下:

(1) 实现"远程桌面"功能的前提条件。

1) 要启动 Windows7 的"远程桌面"功能必须以管理员或 Administrators 组成员的身份登录进入系统,这样才具有启动 Windows7 "远程桌面"的权限。

2) 双方首先都开启远程桌面选项。右击"计算机→属性→远程设置",在打开的对话框中勾选"远程桌面"组中的"允许远程桌面的计算机连接"二个选项中的任一项。如图 2-8-1 所示。

3) 如果通信经过防火墙,可能会阻止远程桌面,这时应请求管理员协助开放相应的端口。

(2) 添加可访问本机桌面的远程用户:操作方法:"右击计算机→属性→远程设置→选择用户→远程桌面用户对话框(图 2-8-2)→添加→选择用户→位置→对象类型→输入对象名称来选择框中→键入要搜索的对象的名称→检查名称(待找到用户名称后)→确定→远程桌面用户对话框,找到的用户会出现在对话框中的用户列表中→选择列表中的用户→确定"完成链接。

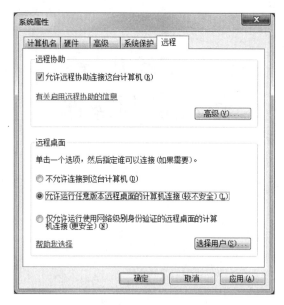

图 2-8-1　"系统属性 – 远程"选项卡

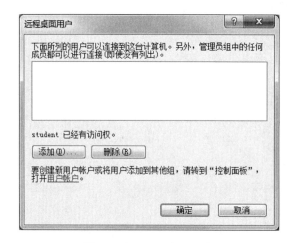

图 2-8-2　远程桌面用户

（3）访问远程用户桌面：通过操作"开始→所有程序→附件→远程桌面连接→选项"，展开对话框的全部选项，如图 2-8-3 所示，在"常规"选项卡中分别键入远程计算机的计算机名称或者 IP 地址、用户名、密码以及域名，然后单击"连接"按钮，连接成功后在本地计算机屏幕上就出现对方计算机桌面，此时就可以对远方的计算机远程控制，就像使用本地资源一样使用远程资源。

如果需要使用剪贴板在远程计算机和本地计算机之间传递数据，需要在"本地资源"选项卡中勾选"剪贴板"，如图 2-8-4 所示，并在"详细信息"对话框中选择"驱动器"。

（4）尝试将远程计算机的文件拷贝到本地计算机中。

2. 远程协助操作　在 Windows 的默认安装中就有"远程协助"这一选项，用户不需额外添加其他组件就可使用该项功能。如果计算机出现问题需要他人的帮助时，可以使用 Windows 远程协助邀请他人连接到自己的计算机帮助解决问题。远程协助的过程为：求助人发出协助请求，在获得对方同意后，施助方通过网络同求助方进行聊天、查看求助方的计算机屏幕、并且在允许的情况下在求助方的计算机上操作，如系统维护、安装软件、操作演示等。

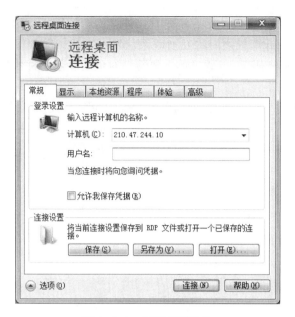

图 2-8-3　远程桌面连接

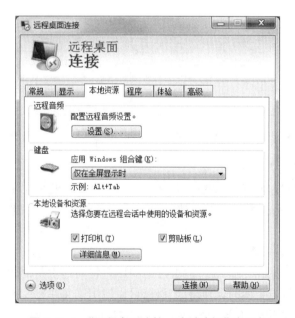

图 2-8-4　"远程桌面连接 – 本地资源"选项卡

　　使用远程协助获取帮助有两种方式：如果提供帮助的用户使用的是 Windows7，并且都连接到了 Internet，则可以使用"轻松连接"方式直接连接到其计算机；如果提供帮助的用户使用其他版本的 Windows，则可以使用"邀请文件"方式。

　　（1）实现"远程协助"功能的前提条件：双方必须都使用 Windows 操作系统；双方实现网络互联，且网速满足要求，通信流畅；双方开启远程协助选项，即右击"计算机→属性→远程设置"，在打开的对话框中勾选"远程协助"组中的"允许远程协助连接这台计算机"复选项，然后单击"确定"退出。

　　（2）使用轻松连接：首次使用轻松连接时，请求帮助的用户将收到一个密码，然后发给提供帮助的人。提供帮助的人可以使用此密码直接连接两台计算机。两台计算机一旦通过轻松连接建立了连接,这两台计算机之间将互换联系信息。当下一次希望通过连接再次发起远程协助会话时,将无需交换密码,可以通过单击要帮助对象的联系名称快速建立连接。连接步骤如下:

1) 单击"开始→所有程序→远程协助"打开 Windows 远程协助窗口,如图 2-8-5 所示。

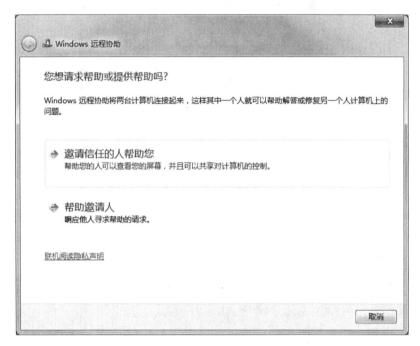

图 2-8-5　"远程协助"窗口

2) 单击"邀请信任的人帮助您"。

3) 如果从未使用过轻松连接,单击"使用轻松连接"。如果之前使用过轻松连接,可以从以前联系人的列表中进行选择。若要邀请未包含在联系人列表中的用户,单击"请求某个人帮助您"。

4) 按照向导说明执行操作。

(3) 使用邀请文件:选择该选项后,请求帮助的用户将向提供帮助的用户提供一个"邀请文件"。邀请文件是一种特殊类型的远程协助文件,可以使用该文件连接到其他人的计算机。请求帮助的用户必须在其计算机上打开"远程协助",选择"邀请信任的人帮助您"来创建邀请文件。然后该用户必须将邀请文件发送给提供帮助的人,并提供相关密码。发送邀请文件有两种方式:通过电子邮件发送;将文件保存到磁盘、存储设备(如 USB 闪存驱动器)或一个网络位置。连接步骤如下:

1) 在"开始→"搜索程序和文件"中输入"Windows 远程协助",单击 Windows 远程协助"打开 Windows 远程协助窗口,如图 2-8-5 所示。

2) 单击"邀请信任的人帮助您"。如果之前使用过轻松连接,请单击联系人列表中的"请求某个人帮助您"以显示使用邀请文件的选项。

3) 执行以下操作之一:若创建一个邀请文件,则单击"将该邀请另存为文件",如图 2-8-6 所示;若使用电子邮件程序发送邀请,则单击"使用电子邮件发送邀请"。

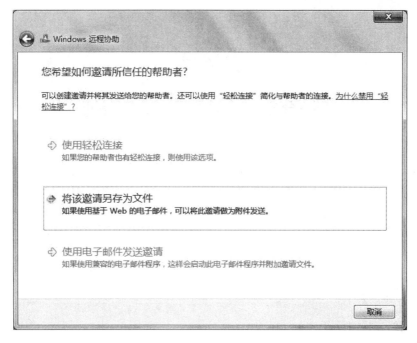

图 2-8-6 使用"邀请文件"窗口

4）按照向导说明执行操作。

注意：在允许他人连接到自己的计算机之前，最好关闭所有不希望帮助者看到的已打开的程序或文档。如果在任何时候感到这个人在求助者的计算机上所看到的内容或进行的操作不妥当，求助者可以单击"停止共享"或关闭该程序。

（4）施助方接受邀请：同样，使用远程协助帮助他人也有两种方式。当使用轻松连接时，打开Windows 远程协助窗口后，单击"帮助邀请人"，其他与邀请操作情况相同。当使用邀请文件时，施助方打开 Windows 远程协助窗口后，单击"帮助邀请人→使用邀请文件"，找到从要帮助的用户处收到的邀请；如果以前双方使用过轻松连接，请单击联系人列表中的"帮助某个新人"以显示使用邀请文件的选项；其他与邀请操作情况相同。

【思考题】

1. 什么是"远程协助"？"远程协助"的主要作用？
2. "远程桌面"的目的及其主要功能？
3. 还有哪些其他远程控制的方法？

（肖　峰）

实验九
网络连接设置及检测

【实验目的】

1. 掌握网络连接的设置。
2. 掌握使用 ipconfig 命令查看 TCP/IP 配置的方法。
3. 掌握 ping 命令。

【实验内容】

1. 设置本地连接。
2. 创建和管理无线网络连接。
3. 查看本机的网络设置参数,IPv4 地址、子网掩码、默认网关、DNS 服务器、物理地址等。
4. 使用 DOS 命令 ipconfig 查看本机 TCP/IP 配置。
5. 使用 DOS 命令 Ping 测试网络连通。

【实验步骤】

1. 设置本地连接
(1) 打开"网络和共享中心",有多种方法:
1) 在桌面上的"网络"图标上点击右键,选属性。
2) 在桌面上的"Internet Explorer"图标上点击右键,选属性。在弹出的"Internet 属性"窗口上点击"连接"选项,然后再点击页面上的"添加"按钮。
3) 点击桌面左下角的"开始→控制面板",在打开的控制面板中找到并双击"网络和共享中心",如图 2-9-1 所示。
(2) 点击"更改适配器设置",打开"网络连接",如图 2-9-2 所示。
(3) 右键点击"本地连接",选择"属性",打开"本地连接属性"对话框,如图 2-9-3 所示。
(4) 选择"Internet 协议版本 4(TCP/IPv4)",点击属性,打开"Internet 协议版本 4(TCP/IPv4)属性"对话框,如图 2-9-4 所示。

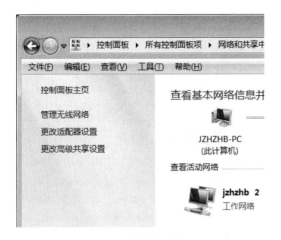

图 2-9-1 网络和共享中心

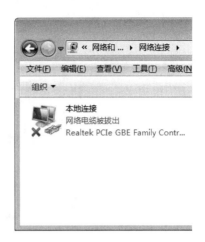

图 2-9-2 网络连接

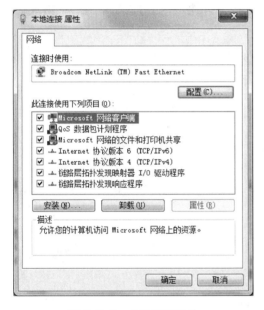

图 2-9-3 本地连接属性

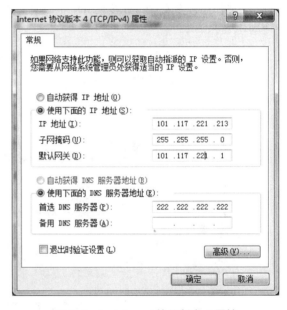

图 2-9-4 Internet 协议版本 4 属性

(5) 单击"使用下面的 IP 地址"单选按钮,并在各文本框中输入相应的数据。IP 地址、子网掩码、网关和 DNS 可以从网管负责人处获取。

如果"Internet 协议版本 4(TCP/IPv4) 属性"对话框中为自动获得 IP,说明机器所属的 ISP 没用给机器分配固定的 IP 地址,而是每次此机器访问网络连接的时候,临时分配一个 IP 地址。

设置 IPv6 的时只需在"本地连接,属性"中选择"Internet 协议版本 6(TCP/IPv6)",在打开的对话框中填入相关信息即可。

2. 创建和管理无线网络连接

(1) 打开"网络和共享中心",如图 2-9-1 所示。

(2) 选择连接选项:在"网络和共享中心"页面的"更改网络设置"项下方,点击第一个选项"设置新的连接或网络",在弹出的"设置连接或网络"对话框中,点击"连接到 Internet"选项,点击"下一步",如图 2-9-5 所示。

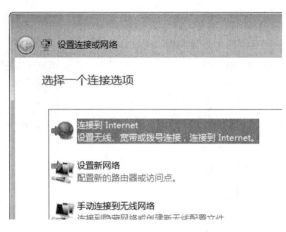

图 2-9-5　设置连接或网络

(3) 选择连接方式:在"连接到 Internet- 您想如何连接"对话框中,选择"无线"连接的方式,如图 2-9-6 所示。

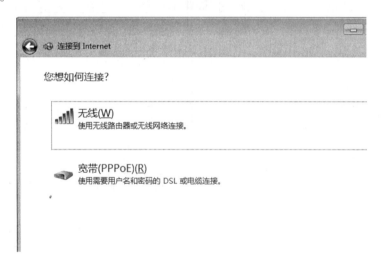

图 2-9-6　连接到 Internet

(4) 桌面右下角系统托盘中出现搜索到的无线网络,选择要连接的无线网络点击"连接",如图 2-9-7 所示。

如果无线网络有密码,则输入密码后连接即可,如图 2-9-8 所示。

同样的方式也可以创建宽带或拨号连接。

(5) 管理无线网络:打开"网络和共享中心",选择"管理无线网络"选项,则可以选择:"添加"(新连接)或"删除"(已有连接),"上移"或"下移"(提高或降低优先级),"适配器属性"(设置 IP 地址等参数)和"配置文件类型"(其他账号是否共享连接),如图 2-9-9 所示。

3. 查看本机的网络设置参数,记录本机的 TCP/IP 参数、IP 地址、子网掩码、默认网关、DNS 服务器、网卡地址等。

单击"开始→控制面板→网络和共享中心",在"查看活动网站"组中可以看到现在所使用的网络连接(本地连接或无线连接),打开连接状态(本地或无线连接)对话框,可以查看当前的连接状态,如图 2-9-10 所示。单击"详细信息"按钮,打开"网络连接详细信息"对话框,如图 2-9-11 所示。

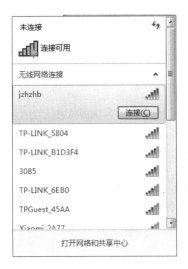

图 2-9-7 无线连接

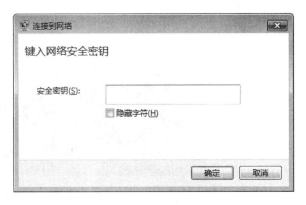

图 2-9-8 连接到网络

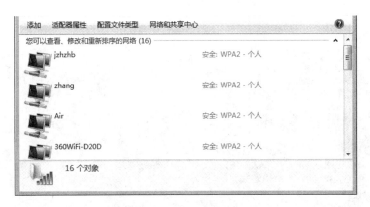

图 2-9-9 管理无线网络

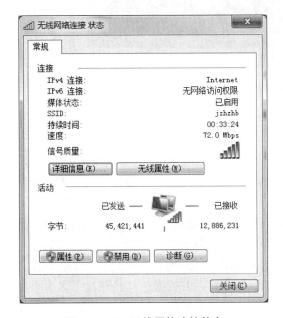

图 2-9-10 无线网络连接状态

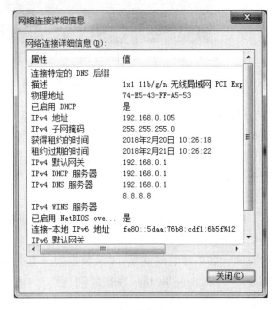

图 2-9-11 网络连接详细信息

查看网络连接详细信息,包括本机物理地址、IPv4 地址、子网掩码、默认网关、DNS 服务器等,单击
"关闭"完成查看。

4. 使用 DOS 命令 ipconfig 查看 TCP/IP 配置

(1) 单击"开始"按钮,在"搜索程序和文件"栏中输入"cmd",回车后打开命令提示符窗口,如
图 2-9-12 所示。

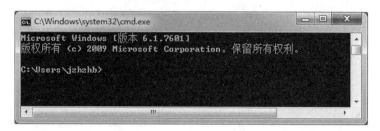

图 2-9-12　命令提示符窗口

(2) 输入"ipconfig"命令并回车,则屏幕显示如图 2-9-13 所示。

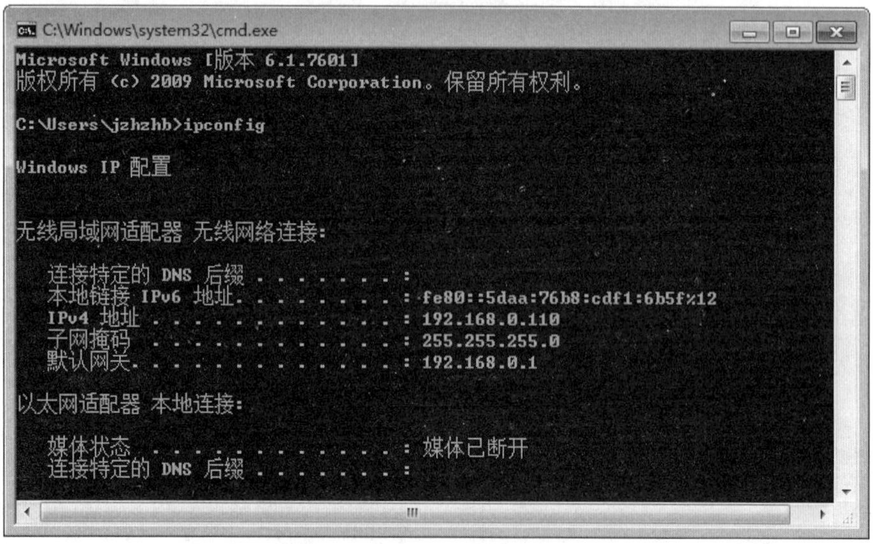

图 2-9-13　ipconfig 命令结果

(3) 输入带参数的命令:"ipconfig/all",如图 2-9-14,比 ipconfig 命令结果增加了"Windows IP
Configuration"信息,DNS 相关信息、物理地址和 DHCP 等信息。

5. 使用 DOS 命令 Ping 测试网络连通　Ping 是 Windows、Unix 和 Linux 系统下的一个命令,
也是 TCP/IP 协议的一部分。利用"Ping"命令可以检查网络是否连通,并帮助分析和判定网络
故障。

Ping 的缺省设置是发送 4 个 ICMP(网间控制报文协议)回送请求,每个 32 字节数据,如果
一切正常,应能得到 4 个回送应答。Ping 以毫秒为单位显示发送回送请求到返回回送应答之间
的时间。如果应答时间短,表示数据报不必通过太多的路由器或网络连接速度比较快。Ping 还
能显示 TTL(Time To Live 存在时间)值,可以通过 TTL 值推算一下数据包已经通过了多少个路
由器。

```
C:\Windows\system32\cmd.exe
C:\Users\jzhzhb>ipconfig/all

Windows IP 配置

   主机名  . . . . . . . . . . . . . : jzhzhb-PC
   主 DNS 后缀 . . . . . . . . . . . :
   节点类型  . . . . . . . . . . . . : 混合
   IP 路由已启用 . . . . . . . . . . : 否
   WINS 代理已启用 . . . . . . . . . : 否

无线局域网适配器 无线网络连接:

   连接特定的 DNS 后缀 . . . . . . . :
   描述. . . . . . . . . . . . . . . : 1x1 11b/g/n 无线局域网 PCI Express Half M
ini Card 适配器
   物理地址. . . . . . . . . . . . . : 74-E5-43-FF-A5-53
   DHCP 已启用 . . . . . . . . . . . : 是
   自动配置已启用. . . . . . . . . . : 是
   本地链接 IPv6 地址. . . . . . . . : fe80::5daa:76b8:cdf1:6b5f%12(首选)
   IPv4 地址 . . . . . . . . . . . . : 192.168.0.110(首选)
   子网掩码  . . . . . . . . . . . . : 255.255.255.0
   获得租约的时间  . . . . . . . . . : 2018年2月12日 12:16:58
   租约过期的时间  . . . . . . . . . : 2018年2月13日 12:17:02
   默认网关. . . . . . . . . . . . . : 192.168.0.1
   DHCP 服务器 . . . . . . . . . . . : 192.168.0.1
   DHCPv6 IAID . . . . . . . . . . . : 309650755
   DHCPv6 客户端 DUID  . . . . . . . : 00-01-00-01-1E-EA-BF-7B-B8-88-E3-37-FB-28

   DNS 服务器  . . . . . . . . . . . : 192.168.0.1
                                       8.8.8.8
   TCPIP 上的 NetBIOS  . . . . . . . : 已启用

以太网适配器 本地连接:

   媒体状态  . . . . . . . . . . . . : 媒体已断开
   连接特定的 DNS 后缀 . . . . . . . :
   描述. . . . . . . . . . . . . . . : Realtek PCIe GBE Family Controller
   物理地址. . . . . . . . . . . . . : B8-88-E3-37-FB-28
   DHCP 已启用 . . . . . . . . . . . : 是
   自动配置已启用. . . . . . . . . . : 是
```

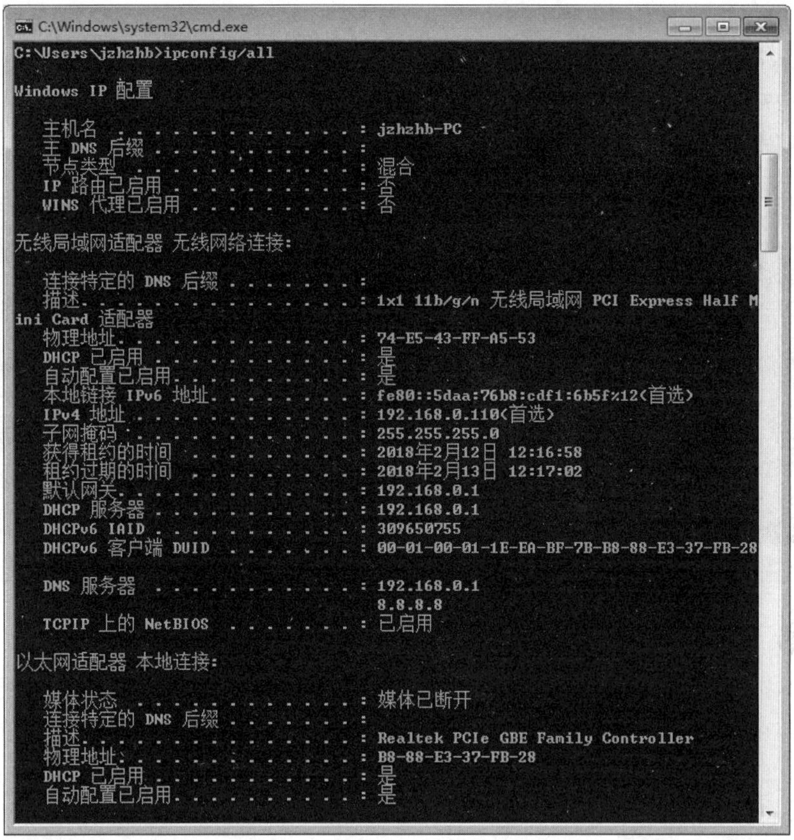

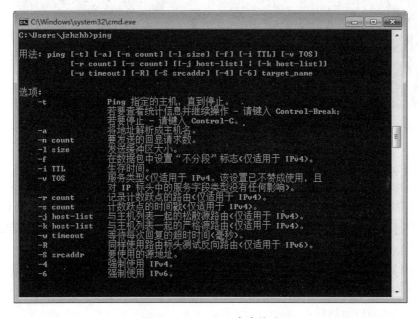

图 2-9-14　ipconfig/all 命令结果

(1) 命令格式:Ping 空格 IP 地址。该命令后可以加参数,键入 Ping 按回车即可看到参数的详细说明,如图 2-9-15 所示。

```
C:\Windows\system32\cmd.exe
C:\Users\jzhzhb>ping

用法: ping [-t] [-a] [-n count] [-l size] [-f] [-i TTL] [-v TOS]
           [-r count] [-s count] [[-j host-list] | [-k host-list]]
           [-w timeout] [-R] [-S srcaddr] [-4] [-6] target_name

选项:
    -t             Ping 指定的主机，直到停止。
                   若要查看统计信息并继续操作 - 请键入 Control-Break;
                   若要停止 - 请键入 Control-C。
    -a             将地址解析成主机名。
    -n count       要发送的回显请求数。
    -l size        发送缓冲区大小。
    -f             在数据包中设置“不分段”标志(仅适用于 IPv4)。
    -i TTL         生存时间。
    -v TOS         服务类型(仅适用于 IPv4。该设置已不赞成使用，且
                   对 IP 标头中的服务字段类型没有任何影响)。
    -r count       记录计数跃点的路由(仅适用于 IPv4)。
    -s count       计数跃点的时间戳(仅适用于 IPv4)。
    -j host-list   与主机列表一起的松散源路由(仅适用于 IPv4)。
    -k host-list   与主机列表一起的严格源路由(仅适用于 IPv4)。
    -w timeout     等待每次回复的超时时间(毫秒)。
    -R             同样使用路由标头测试反向路由(仅适用于 IPv6)。
    -S srcaddr     要使用的源地址。
    -4             强制使用 IPv4。
    -6             强制使用 IPv6。
```

图 2-9-15　Ping 命令格式

（2）使用 Ping 检测网络的步骤顺序。

1）使用 ipconfig/all 观察本地网络设置是否正确，如图 2-9-14。

2）Ping 127.0.0.1：127.0.0.1 是保留的回送 IP 地址，它表示本地计算机。如果 Ping 的结果显示错误信息，表明本地计算机的 TCP/IP 设置存在问题，如图 2-9-16 所示。

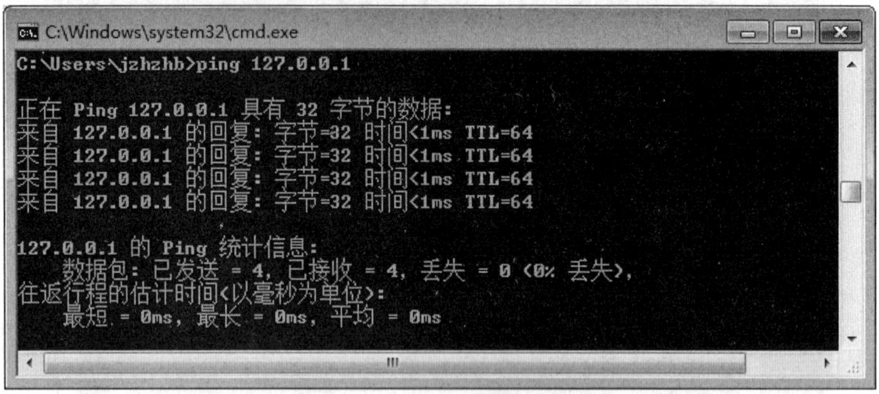

图 2-9-16　Ping 127.0.0.1 测试本地设置

3）Ping 本机 IP：该命令被送到本地计算机所配置的 IP 地址，如果返回信息错误，表示本地计算机 IP 配置存在问题。出现此问题后，如果断开网络连接，重新执行该命令而返回信息正确，则表示网络上有 IP 地址冲突存在，如图 2-9-17 所示（此例中本地 IP 为 192.168.0.110，在实际实验中请使用实验机器的 IP 地址）

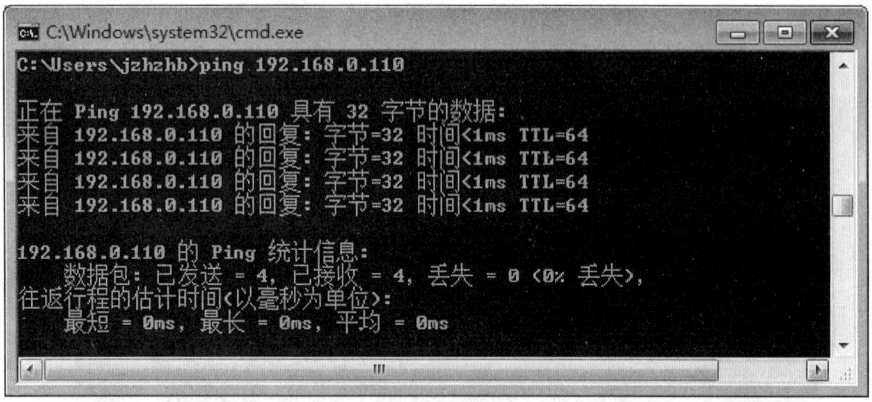

图 2-9-17　Ping 本机 IP

4）Ping 局域网内其他 IP：该命令离开本地计算机，经过网络到达指定的计算机后返回。收到回送应答，表明本地网络运行正常。如果未收到应答，表示子网掩码不正确或远程计算机网卡配置错误或电缆系统有问题，如图 2-9-18 所示。（本局域网内另一台设备 IP 地址为 192.168.0.105，在非局域网中这一步骤可以忽略）

5）Ping 网关 IP：该命令如果应答正确，表示局域网中的网关路由器正在运行并能够作出应答。如未收到应答，表明网关工作不正常，如图 2-9-19 所示。（在本例中，网关地址为 192.168.0.1 在非局域网中这一步骤可以忽略）

6）Ping 本地 DNS 地址，检查本地 DNS 服务器是否工作正常。在本例中 DNS 地址为 192.168.0.1，同上一步操作。

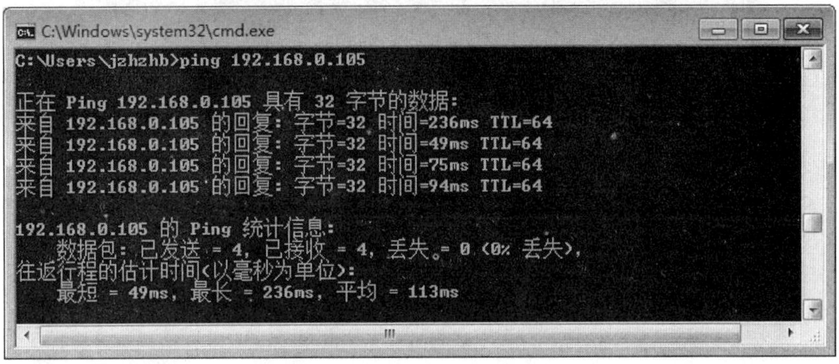

图 2-9-18 Ping 局域网内其他 IP

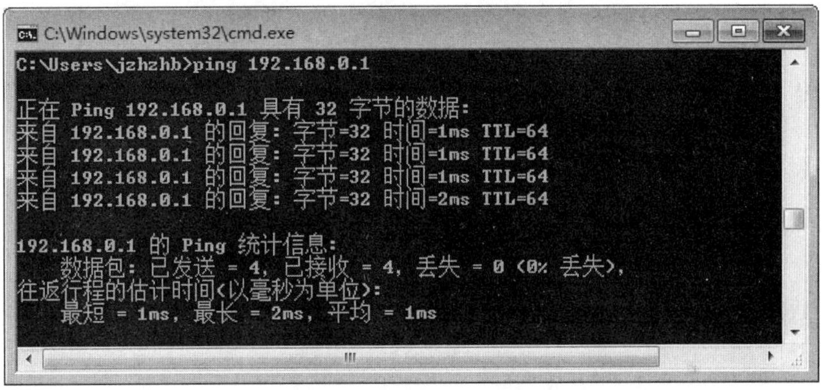

图 2-9-19 Ping 网关 IP

7）Ping 远程 IP：该命令离开局域网，到达指定的位置后返回。如果收到应答，表示数据报成功的经过了途径的网络设备及线路，能够访问 Internet。如果未收到回应，则表示途径中有中断现象存在。

使用 nslookup 命令获取 www.sin.com.cn 对应的 IP 地址，如图 2-9-20 所示。

使用 Ping 命令测试 www.sin.com.cn 对应 IP 地址的连通性，如图 2-9-21 所示。

如果上面所列出的所有 Ping 命令都能正常运行，那么计算机进行本地和远程通信的功能基本可以进行。但是，这些命令的成功并不表示你所有的网络配置都没有问题，例如，某些子网掩码错误就可能无法用这些方法检测到。

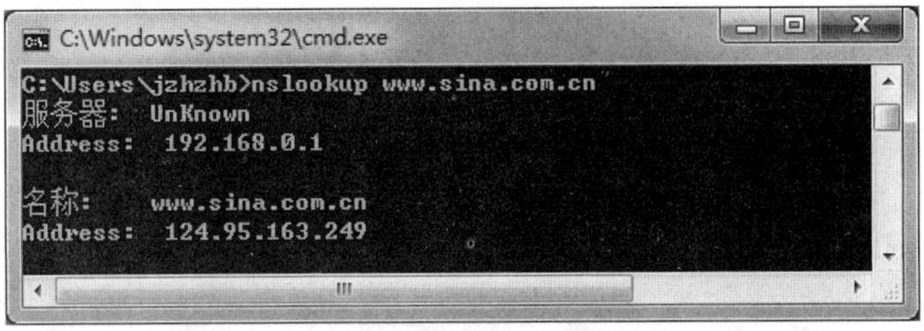

图 2-9-20 获取 www.sin.com.cn 的 IP 地址

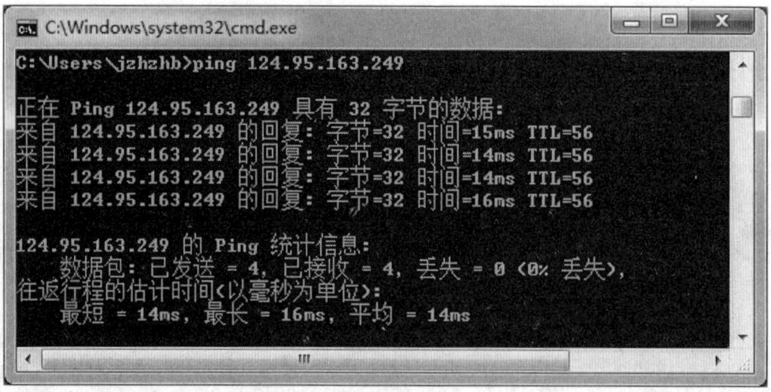

图 2-9-21　Ping 远程地址 www.sina.com.cn

（姚　琳　何慧敏）

实验十
网络常用软件

【实验目的】

1. 熟练使用 IE 浏览器。
2. 熟练使用网络下载软件迅雷。
3. 掌握百度网盘的使用方法。
4. 掌握微信公众号的制作方法。

【实验内容】

1. 使用 IE 浏览器搜索信息并保存。
2. IE 浏览器的设置。
3. 使用百度网盘。
4. 使用迅雷下载。
5. 注册微信公众号。
6. 编辑微信订阅号。

【实验步骤】

1. 使用 IE 浏览器搜索并保存信息

（1）使用搜索引擎：可以使用主页的搜索引擎，或打开专门的搜索引擎网站，如 www.baidu.com，输入想要搜索的关键词，选择"网页"，单击"百度一下"按钮，如图 2-10-1 所示。单击链接可以打开相应的网页。

（2）保存网页中的文本：在需要保存文本的页面上，用鼠标拖动选择需保存文本的范围，处于选中状态后，在文本上右击鼠标，弹出菜单中选择"复制"，所选内容已存入剪贴板，在相应文档中使用"粘贴"功能。

（3）保存网页中的图片：使用鼠标右键点击需保存的图片，在弹出菜单中选择"图片另存为"，然后选择保存图片文件的路径和类型，输入文件名。

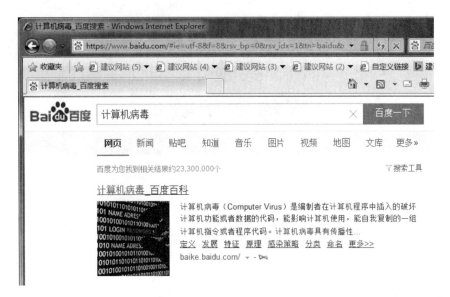

图 2-10-1　搜索结果

关于图片的操作还包括电子邮件图片、打印图片、转到图片收藏及设置背景等。

(4) 保存网页:保存网页可以使用"页面→另存为"选项,在弹出的"保存网页"对话框中选择保存位置,输入文件名,在保存类型下拉列表中有四种类型,如图 2-10-2 所示。

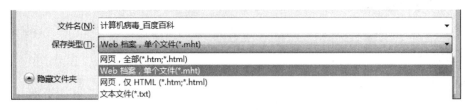

图 2-10-2　保存网页对话框

1) 网页,全部(*.htm,*.html):浏览器将网页中的所有内容都保存下来,存到指定位置的文件夹中,同时生成一个与文件同名的文件夹和扩展名为 .htm 的文件。在同名文件夹中保存有当前页面上显示的文件资料,包括图片(.GIF、.JPG)、样式表(.CSS)和脚本语言 JScript(.JS)。使用这种方法保存,在脱机浏览时可以看到与原网页相同的页面。如果删除保存的扩展名为 .htm 的文件或文件夹两者中的任何一个,另一个也会被自动删除。

2) Web 档案,单个文件(*.mht):把当前页面上的所有内容都保存在一个扩展名为 .mht 的文件中,并不出现文件夹,相对来说更方便保存。

3) 网页,仅 HTML(*.htm,*.html):该方式只生成一个 HTML 文件,不创建同名文件夹,不保存网页中的图片等信息,用于保存网页中的文字内容,所占空间相对较小。

4) 文本文件(*.txt):用该方式保存,只把页面中文字内容留下。这种方式保存的文件最小,便于搜集网页文字信息。

2. IE 浏览器的设置　通过 Internet 选项对话框可以对 IE 的属性做多种设置,单击"开始→程序→控制面板→ Internet 选项"(启动 IE 后,单击"工具→ Internet 选项"命令),打开如图 2-10-3 所示的"Internet 选项"对话框,由 7 个选项卡组成,每个选项卡都包含了与浏览器工作环境相关的设置,下面介绍几种设置。

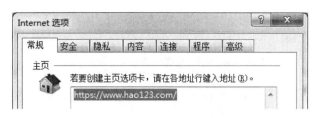

图 2-10-3　Internet 选项对话框

(1) 常规设置:在"常规"选项卡中,有"主页""浏览历史记录""搜索""选项卡""外观"五个部分。

第一次启动 IE 默认连接微软主页,在主页区的地址栏中可以键入需要创建主页的网络地址。地址栏下方的"使用当前页"按钮,设置当前正在浏览的网页为默认主页;"使用默认页"按钮,设置微软中国主页为默认主页;"使用空白页"按钮,设置空白网页(about:blank)为默认主页。

在"浏览历史记录区",可以删除临时文件、Cookie、保存的密码和网页表单信息等。可以单击"删除"按钮,打开"删除浏览的历史记录"对话框进行设置,如图 2-10-4 所示。单击"设置"按钮可以打开"Internet 临时文件和历史记录设置"对话框,可以设置临时文件的保存位置、目录大小、保存历史记录的天数等,如图 2-10-5 所示。

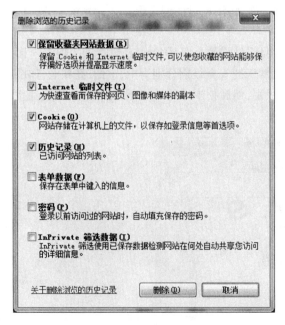

图 2-10-4　删除浏览的历史记录

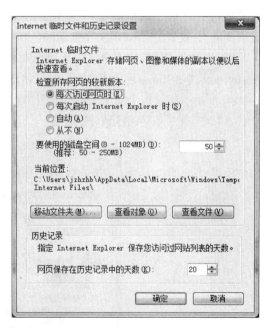

图 2-10-5　Internet 临时文件和历史记录设置

在"搜索"区,单击"设置"按钮,可以添加并设置默认搜索引擎,常用的搜索引擎有百度、google、bing、雅虎等。

在"选项卡"区域,单击"设置"按钮,打开"选项卡浏览设置"对话框,可以设置在窗口中还是选项卡中打开弹出窗口、是否启用选项卡分组、关闭多个选项卡是否给出警告等设置,如图 2-10-6所示。

在"外观"区域,可以设置浏览器的前景背景色、字体、使用的语言以及其他辅助功能。

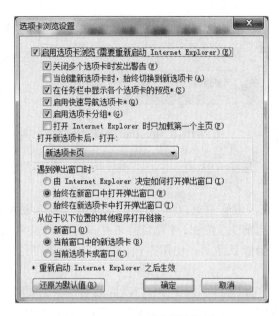

图 2-10-6　选项卡浏览设置

练习:将主页设置为 http://www.sina.com.cn;将 Internet 临时文件所占磁盘空间设置为 200MB;查看磁盘上的 Internet 临时文件,删除 Internet 临时文件;将浏览过的网页保存在计算机上的天数设置为 8 天;设置 IE 浏览器文字显示颜色和字体。

(2) 安全设置:IE 的安全区设置可以对被访问的网站设置信任程度。IE 包含了四项安全区域:Internet、本地 Intranet、可信站点、受限站点,系统默认的安全级别分别为中、中低、高和低,如图 2-10-7 所示。建议每个安全区域都设置为默认的级别,然后把本地的站点,限制的站点放置到相应的区域中,并对不同的区域分别设置。

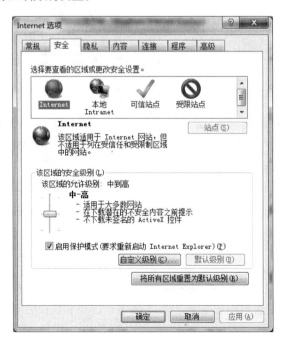

图 2-10-7　安全选项卡

　　例如网上银行需要 ActiveX 控件才能正常操作,在不降低安全级别的情况下,可以把该站点放入"本地 intranet"区域。

　　练习:分别选择四个安全区域,在区域安全级别中使用自定义安全级别,了解相应的安全设置,最后取消所做设置。(初学者最好不要改变这些设置)

　　(3) 内容设置:设置"内容"选项卡中的项目主要是为了保护未成年人不受网络上有关暴力、色情等内容的危害,另外还可对使用的证书以及用户的个人信息进行相应的设置,如图 2-10-8 所示。

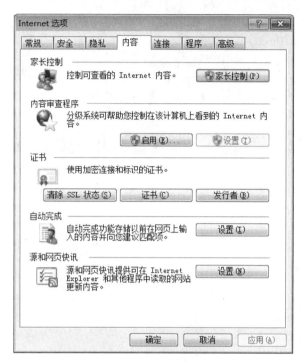

图 2-10-8　内容选项卡

　　3. 使用百度网盘

　　(1) 注册百度网盘账号并登录:百度网盘支持扫描二维码、微信账号、QQ 账号、账号秘密登录等多种方式,如图 2-10-9 所示。对于没有账号的用户,可以单击右下角的"立即注册"按钮,在注册窗口中按照提示输入相应信息完成注册,如图 2-10-10。

　　登录成功后会进入百度网盘的界面,如图 2-10-11 所示。经常使用网盘用户可以在电脑或手机上安装网盘客户端,便于文件的管理和使用。

　　百度网盘的文件及文件夹的使用方法与在电脑上类似,支持复制、移动、重命名、删除及文件夹的新建,和文件的预览等操作。

　　(2) 上传文件:单击网盘"全部文件"上方的"上传"按钮,在弹出"选择要上传的文件"的对话框中,选择需要上传的文档,如图 2-10-12 所示,单击"存入百度网盘"即完成上传。

　　(3) 分享文件:选择需要分享的文件或文件夹,在窗口上方出现"分享"按钮 分享,单击后出现分享文件对话框,可以使用链接分享、发给好友及发到邮箱 3 种方式,如图 2-10-13 所示。用户还可以选择加密分享或公开分享形式,并设置分享文件的有效期。

　　(4) 下载文件:选中需要下载的文件或文件夹,可以使用右键菜单中的"下载"命令或窗口左上角的"下载"按钮,按照提示选择文件保存位置完成下载。

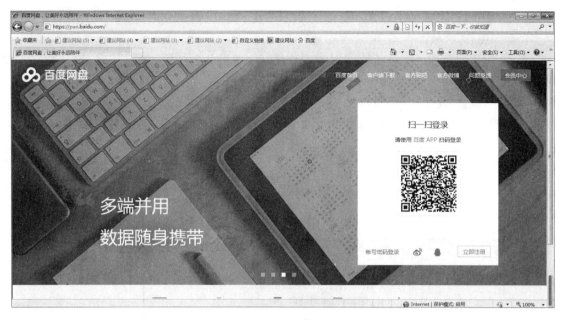

图 2-10-9　百度网盘

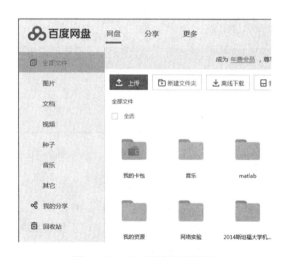

图 2-10-10　百度云盘注册　　　　　图 2-10-11　百度网盘界面

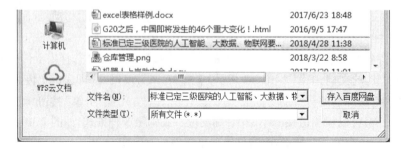

图 2-10-12　"选择要上传的文件"对话框

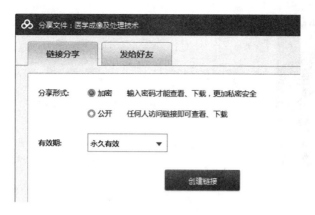

图 2-10-13 "分享文件"对话框

4. 使用迅雷下载 迅雷作为互联网下载软件,本身不支持上传资源,只提供下载和自主上传,具有断点续传功能。

(1) 使用迅雷下载软件(以搜狗拼音为例):

1) 打开某软件下载网站,找到需要下载的程序。

2) 以搜狗拼音为例,点击下方的"立即下载"按钮,迅雷下载对话框自动弹出,如图 2-10-14所示。在当前对话框中可以看到任务的下载链接、文件名、保存目录等。单击右下角"手动下载"右侧的小按钮,在弹出菜单中选择"立即下载"。

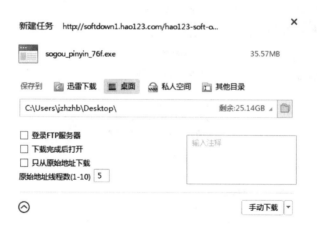

图 2-10-14 迅雷下载对话框

3) 开始下载后,在正在下载列表中,能看到文件名称、文件大小、下载进度等信息,下载过程如图 2-10-15 所示。如果迅雷以悬浮窗形式在屏幕上显示下载进度,可以双击悬浮窗,打开完整迅雷界面。

4) 下载完成后,迅雷发出提示音,并且程序名称出现在"已完成"列表中,如图 2-10-16 所示。选中下载完成的文件,单击"运行"或"目录"按钮,可以运行已下载程序或打开文件所在目录。

(2) 迅雷的设置:打开迅雷系统设置对话框后,可以看到"基本设置"和"高级设置"两类,基本设置中包含常规设置、下载设置和外观设置,如图 2-10-17。

在常规设置中,可以设置开机自动启动迅雷、启动后自动开始未完成任务、设置迅雷下载目录、静默下载等(单个文件直接下载到任务目录,不再弹出新建任务面板)。

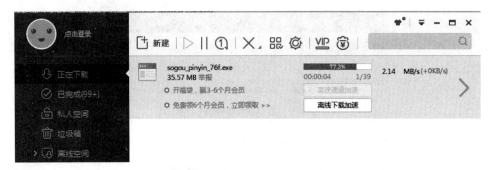

图 2-10-15　迅雷下载过程

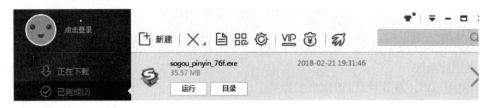

图 2-10-16　下载完成

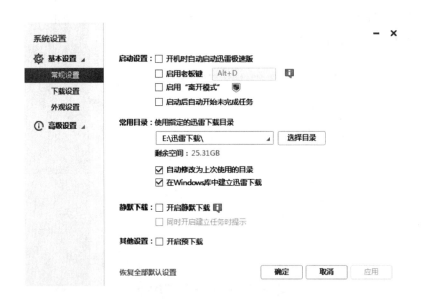

图 2-10-17　常规设置

在下载设置中,可以设置默认下载模式、同时下载最大任务数、开启空闲下载等操作。

5. 注册微信公众号

(1) 登录微信公众平台:登录微信公众平台 https://mp.weixin.qq.com/,如图 2-10-18 所示,在登录窗口可以输入用户名和密码直接登录,如果没有账号,需要单击右上角的"立即注册"按钮。

(2) 选择注册的账号类型:账号类型包括订阅号、服务号、小程序和企业微信等,每一种类型下面有对应的文字说明,这里选择"订阅号",如图 2-10-19 所示。按照注册流程填写信息,如图 2-10-20 所示,填写注册信息需要激活邮箱,该邮箱要求未被微信公众平台注册,未被微信开放平台注册,未被个人微信号绑定。

微信公众平台
再小的个体，也有自己的品牌
登录
邮箱/微信号/QQ号
密码

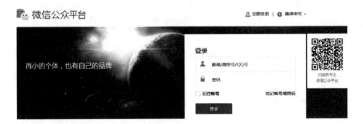

图 2-10-18　微信公众平台登录界面

请选择注册的帐号类型
订阅号
具有信息发布与传播的能力
适合个人及媒体注册
服务号
具有用户管理与提供业务服务的能力
适合企业及组织注册
小程序
具有出色的体验，可以被便捷地获取与传播
适合有服务内容的企业和组织注册
企业微信
原企业号
具有实现企业内部沟通与协同管理的能力
适合企业客户注册

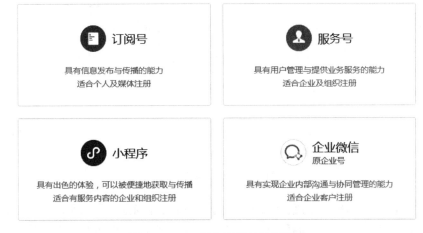

图 2-10-19　选择注册的账号类型

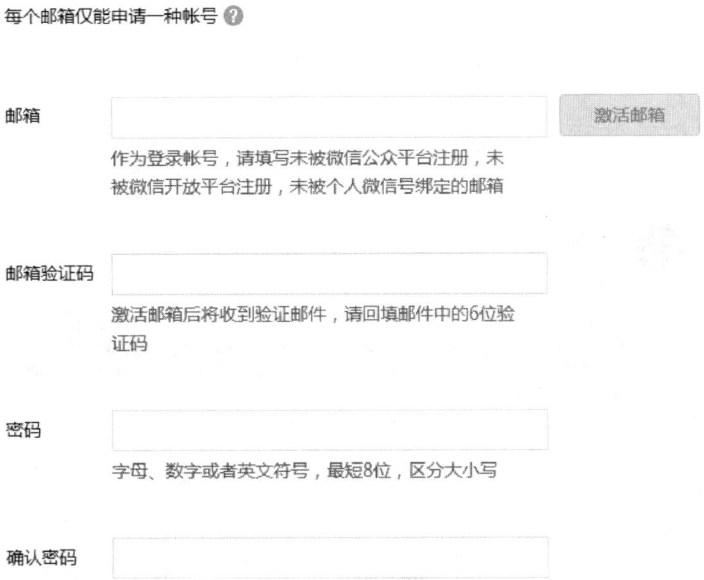

每个邮箱仅能申请一种帐号
邮箱
激活邮箱
作为登录帐号，请填写未被微信公众平台注册，未被微信开放平台注册，未被个人微信号绑定的邮箱
邮箱验证码
激活邮箱后将收到验证邮件，请回填邮件中的6位验证码
密码
字母、数字或者英文符号，最短8位，区分大小写
确认密码

图 2-10-20　填写信息

　　信息填写完成后,选择所在地,下一步后选择账号类型,包括订阅号、服务号和企业微信,如图 2-10-21 所示。选择类型后会提示:选择公众号类型之后不可更改。

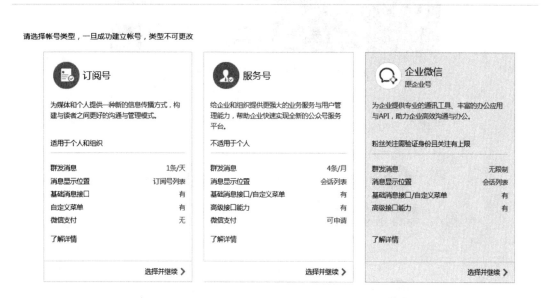

图 2-10-21　选择类型

　　(3) 信息登记:在信息登记中流程中,主体类型包括:政府、企业、其他组织和个人,这里选择个人。接下来填写主体登记信息,包括身份证信息及管理员手机号码,并发送验证码。管理员身份的验证还需使用绑定了管理员本人银行卡的微信扫描二维码。

　　管理员微信认证后,会出现主体信息提交确认对话框,如图 2-10-22 所示,确认后进入公众号信息流程。

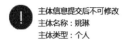

图 2-10-22　主体信息提交对话框

（4）公众号信息：在这里输入账号名称、功能，选择运营地区，如图 2-10-23 所示。信息提交成功后前往微信公众平台编辑窗口，如图 2-10-24 所示，同时管理员个人微信会收到"恭喜您成功绑定公众号助手"的通知。

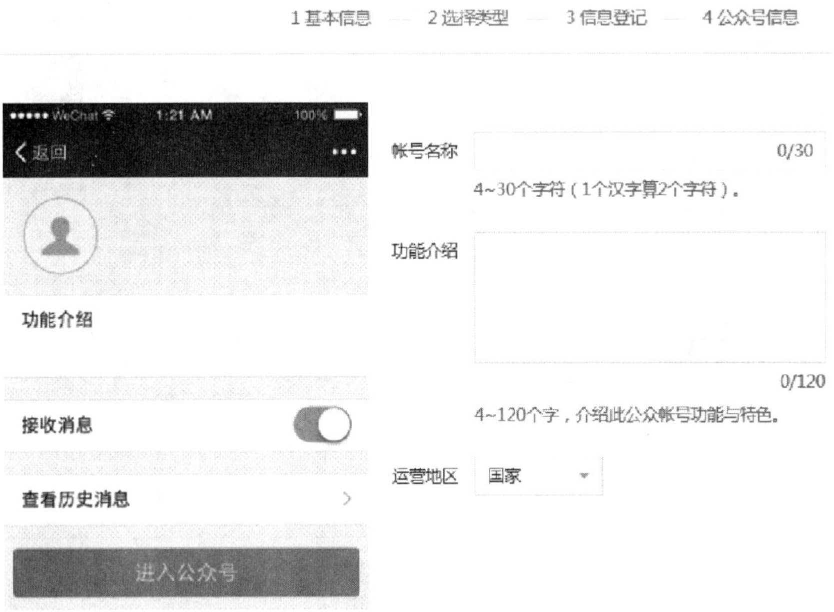

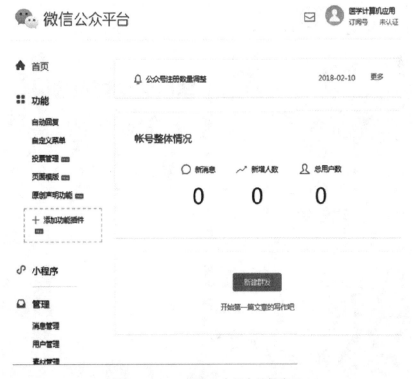

图 2-10-23　公众号信息

图 2-10-24　微信公众平台编辑窗口

6. 编辑微信订阅号　订阅号首页左侧包括功能、小程序、管理、推广、统计、设置和开发 7 个区域,可以对订阅号进行编辑和管理。

（1）素材管理:点击窗口左侧"管理"区域的"素材管理"选项,在右侧素材种类中可以选择图文消息、图片、语音或视频,选择一个分类后点击对应的新建按钮,图 2-10-25 为点击"新建图文消息"按钮后的编辑窗口。

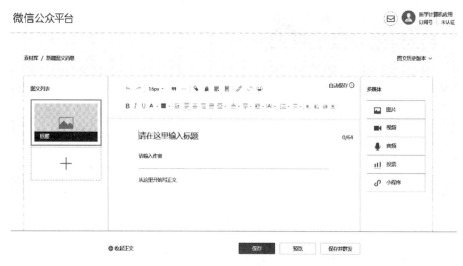

图 2-10-25　新建图文消息

在对应位置输入标题、作者、正文,插入图片,编辑封面,最后保存所做操作。上传的图片文件必须为以下格式:bmp、png、jpeg、jpg、gif。图 2-10-26 所示为编辑完成后,预览的图文消息,图 2-10-27 为预览消息正文。在预览状态下还可以执行分享到朋友圈、发送给朋友、发送到手机预览等操作。

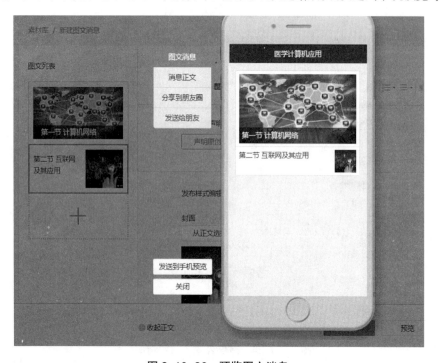

图 2-10-26　预览图文消息

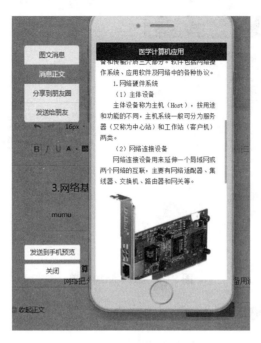

图 2-10-27　预览消息正文

完成图文消息编辑后,返回到素材库,可以看到已经完成的图文消息文章,如图 2-10-28 所示。

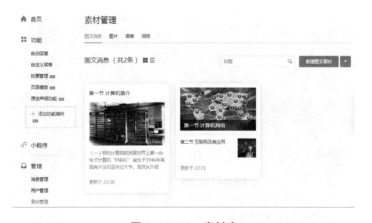

图 2-10-28　素材库

(2) 自定义菜单:单击"功能"区域的自定义菜单,窗口右侧出现"添加菜单"按钮,如图 2-10-29 所示,单击后进入编辑菜单状态,如图 2-10-30 所示,输入菜单名称后,可以在左侧手机预览区域看到菜单样式,继续单击预览区域菜单名称上方的"+"可以输入子菜单,如图 2-10-31 所示。

按照上述方法完成菜单结构,菜单结构请参考理论教程。预览区域下方的"菜单排序"按钮可以帮助调整菜单项位置。

菜单结构完成后,需要链接已经编辑好的素材。例如"1. 计算机基础"子菜单链接对应的"第一节　计算机简介"素材。选中"1. 计算机基础"子菜单后,子菜单内容选择"从素材库中选择",然后选中需要的素材,如图 2-10-32 所示。如果没有已经编辑好的素材,可以选择子菜单消息类型后,创建新的素材。

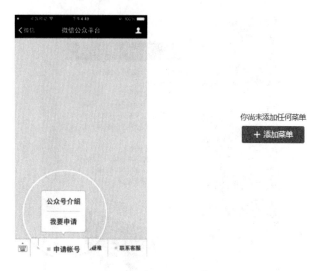

图 2-10-29   添加菜单

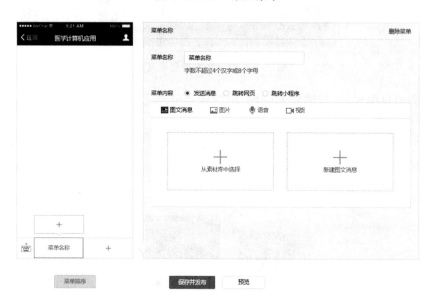

图 2-10-30   编辑菜单

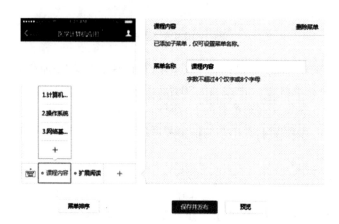

图 2-10-31   添加子菜单

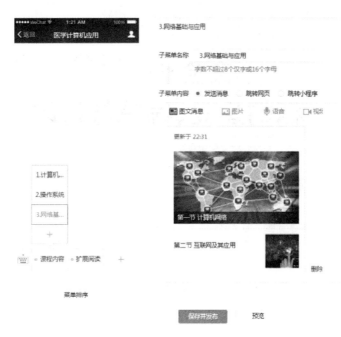

图 2-10-32 链接素材

所有菜单项链接好对应的素材之后,可以保存并发布菜单。预览可以看到在手机终端上的显示效果,如图 2-10-33 所示。

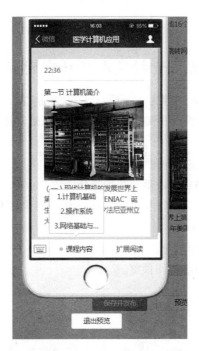

图 2-10-33 预览微信订阅号

这里只介绍了微信订阅号最基本的两项功能,关于消息管理、小程序等其他操作,用户可以自学。

（姚　琳　何慧敏）

实验十一
文档的建立、编辑与打印

【实验目的】

1. 掌握 Word 文档的建立、保存、打开方法。
2. 掌握 Word 文本内容的输入、选定方法，文本的复制、移动和删除方法。
3. 掌握文本的查找与替换方法，包括高级查找与替换。
4. 掌握文本与段落格式设置及格式刷的使用方法。
5. 掌握文档的打印方法。

【实验内容】（实验所用素材见人卫社官网，给出链接）

1. 新建一个 Word 文档，输入内容为"医学科普"，设置合适的字体，效果如素材中的样文所示。
2. 打开素材中的"吸烟致视网膜黄斑病的发病机制（原始素材）"文档，将其中的内容复制到当前文档中。
3. 在标题行后面插入一行输入样张中所示的内容。
4. 设置标题、正文的文本格式及段落格式如样张所示。
5. 将当前文档中的"细胞"替换为"Cell"，通过替换将文档中的"视网膜"的格式变为"红色""加粗""三号字"，如样文所示。
6. 将新建的文档命名为"医学科普"保存。
7. 设置选择合适纸张、页边距打印预览。

【实验步骤】

1. 新建文档、输入内容　启动 Word2010，输入"医学科普"并将字体设置为"微软雅黑""初号"，对齐方式设置为"居中"。通过回车键调整使其位于页面正中位置。
2. 文档内容的复制　双击打开"吸烟致视网膜黄斑病的发病机制（原始素材）"，通过"Ctrl+A"，选中文档中的全部内容，将光标定位于新建文档第二页起始位置，在右键菜单中选择"粘贴"，将内容复制到当前文档中。

3. 插入特殊符号　将光标移到标题行尾,按回车键加入一个新的段落,输入"来自于网络",然后通过"插入→符号→符号按钮"插入特殊符号"★"。

4. 设置文本与段落格式　选中标题行将其字体设置为"宋体""三号""加粗",段落设置"单倍行距"、段后距为"0.5 行";将光标定位于正文第一行,设置字体为"宋体""四号";特殊格式设置为"首行缩进"2 个字符,段落设置为"多倍行距"1.25 倍。通过格式刷将第一段的格式复制到第二段。

5. 查找与替换　通过"开始→编辑→替换"打开"查找与替换"对话框,在"查找内容"文本框中输入"细胞",在"替换为"文本框中输入"Cell",然后单击"全部替换"完成将细胞"替换为"Cell"操作。再次打开"查找与替换"对话框,在"查找内容"文本框中输入"视网膜",在"替换为"文本框中输入"视网膜",然后单击"格式"按钮,选择"字体",打开"字体"对话框,设置字体为"红色""加粗""三号字",单击"确定"返回"查找与替换"对话框,单击"全部替换"即可。

6. 文件保存　单击"快速工具栏"中的"保存"按钮,在"另存为"对话框中输入文字名为"医学科普",文件类型为".docx"。

7. 打印文件　通过"文件→打印"列表中,纸张默认为 A4,单击"正常边距",选"自定义边距"设置上下左右边距均为 2cm。

（李　燕　张筠莉）

实验十二

文档的分栏、项目符号、边框底纹及页眉页脚的使用

【实验目的】

1. 掌握分栏与首字下沉的操作。
2. 掌握项目符号、编号的使用。
3. 掌握边框和底纹的使用。
4. 掌握页眉与页脚的设置操作。

【实验内容】

1. 对实验素材文档设置分栏,选择某一段落练习首字下沉。
2. 在文档中选择适当的段落练习项目符号和编号。
3. 练习段落和页面边框与底纹使用。
4. 设置文档的页眉与页脚。

【实验步骤】

打开实验素材中的"如何看待白细胞指标(原始素材).docx",按要求操作,结果以"如何看待白细胞指标 .docx"文件名保存。

1. 字符格式的设置　设置标题为"华文隶书""小二号",文字效果为第 1 行第 4 列的效果(雨后初晴),居中显示,将"白细胞"三个字的间距加宽 5 磅,位置提升 5 磅;正文的字体设置为"华文仿宋""四号",把第一段段落设置为首字下沉两行。

2. 段落格式的设置　将文中所有段落的段前间距设置为 0.5 行,除正文第一段外,首行缩进 2 个字符。

3. 项目符号的设置　给正文中"结论"部分添加项目符号"◆",字体为红色、16 号。

4. 分栏与边框和底纹的设置　将文中"三、白细胞生成、循环和清除过程"下面的内容分为三栏,栏宽相等,有分隔线;给页面添加"三维,橙色,强调文字颜色 6,0.75 磅,双波浪线"的边框;给

文章"一、必须牢记以下的基本概念"及下面的内容添加"橙色，强调文字颜色 6"填充色和"样式20%、自动颜色"的底纹。

　　5. 设置页眉和页脚　在文档中插入"如何认识血常规中白细胞和分类值的意义"页面和日期页脚，并且给文档设置文本水印，内容为"医学科普知识"，文字颜色为红色、半透明。

（李　燕　张筠莉）

实验十三
文档的分页、分节、引用及目录的生成

【实验目的】

1. 掌握人工分页与分节的方法。
2. 掌握为文档插入页码的方法。
3. 掌握为奇偶页设置不同页眉页脚的方法。
4. 掌握交叉引用的使用。
5. 掌握文档目录的生成。

【实验内容】

1. 练习人工分页与分节。
2. 在文档中插入页码。
3. 为文档的首页、奇偶页设置不同的页眉页脚。
4. 练习交叉引用。
5. 在文档中加入脚注与尾注。

【实验步骤】

打开实验素材中的"中国甲状腺疾病诊治指南（原始素材）.docx"，按下列要求操作，结果以"中国甲状腺疾病诊治指南.docx"文件名保存。

1. 插入分节符　　将光标定位于文档第三行首，通过"页面布局→分隔符→分节符→下一页"插入一个分节符。

2. 设置封面格式　　设置第一行字体为"华文隶书，小初"，第二行字体为"华文隶书，二号"，把第二行的日期移动下一行，成为第三行。通过添加段落使三行内容布局合理，成为封面。

3. 设置正文格式　　光标定位于文档第二页，将第一行标题字体设置为"宋体，二号字"，段落设置为"段后距"为0.5行，对齐方式为"居中"。设置文档中的"一、二、三"及"参考文献"等标题行"标题1"样式，将文档中的"（一）、（二）"等二级标题样式设置为"标题2"。设置文档正文字体为"宋体，四号字",段落"单倍行距",特殊格式为"首行缩进 2 字符"。

4. 插入页眉、页脚及页码　通过"插入→页脚→空白"进入页脚编辑状态,通过"页眉页脚工具→选项"选中"首页不同""奇偶页不同"复选框。删除页脚位置的"键入文字",将光标定位在正文第一页的页脚位置,通过"插入→页码→页码格式"选择"1,2,3…"格式,在"页码编号"位置选择"起始页码"为"1",然后,通过"插入→页码→当前位置→普通数字"输入页码,对齐方式设置为"左对齐",将光标定位在正文第二页的页脚位置,将页码的对齐方式设置为"右对齐"。

5. 设置参考文献编号及插入目录　将光标定位于第一条参考文献的位置,通过"开始→段落→编号下拉按钮→自定义编号"设置编号格式为带"【 】"的数字,例【1】,为所有的参考文献加上编号。将光标定位于要插入文献的位置,通过"引用→交叉引用"打开"交叉引用"对话框,在"引用类型"列表中选择"编号项",依次选择对应的参考文献即可插入文献,选中插入的编号,同时按下 Ctrl+Shift+【＋】将编号变为上标;将光标定位于文档正文最开始有位置,通过"引用→目录下拉按钮→自动目录 1"即可插入文档的目录。

(李　燕　张筠莉)

实验十四
邮件合并与表格的使用

【实验目的】

1. 掌握邮件合并功能。
2. 掌握表格的创建与使用。

【实验内容】

1. 制作一个医学会议的邀请函。
2. 制作一个个人简历。
3. 绘制斜线表头和设置跨页表格的标题。
4. 使用 Word 表格的计算功能。

【实验步骤】

打开实验素材中的"邀请函(原始素材).docx",按下列要求操作,结果以"邀请函.docx"文件名保存。

1. 制作一个医学会议的邀请函

(1) 设置邀请函的格式:设置标题为"华文中宋,小初",字符效果为第 2 行第 1 列的效果(漫漫黄沙),居中显示。正文为"宋体,四号",字符效果为第 3 行第 2 列的效果(孔雀开屏)。

设置标题的段后距为 1 行,正文的"特殊格式"为"首行缩进" 2 个字符。

(2) 制作通讯录中人员的邀请函:将光标定位于"尊敬的"后面,通过"邮件→开始邮件合并→邮件分步合并向导→信函→下一步→使用当前文档→下一步(选取收件人)→使用现有列表→浏览(在素材中选择通讯录.xlsx)→下一步(撰写信函)→其他项目→数据库域→姓名→插入→预览信函→下一步(完成合并)→打印 | 编辑单个信函"完成邀请函的制作。

2. 制作一份个人简历

(1) 绘制一个 7 行 7 列的表格。

(2) 在表格中输入内容,如表 2-14-1。

表 2-14-1　个人简历 1

姓名		性别		出生年月		照片
文化程度		毕业院校				
籍贯				政治面貌		
现住址				手机号码		
电话号码				E-mail		
求职意向						
本人简历						
特长						

（3）格式化表格，通过合并单元格完成如表 2-14-2。

表 2-14-2　个人简历 2

姓名		性别		出生年月		
文化程度		毕业院校				照片
籍贯				政治面貌		
现住址				手机号码		
电话号码				E-mail		
求职意向						
本人简历						
特长						

（4）设置表格与单元格的边框和底纹、单元格对齐方式、调整合适的行高与列宽，如表 2-14-3。

表 2-14-3　个人简历 3

姓名		性别		出生年月		
文化程度		毕业院校				照片
籍贯				政治面貌		
现住址				手机号码		
电话号码				E-mail		
求职意向						
本人简历						
特长						

3. 绘制斜线表头和设置跨页表格的标题，如表 2-14-4 所示。

将光标定位于第一个单元格，通过"表格工具 | 设计→边框下拉按钮→设置斜线表头"为第一个单元格添加斜线表头。

选中标题行，通过"表格工具 | 布局→数据→标题行重复"可以设置跨页表格的标题。

4. Word 表格的计算功能，如表 2-14-5 所示。

表 2-14-4　斜线表头

项目 姓名	解剖	生理	计算机	平均分	总分

表 2-14-5　利用公式计算数据

项目 姓边	解剖	生理	计算机	平均分	总分
齐国华	81	62	95	79.33	317.33
李大志	70	67	88	75	300
王明志	67	82	90	79.67	318.67

　　将光标定位于总分位置,通过"表格工具|布局→数据→公式"在公式对应的文本框中输入"=sum(left)"确定即可,其中 sum( )表示求和,left 表示对左边表格中数据进行操作,相应的可以有 above、right、below,表示上、右、下。

　　将光标定位于平均分位置,通过"表格工具|布局→数据→公式"在公式对应的文本框中输入"=average(left)"确定即可,average 表示求平均值,如果要进行其他的计算可以通过"表格工具|布局→数据→公式"对话框中的"粘贴函数"下拉列表进行函数选择。

(李　燕　张筠莉)

实验十五
图形、图片及图文混排

【实验目的】

1. 掌握艺术字的编辑、图片的插入、图文混排等的操作方法。
2. 熟悉使用在文档中插入图形与图像的方法。
3. 掌握图形与文字环绕的设置方法。
4. 掌握插入对象和中文版式的使用方法。

【实验内容】

1. 在文档中插入艺术字。
2. 在文档中插入剪贴画、图片。
3. 在文档中插入形状。
4. 设置图形与文字的环绕方式。
5. 在文档中插入 SmartArt。

【实验步骤】

打开实验素材中的"感冒、流感、禽流感到底有何不同？（原始素材).docx"，按下述要求操作，结果以"感冒、流感、禽流感到底有何不同？.docx"文件名保存。

1. 在文档中插入艺术字　选中文档标题，通过"插入→文本→艺术字下拉按钮"打开艺术字样式列表，选择最后一行，第四列，"填充 – 紫色，强调文字颜色 4，外部阴影 – 强调文字颜色 4，软边缘棱台"。

2. 在文档中插入剪贴画　将光标定位于正文第二段的位置，通过"插入→插图→剪贴画"打开"剪贴画"窗格，在"搜索文字"对应的文本框中输入"感冒"，然后单击"搜索"，在搜索的结果中选择任意一幅剪贴画插入即可。

3. 在文档中插入图片并改变图片的大小　将光标定位于正文第三段的位置，通过"插入→插图→图片"打开"插入图片"对话框，选择实验四素材中的"流感症状 .jpg"即可。

选中图片,通过"图片工具 | 格式→大小→高度 | 宽度"调整合适的数字即可。

4. 在文档中插入形状并进行设置　通过"插入→插图→形状→星与旗帜→第二行第二列开关"在文档中拖拽插入一个形状,选中形状,通过"绘图工具 | 格式→形状样式→第四行第五列"的"细微效果 – 紫色,强调颜色 4",通过"绘图工具 | 格式→形状效果→发光 | 柔化边缘 | 三维旋转"分别进行设置。

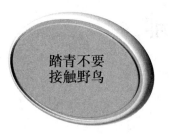

图 2-15-1　文本框样例

5. 插入文本框　通过"插入→文本框"打开内置文本框样式库,选择"现代型引述",并输入"踏青不要接触野鸟"如图 2-15-1 所示。

6. 设置图形与文字的环绕方式　选中插入的剪贴画、图片、形状或文本框,单击右键,在快捷菜单中选择"自动换行"在弹出的菜单中选择相应的环绕方式即可。图形插入到文档中默认的环绕方式是"嵌入式",在排版中可以根据实际需要进行调整。

7. 在文档中插入 SmartArt　将光标定位于最后一段,通过"插入→插图→SmartArt→流程→重点流程",插入的 SmartArt 图形默认的是三个形状,右键单击 SmartArt 图形,在快捷菜单中选择"添加形状",然后再选择"在前面添加形状"或"在后面添加形状"再添加一个形状,输入如图 2-15-2 所示的内容即可。

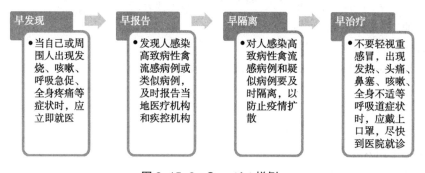

图 2-15-2　SmartArt 样例

（李　燕　张筠莉）

实验十六
Excel 基本操作

【实验目的】

1. 熟练掌握 Excel 的基本操作。
2. 掌握自动填充序列及自定义序列操作方法等单元格数据的编辑。
3. 掌握基本格式的设置和条件格式的使用。

【实验内容】

实验所需素材文件为"成绩统计表 .xlsx"。
1. 插入、删除、重命名、移动、复制工作表。
2. 数据有效性设置。
3. 文本型数据输入。
4. 数值型数据输入。
5. 日期和时间型数据输入。
6. 自动填充数据。
7. 单元格、行、列的移动与删除。
8. 调整行高、列宽。
9. 保存并加密。
10. 基本格式设置。
11. 设置数字格式。
12. 条件格式的使用。

【实验步骤】

1. 插入、删除、重命名、移动、复制工作表 操作步骤:新建工作簿,默认自动生成 3 个工作表 Sheet1~Sheet3。主要操作方法过程如下,其他方法请参考理论教材。

插入:选中 Sheet2 和 Sheet3 右击→"插入"→"插入"对话框→默认选中"工作表"→"确定",

在 Sheet3 左侧插入新工作表 Sheet4 和 Sheet5。

删除：选中 Sheet4 右击→"删除"→删除工作表 Sheet4。

重命名：选中 Sheet1 右击→"重命名"→输入"学生基本信息"→ Enter。

移动、复制：选中"新工作表"右击→"移动或复制"→"(新工作簿)"或已经打开的目标工作簿（选择位置），默认为移动，如需复制则选中"建立副本"→"确定"。

2. 数据有效性设置　在"学生基本信息"工作表 C1 单元格输入"性别"→选定需要设置的区域 C2：C10 →"数据"选项卡→"数据有效性"→"数据有效性"对话框→"设置"选项卡→"允许"下拉列表框→"序列"→在"来源"框中输入"男，女"→"确定"。设置完成后，C2：C10 区域中的单元格只接受输入"男"或"女"，可以通过下拉箭头选择，也可直接输入。

3. 文本型数据输入　操作步骤：普通文本型数据直接输入即可：在"学生基本信息"工作表 A1 单元格输入"学号"，B1 单元格输入"姓名"。数字形式文本数据有两种输入方法，一是以单引号"'"开头，在 A2 单元格中输入学号"'18010101"，二是先设置文本格式再直接输入，选中单元格 A3：A10 →"开始"→"单元格"组→"格式"→"设置单元格格式"（在快捷菜单中选择"设置单元格格式"）→"设置单元格格式"对话框→"数字"→"分类"→"文本"→直接输入即可。

例如在 A3 单元格直接输入"18010102"。

4. 数值型数据输入　操作步骤：普通数值型数据直接输入即可，分数形式输入示例"0 2/5"则输入五分之二，注意 0（零）后面需要输入一个空格。

5. 日期和时间型数据输入　操作步骤：在单元格中输入"2020/10/1"或"2020-10-1"完成日期输入，按"Ctrl+;"可输入当前系统日期。

在单元格中输入"10：00"或"10：00 AM"则输入的时间是上午 10 点，输入"22：00"或"10：00 PM"则输入的时间是下午 10 点，按"Ctrl+Shift+;"可输入当前系统时间。

6. 自动填充数据　操作步骤：

（1）等差序列填充：在 D7 单元格中输入数值"5"→右键向右拖放填充柄至 I7 单元格→快捷菜单→"序列"→"序列"对话框→选择"行"、"等差序列"、"步长值"设为 3 →"确定"。

（2）等比序列填充：在 F5 单元格中输入数值"5"→右键向下拖放填充柄至 F10 单元格→快捷菜单→"序列"→"序列"对话框→选择"列"、"等比序列"、"步长值"设为 3 →"确定"。

（3）Excel 内置自定义序列输入：单击 E2 单元格→输入"第一季"→拖放填充柄至 E5 单元格→ E2 至 E5 单元格分别被输入"第一季""第二季""第三季""第四季"。

（4）创建新自定义序列："文件"→"选项"→"Excel 选项"对话框→如图 2-16-1 所示"高级"选项卡→"常规"选项组→"编辑自定义列表"→"自定义序列"对话框→在"输入序列列表框"中输入需要的序列条目，每个条目之间按 Enter 键或用","分隔→"添加"完成自定义序列创建，如图 2-16-2 所示。

7. 单元格、行、列的移动与删除　操作步骤：

（1）选中 A4 单元格并向右拖动到 F4 单元格，从而选中从 A4 到 F4 之间的单元格。

（2）在选中区域单击鼠标右键，选择"剪切"命令。

（3）选中 A8 单元格，按下 Ctrl+V 组合键，完成粘贴操作。

（4）右击 A4 单元格，在弹出的快捷菜单中选择"删除"命令，弹出"删除"对话框，单击选中"整行"单选按钮，再单击"确定"按钮。

8. 调整行高、列宽　操作步骤：

（1）单击第 3 行左侧的标签，然后向下拖动至第 7 行，选中从第 3 行到第 7 行的单元格。

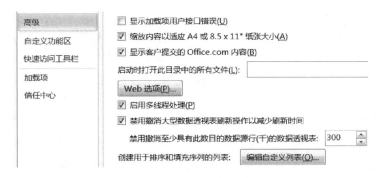

图 2-16-1　"高级"选项卡

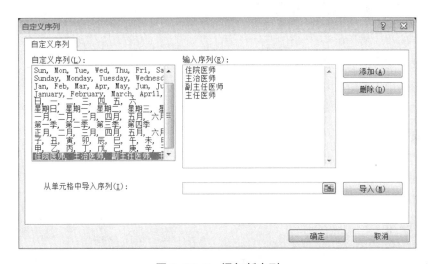

图 2-16-2　添加新序列

（2）将鼠标指针移动到左侧的任意标签分界处，这时鼠标指针变为上下箭头形状，按鼠标左键向下拖动，将出现一条虚线并随鼠标指针移动，显示行高的变化。

（3）当拖动鼠标使虚线到达合适的位置后释放鼠标左键，这时所有选中的行高均被改变。

（4）选中 F 列所有单元格→右击列标题→"列宽"对话框→在文本框中输入列宽值 12→"确定"按钮。

9. 保存并加密　操作步骤："文件"→"另存为"命令→"另存为"对话框→"工具"菜单→"常规选项"命令→"常规选项"对话框→输入"打开权限密码"→"确定"→"确认密码"对话框→再次输入前面的密码→"确定"→保存位置设为 D 盘→将文件名改为"Excel 基本操作"→"确定"保存。当再次打开该文件时就会要求输入密码。

10. 基本格式设置　操作步骤：字体、字号、颜色、对齐方式、边框线、背景等基本格式设置与Word 类似。

打开工作簿"成绩统计表"，设置工作表标签颜色：在 Sheet1 工作表标签上右击→快捷菜单中的"工作表标签颜色"→选择颜色：标准色"红色"，选定 Sheet2→"开始"选项卡→"单元格"组→"格式"按钮→"工作表标签颜色"→选择颜色：标准色"绿色"。

11. 设置数字格式　操作步骤：选中 E3：M32 单元格区域→右键快捷菜单→"设置单元格格式"→"设置单元格格式"对话框→"数字"选项卡→"分类"列表框→"数值"选项→"小数位数"设置为"0"→在"负数"列表框中选择"(1234)"→"确定"。

12. 条件格式的使用　操作步骤：

（1）创建条件格式：标记不及格成绩：选中 E3：K32 单元格区域→"开始"选项卡→"样式"→"条件格式"→"新建规则"→"新建格式规则"对话框→在"选择规则类型"框中选择"只为包含以下内容的单元格设置格式"→在"编辑规则说明"中设置"单元格值小于 60"→"格式"→"设置单元格格式"对话框→"字体"选项卡→字形："加粗"，颜色："红色"→"确定"→"新建格式规则"对话框→"确定"按钮。

用同样的方法完成全部 90 分及以上成绩的格式设置，格式为"绿色"并"加粗"。

（2）删除条件格式：选中 E3：K32 单元格区域任意单元格中→"开始"选项卡→"样式"→"条件格式"→"管理规则"命令→"条件格式规则管理器"对话框→选中"单元格值 ≥ 90"条件规则→"删除规则"→"确定"删除选中条件格式规则。

（雷国华）

实验十七

数据计算

【实验目的】

1. 掌握公式和常用函数的使用方法。
2. 熟悉对工作表的数据进行统计运算。

【实验内容】

实验所需素材文件为"成绩统计表 .xlsx"。

1. 将"实验素材 \ 第 3 章 \Excel 实验二 \ 学生信息 .txt"导入 Excel。并将工作表改名为"学生信息"。

2. 将"学生信息"表的"姓名性别"分为"姓名"和"性别"两列。

3. 计算每个学生成绩总分和平均分,并填入名次。

4. 在"等级"列中求出每位同学的等级情况:若"平均分"在 80 分(含)以上,等级为"优秀";75 分 ~79 分(含),等级为"良好";60 分 ~74 分(含),等级为"及格";小于 60 分,等级为"不及格"。

5. 在 C34 单元格计算"男生人数",在 C35 单元格计算"女生人数",在 C36 单元格计算"男生平均分",在 C37 单元格计算"女生平均分",在 C38 单元格计算"不及格成绩数"。

6. 在"成绩统计表 .xlsx"工作簿中复制"成绩统计表",并将其改名为"成绩重置表",将每门课成绩重置为原始成绩(原表中的成绩)乘以课程系数,各课程系数见表 2-17-1。

表 2-17-1　课程系数表

药理学	生物化学	细胞生物学	病理生理学	医学免疫学	局部解剖学	人体寄生虫学
0.71	0.68	0.55	0.75	0.7	0.82	0.78

【实验步骤】

1. 操作步骤　打开"成绩统计表 .xlsx"→右击"成绩统计表"标签→"插入"→"常用"选项卡的"工作表"→右击新插入工作表的标签→重命名→标签上输入"学生信息"→"数据"→"获

取外部数据"组的"自文本"→"导入文本文件"对话框,选定"学生信息.txt"→"导入"→"文本导入"对话框,选"文本分隔符"→"下一步"→勾选"逗号"→"下一步"→"列数据格式"默认→"完成"→"数据放置位置",选"现有工作表",区域输入"=$A$1"→"确定"。

2. 操作步骤　选定"学生信息"表→点击"姓名性别"→在"性别"前加两个空格→按Ctrl+Shift+↓选定列→"数据"→"数据工具"组的"分列"→"文本分列向导"对话框选"固定宽度"→"下一步"→点击"性别"前,调整分割线(图2-17-1)→"下一步"→"列数据格式"默认→"完成"。

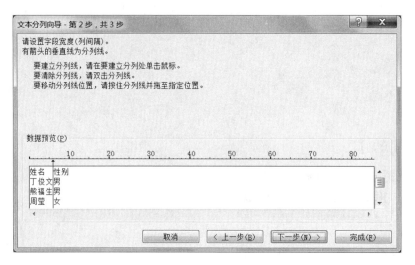

图 2-17-1　文本分列向导

3. 操作步骤

(1) 总分:选中L3单元格→"开始"选项卡→"编辑"组→"求和"按钮→L3单元格自动生成公式"=SUM(E3:K3)"→按Enter键或单击编辑栏对号按钮完成公式输入→双击L3单元格填充柄,其他学生总分自动填充完成。

(2) 平均分:选中M3单元格→"开始"选项卡→"编辑"组→"求和"菜单→"平均值"按钮→L4单元格自动输入公式"=AVERAGE(E3:L3)"→重新选择单元格区域为"E3:K3"→按Enter键或单击编辑栏对号按钮完成公式输入→双击M3单元格填充柄,其他学生平均分自动填充完成。

(3) 名次:选中N3单元格→"公式"选项卡→"插入函数"按钮→"函数参数"对话框→Number框选择"L3"→Ref框选择"L3:L32"→选中"L3:L32"→按一次F4切换地址为"$L$3:$L$32"→按Enter键或单击编辑栏对号按钮完成公式输入→双击N3单元格填充柄,其他学生名次自动填充完成。

4. 操作步骤　选中O3单元格→输入公式"=IF(M3<60,″不及格″,IF(M3>=80,″优秀″,IF(M3>=75,″良好″,″及格″)))"→Enter键或编辑栏对号按钮→双击O3单元格填充柄,其他学生等级自动填充完成。

5. 操作步骤　计算"男生人数":选中C34单元格→"公式"选项卡→"插入函数"按钮→选择类别"全部"→选择"COUNTIF"函数→"确定"→"函数参数"对话框→Range框选择或输入"D3:D32"→Criteria框输入"男"→"确定"求出"男生人数"。

计算"女生人数":选中C35单元格→输入公式"=COUNTIF(D3:D32,″女″)"→"确定"求出"女生人数"。

计算"男生平均分"：选中 C36 单元格→"公式"选项卡→"插入函数"按钮→选择类别"全部"→选择"AVERAGEIF"函数→"确定"→"函数参数"对话框→Range 框选择或输入"D3：D32"→Criteria 框输入"男"→Average_range 框选择或输入"M3：M32"→"确定"求出"男生平均分"。

计算"女生平均分"：选中 C37 单元格→输入公式"=AVERAGEIF(D3：D32，"女"，M3：M32)"→"确定"求出"女生平均分"。

计算"不及格成绩数"：选中 C38 单元格→"公式"选项卡→"插入函数"按钮→选择类别"全部"→选择"COUNTIF"函数→"确定"→"函数参数"对话框→Range 框选择或输入"E3：K32"→Criteria 框输入"<60"→"确定"求出"不及格成绩数"。

6. 操作步骤　插入新工作表→右击新工作表标签→"重命名"→输入"系数"→"系数"表单元格区域"E1：K1"依次输入"0.71，0.68，0.55，0.75，0.7，0.82，0.78"→右击"成绩统计表"标签→"移动或复制"→"移动或复制工作表"对话框，勾选"建立副本"→"确定"→右击副本工作表标签→"重命名"→输入"成绩重置表"→选定"成绩重置表"单元格区域"E3：K3"→输入"=成绩统计表!E3：K3* 系数 !\$E\$1：\$K\$1"→按 Ctrl+Enter(回车)→双击"E3：K3"区域的填充柄。注：Ctrl+Shift+Enter 将公式中单元格区域按组数据处理。

（雷国华）

实验十八
数据处理分析及图表操作

【实验目的】

1. 熟悉数据清单的排序、筛选、分类汇总方法。
2. 掌握数据透视表的建立。
3. 掌握 Excel 中常用图表的建立、各图表元素的编辑方法，了解图表与数据源的关系。
4. 掌握图表格式化方法。

【实验内容】

打开素材文件"实验素材 \ 第 4 章 \Excel 上机素材 \ 成绩统计表 .xlsx"，完成以下任务。

1. 对"成绩统计表"以"平均分"为主关键字降序，"姓名"为次关键字按笔画升序排序。
2. 自动筛选"药理学"成绩不小于 70 分，并且"等级"为优秀的记录。
3. 高级筛选"药理学"成绩在 70 分到 80 分之间，或者"生物化学"成绩在 75 分以上的记录。
4. 按"等级"分类，计算各类中平均分的平均值和医学免疫学的最大值。
5. 为"成绩统计表"建立"局部解剖学"和"总分"的数据透视表，建立"成绩统计表"的数据透视图和切片器。
6. 用"成绩统计表"中的"药理学""生物化学"和"医学免疫学"三列数据创建一个三维簇状柱形图，将图表类型更改成"带数据标记的折线图"，"人体寄生虫学"一列的数据和"水平轴标签"添加到图表中，将图表标题改为"临床医学专业成绩统计"，为"药理学"数据添加"数据标签"。
7. 为"成绩统计表"每位同学添加各课程成绩趋势图。

【实验步骤】

1. 操作步骤 单击"成绩统计表"的任一单元格→"数据"→"排序"→"排序"对话框→"主关键字"选"平均分"，"次序"选"降序"→"添加条件"→"次要关键字"选"姓名"，"次序"选"升序"→"选项"→"排序选项"对话框选"按笔画"→"确定"，如图 2-18-1 所示→"确定"。

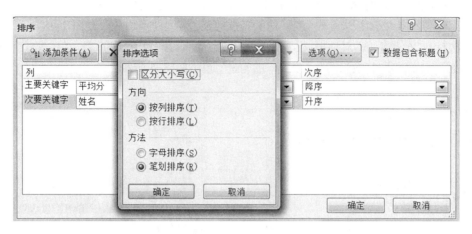

图 2-18-1　排序

2. 操作步骤　选择数据清单→"数据"→"排序和筛选"组→"筛选"按钮,在每个字段名的右侧出现一个筛选箭头→"等级"旁的筛选箭头→在下拉列表中选择"优秀"→"药理学"旁的筛选箭头→打开的下拉列表中选择"数字筛选"→展开的子菜单中选"大于或等于"→右侧输入"70",如图 2-18-2 所示→"确定"。

3. 操作步骤　单击"筛选"按钮可退出自动筛选状态。设置条件区域:在 B34、C34、D34 单元格中分别输入"药理学""药理学"

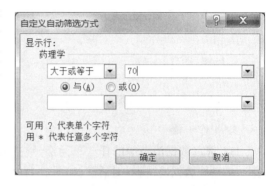

图 2-18-2　筛选条件设置

和"生物化学"→在 B35、C35、D36 单元格分别输入">=70"、"<=80"和">=75",如图 2-18-3 所示→选中学生成绩数据列表任一单元格→"数据"选项卡→"排序和筛选"组→"高级"按钮→"高级筛选"对话框→"将筛选结果复制到其他位置"→光标定位至"条件区域"框→选择条件区域"$B$34:$D$36"→光标定位至"复制到"框→选择 A38 单元格→"确定"。

	A	B	C	D	E	F	G	H	I
26	24	L172215263	杨媛媛	女	80.8	79.7	79.7	72.6	90.0
27	25	L172215264	赵多文	男					
28	26	L172215265	周莉	女					
29	27	L172215266	罗勇	男					
30	28	L172215267	马逸云	男					
31	29	L172215269	马毅哲	男					
32	30	L172215270	陈鑫	男					
33									
34		药理学	药理学	生物化学					
35		>=70	<=80						
36				>=75					
37									

图 2-18-3　高级筛选

4. 操作步骤 分类字段"等级"排序后→"数据"→"分类汇总"按钮→"分类汇总"对话框,设置分类字段为"等级",汇总方式为"平均值",选定汇总项为"平均分",如图 2-18-4 所示→"确定"→再次打开"分类汇总"对话框,设置分类字段为"等级",汇总方式为"最大值",选定汇总项为"医学免疫学",撤销对"替换当前分类汇总"的勾选,如图 2-18-5 所示。

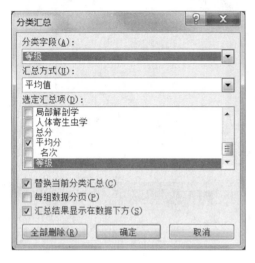

图 2-18-4 "分类汇总"对话框

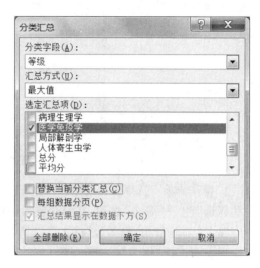

图 2-18-5 嵌套汇总

5. 操作步骤

(1) 选定数据清单中的任一单元格→"插入"→"数据透视表"按钮→列表中选择"数据透视表"→"创建数据透视表"对话框,如图 2-18-6 所示进行设置后,单击"确定"按钮。

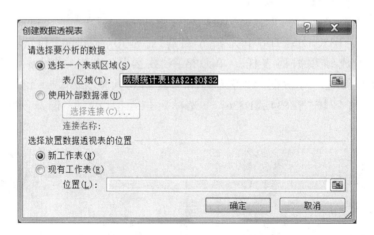

图 2-18-6 "创建数据透视表"对话框

在"数据透视表字段列表"窗格中将"等级"作为报表筛选字段,将"姓名"作为行标签,"总分"和"局部解剖学"作为数值字段→"数值"字段的"总分"按钮→选择"值字段设置"→"值字段设置"对话框中将"总分"的计算类型修改为"平均值"→"确定"。数据透视表如图 2-18-7 所示。

1	等级	(全部)	▼	
2				
3	行标签 ▼	平均值项:总分	求和项:局部解剖学	
4	曾文龙	519.4	68.6	
5	陈鑫	530.3	72.3	
6	丁俊文	528.9	76.7	
7	何延红	576.1	91.7	
8	胡娜	569.2	89.1	
9	黄美花	568.2	88.7	
10	李玲	539.7	82.6	
11	李莎	496.7	76.6	
12	李亚华	554.4	78.6	
13	刘涛	509.5	65.7	
14	刘玉国	509.3	67.7	
15	罗勇	559.9	84.8	
16	马东升	509.4	71.4	
17	马逸云	506	77.2	

图 2-18-7　数据透视表

（2）选定数据清单中的任一单元格→"插入"→"数据透视表"按钮→列表中选择"数据透视图"选项→"创建数据透视表及数据透视图"对话框,设置"表/区域"为"成绩统计表!$A$2：$O$32",位置为"新工作表"→"确定"按钮→数据透视图界面,在编辑区中会出现一个图表区→"数据透视表字段列表"窗格中将"等级"添加到轴字段,将"细胞生物学""病理生理学"和"人体寄生虫学"添加到数值字段。设置后的数据透视图如图 2-18-8 所示。

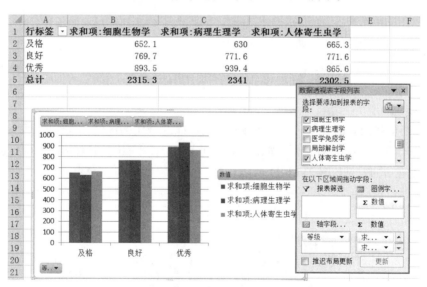

图 2-18-8　数据透视图

（3）在（1）建的数据透视表的基础上→"数据透视表工具"中"选项"下的"插入切片器"按钮→列表中选择"插入切片器"→"插入切片器"对话框中勾选"平均分"和"等级"→"确定"。创建了"平均分"和"等级"两个切片器,如图 2-18-9 所示。

单击"等级"切片器中的"及格"按钮→数据透视表中筛选出考评等级为"及格"的数据,如图 2-18-10 所示。单击切片器右上角的"清除筛选器"按钮 🦺,即可清除该切片器的筛选。单击切片器,然后按 Delete 键,即可删除切片器。

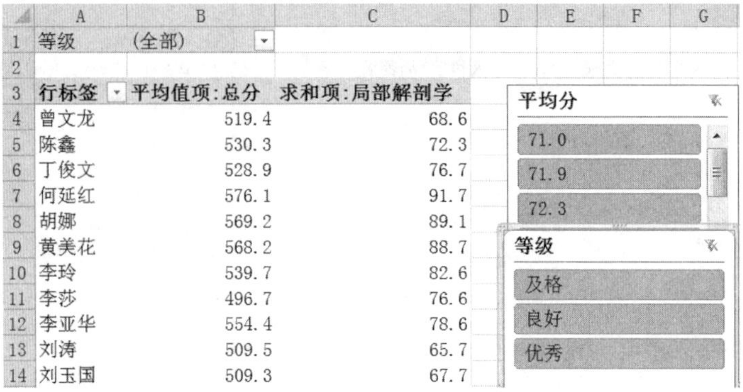

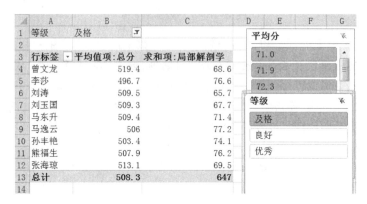

图 2-18-9 创建切片器

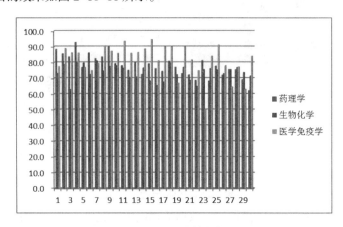

图 2-18-10 利用切片器筛选数据

6. 操作步骤

(1) 选择要创建图表的数据区域(E2 : F32,I2 : I32),当选定的区域不连续时,可按"Ctrl"键选定→"插入"→"图表"组→"柱形图"按钮→下拉列表中选择"三维簇状柱形图",即可创建三维簇状柱形图。创建后的效果如图 2-18-11 所示。

![图 2-18-11 三维簇状柱形图 - 柱形图,图例为药理学、生物化学、医学免疫学]

图 2-18-11 三维簇状柱形图

(2)"图表工具"的"设计"选项卡→"更改图表类型"按钮→"更改图表类型"对话框→"带数据标记的折线图"。更改后的图表如图 2-18-12 所示。

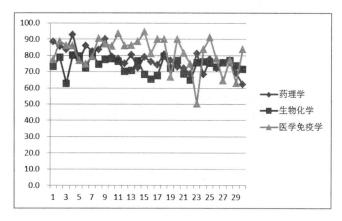

图 2-18-12　带数据标记的折线图

（3）"图表工具"的"设计"→"选择数据"按钮→"选择数据源"对话框中，将"人体寄生虫学"列数据添加到"图表数据区域"（在图表数据区域源数据后添加逗号和人体寄生虫学数据区域）。

（4）"图表工具"的"布局"→"标签"组→"图表标题"按钮，下拉列表中选择"图表上方"→"图表标题"位置添加文本"临床医学专业成绩统计"。

（5）点击图表中的"药理学"数据线→"图表工具"的"布局"选项卡→"标签"组→"数据标签"按钮→下拉列表中选择"下方"。

7. 操作步骤　点击 P3 单元格→"插入"→"迷你图"中选"折线图"→"创建迷你图"对话框的"数据范围"中选择 E3：K3 区域→"迷你图工具"的"设计"→"样式"组→"标记颜色"按钮→下拉列表中选择"标记"→标准色"红色"→拖动填充柄填充其他单元格。

（雷国华）

实验十九
合并计算与模拟分析

【实验目的】

1. 掌握合并计算的基本使用。
2. 掌握单变量求解的使用。
3. 基本掌握单变量模拟运算表的使用。
4. 基本掌握双变量模拟运算表的使用。

【实验内容】

1. 打开素材文件"实验素材\第3章\Excel实验四\合并计算.xlsx",使用合并计算在"总金额"工作表中完成"第1期""第2期"和"第3期"工作表中金额的求和计算。

2. 使用单变量求解完成:药品采购计划中要求对"阿奇霉素注射液"的采购量全年每个季度平均不超过400支,已知前三个季度的采购量分别为392支、415支和410支,那么按采购计划要求第四个季度最多能采购多少支"阿奇霉素注射液"?

3. 使用单变量模拟运算表完成:药品的采购总额从2010年到2012年每年上升0.8%,2012年药品采购总额达到78万,按此规律发展下去,预计从2013年到2017年,每年的药品采购总额将达到多少?

4. 使用双变量模拟运算表完成:若药品的采购总额从2010年到2012年每年分别以0.8%、0.6%、0.4%和0.2%为上升率,2012年药品采购总额达到78万,那么按此规律发展下去,预计2013年到2017年,每年的药品采购总额将达到多少?

【实验步骤】

1. 操作步骤 选中"总金额"工作表中B3单元格→"数据"选项卡→"数据工具"组→"合并计算"按钮→"合并计算"对话框→函数选择"求和"→引用位置分别选择"第1期""第2期"和"第3期"工作表中金额所在区域"$D$3 :$D$8",并依次"添加",结果如图2-19-1所示→"确定",在"总金额"工作表中B3 :B8区域显示求和合并计算结果。

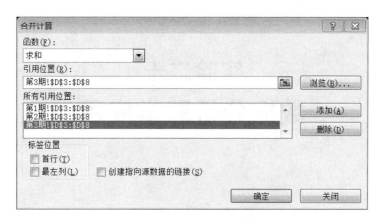

图 2-19-1 添加引用位置后"合并计算"对话框

2. 操作步骤 在 A1、B1、C1、D1 和 E1 单元格中分别输入文本"第一季度""第二季度""第三季度""第四季度"和"平均"→在 A2、B2 和 C2 单元格中分别输入"392""415"和"410"→在 E2 单元格中输入公式"=（A2+B2+C2+D2）/4"→选定 E2 单元格→"数据"→"模拟分析"按钮→列表中选择"单变量求解"→"单变量求解"对话框中设置目标单元格为"E2"，目标值为"400"→可变单元格为"$D$2"→"确定"→"单变量求解状态"对话框，检查无误后→"确定"，结果如图 2-19-2 所示。

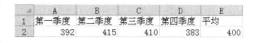

	A	B	C	D	E
1	第一季度	第二季度	第三季度	第四季度	平均
2	392	415	410	383	400

图 2-19-2 单变量求解结果

3. 操作步骤 A1 单元格中输入"上升率"→B1 单元格中输入"0.8%"→A2 单元格中输入"2012 年采购总额"→B2 单元格中输入"78"→D1 单元格中输入"年份"→E1 单元格中输入"2013"→D2 单元格中输入"采购总额"→E2 单元格中输入公式"=ROUND（B2*（1+B1）^（E1-2012），0）"→A5 到 A9 单元格中输入 2013 到 2017→B4 中输入"=E2"→选定 A4:B9 区域→"数据"→"模拟分析"按钮→列表中选择"模拟运算表"→"模拟运算表"对话框中设置输入引用列的单元格为"$E$1"→"确定"，结果如图 2-19-3 所示。

4. 操作步骤 A1 单元格输入"上升率"→B1 单元格输入"0.8%"→A2 单元格输入"2012 年采购总额"→B2 单元格输入"78"→D1 单元格输入"年份"→E1 单元格输入"2013"→D2 单元格输入"采购总额"→E2 单元格输入公式"=ROUND（B2*（1+B1）^（E1-2012），0）"→A5 到 A9 单元格输入 2013 到 2017→A4 单元格输入"=E2"→B4 到 E4 单元格分别输入上升率 0.8%、0.6%、0.4% 和 0.2%→选定 A4:E9 区域→"数据"→"模拟分析"按钮→列表中选择"模拟运算表"→"模拟运算表"对话框中设置"输入引用行的单元格"为"$B$1"，设置"输入引用列的单元格"为"$E$1"→"确定"，结果如图 2-19-4 所示。

	A	B	C	D	E
1	上升率	0.80%		年份	2013
2	2012年采购总额	78		采购总额	79
3					
4		79			
5	2013	79			
6	2014	79			
7	2015	80			
8	2016	81			
9	2017	81			

图 2-19-3 单变量模拟运算结果

	A	B	C	D	E
1	上升率	0.80%		年份	2013
2	2012年采购总额	78		采购总额	79
3					
4	79	0.80%	0.60%	0.40%	0.20%
5	2013	79	78	78	78
6	2014	79	79	79	78
7	2015	80	79	79	78
8	2016	81	80	79	79
9	2017	81	80	80	79

图 2-19-4 双变量模拟运算结果

（雷国华）

实验二十
数据分析医学应用

【实验目的】

1. 了解利用统计函数进行医学数据统计分析的方法。
2. 了解利用统计工具进行医学数据统计分析的方法。

【实验内容】

1. 两个样本的均数 t 检验

任务 1 : 某克山病病区测得 11 例克山病患者与 13 名健康人的血磷值(mmol/L)如图 2-20-1 所示,问该地急性克山病患者与健康人的血磷值是否不同?

患 者 X1 : 0.84　1.05　1.20　1.20　1.39　1.53　1.67　1.80　1.87　2.07　2.11
健康人 X2 : 0.54　0.64　0.64　0.75　0.76　0.81　1.16　1.20　1.34　1.35　1.48　1.56　1.87

	I	J	K	L	M	N
25		磷值（mmol/L）如下,问该地急性克山病患者与健康人				
26		的血磷值是否不同?				
27		患者	健康人			
28		0.84	0.54			
29	0.019337	1.05	0.64			
30		1.20	0.64			
31		1.20	0.75			
32		1.39	0.76			
33		1.53	0.81			
34		1.67	1.16			
35		1.80	1.20			
36		1.87	1.34			
37		2.07	1.35			
38		2.11	1.48			
39			1.56			
40			1.87			

图 2-20-1　t 检验数据表

2. 卡方检验

任务 2 : 在二乙基亚硝胺诱发大白鼠鼻咽癌的实验中,一组单纯用亚硝胺向鼻腔滴注(鼻注组),另一组在鼻注基础上加肌内注射维生素 B_{12},实验结果见表 2-20-1,问两组发癌率有无差别? Excel 表如图 2-20-2 所示。

表 2-20-1　两组大白鼠发癌率的比较表

处理	发癌鼠数	未发癌鼠数	合　计	发癌率(%)
鼻注	52(57.18)	19(13.82)	71	73.24
鼻注	39(33.82)	3(8.18)	42	92.86
鼻注 +VitB$_{12}$	91	22	113	80.53

	I	J	K	L	M	N
1 2		在二乙基亚硝胺诱发大白鼠鼻咽癌的实验中，一组单纯用亚硝胺向鼻腔滴注（鼻注组），另一组在鼻注基础上加肌注维生素B$_{12}$，实验结果见表8-1，问两组发癌率有无差别？				
3	0.010882	52	19			
4		39	3			
5						
6		57.18	13.82			
7		33.82	8.18			

图 2-20-2　卡方检验数据表

3. 相关分析

任务 3 :某地一年级 12 名女大学生的体重与肺活量数据如下,试求肺活量 Y(L) 对体重 X(kg) 的相关系数。

体重 X(kg):	42	42	46	46	46	50	50	50	52	52	58	58
肺活量 Y(L):	2.55	2.2	2.75	2.4	2.8	2.81	3.41	3.1	3.46	2.85	3.5	3

分析提示:此为求肺活量 Y(L) 对体重 X(kg) 的直线回归方程,可用直线回归与相关分析。

4. 回归分析

任务 4 :求任务 3 的直线回归方程。

5. 计数资料统计　以有序数据的卡方检验为例。

任务 5 :甲乙两种药临床治疗效果数据如表 2-20-3 所示,分析两种药对疗效有无差异。

【实验步骤】

1. 操作步骤　在 J28 :J38 区域内输入患者血磷值→在 K28 :K40 区域内输入健康人血磷值→在 I29 格中输入"= TTEST(J28 :J38,K28 :K40,2,2)"→回车→ I29 格就显示 P 值结果:0.019 337,如图 2-20-1 所示。

推断分析:因为 P 值 <0.05,故可认为该地急性克山病患者与健康人的血磷值不同有显著性意义,患者较多。

2. 操作步骤　在 J3 :K4 区域内输入实际频数数据→在 J6 :K7 区域内输入理论频数数据→在 I3 格中输入"= CHITEST(J3 :K4,J6 :K7)"→输入回车键后,I3 格就显示 P 值:0.010 882。

推断分析:卡方检验结果显示 P 值 =0.010 882<0.05,故可认为两组发癌率有差别,说明增加肌肉注射维生素 B$_{12}$ 有可能提高大白鼠的鼻咽癌发生率。

3. 操作步骤　设置数据区域并输入数据。如本例中 J5 :J16 为体重 X(kg) 自变量数据区,K5 :K16 为肺活量 Y(L)因变量数据区→"数据"→"分析"组→"数据分析"→选定"相关系数"→"确定"→"相关系数"对话框→"输入区域"框输入"J4 :K16"→"分组方式"框选"逐列",即自变量和因变量数据按列分组→勾选"标志位于第一行"→"输出区域"框输入"A14"→"确定"。有关相关系数分析结果显示如表 2-20-2 所示。

表 2-20-2　相关系数分析结果

	体重 X(kg)	肺活量 Y(L)
体重 X(kg)	1	
肺活量 Y(L)	0.749 482 342	1

检验结果:X 相关系数 r 值(0.749 482 342)。

4. 操作步骤　设置数据区域并输入数据。J5 :J16 为体重 X 自变量数据区,K5 :K16 为肺活量 Y 因变量数据区→"数据"→"分析"组→"数据分析"→选定"回归"→"确定"→"回归"对话框→在"Y 值输入区域"框输入"K4 :K16"→在"X 值输入区域"框输入"J4 :J16"→勾选"标志"→在"输出区域"框输入"A34"→"确定"。

检验结果:回归系数 b 值(0.058 826 087),截距 a 值(0.000 413 043),直线回归方程 Y=0.000 413+0.058 826X。

推断分析:今 γ_1=1,γ_2=10,查附表 F 界值表,得 $P<0.01$。按 α=0.05 水准拒绝 H_0,接受 H_1,故可认为一年级女大学生肺活量与体重之间有直线关系。

5. 操作步骤

(1) 确定行列输入数据区域:B5 :E6 为有序数据的卡方数据输入区域。

(2) 求各列的和:B7=SUM(B5 :B6),C7=SUM(C5 :C6),D7=SUM(D5 :D6)。

(3) 求各行的比例:E7=(E5 :E6)。

(4) 计算中间值。

表 2-20-3　药品临床治疗效果数据

疗效等级 C	临床治愈 1	显效 2	缓解 3	无效 4	合计
甲药	32	77	9	2	120
乙药	0	1	5	24	30
合计	32	78	14	26	150

求 ac:B9=B5*B4,C9=C5*C4,D9=D5*D4,E9=E5*E4,F9=SUM(B9 :E9)。

求 nc:B10=B7*B4,C10=C7*C4,D10=D7*D4,E10=E7*E4,F10=SUM(B10 :E10)。

求 nc^2:B11=B7*B4^2,C11=C7*C4^2,D11=D7*D4^2,E11=E7*E4^2,F10=SUM(B11 :E11)。

(5) 计算第一行所占比率:P=A/N:B13=F5/F7。

(6) 求卡方值:B14=((F9-((F5*F10)/F7)^2)/((F11-(F10^2)/F7)*B13*(1-B13))。

(7) 求卡方的概率 P 值:B15=CHIDIST(B14,1)。

(8) 根据已知的 P 值,作出推断和结论:B16=IF(B15<0.01," 两药有非常显著的差异 ",IF(AND(B15>=0.01,B15<0.05)," 两药有显著性差异 "," 两药没有显著性差异 "))。如图 2-20-3 所示。

	A	B	C	D	E	F
1						
2		有序数据的卡方检验				批注
3	疗效等级	临床治愈	显效	缓解	无效	合计
4	C	1	2	3	4	
5	甲药（a）	32	77	9	2	120
6	乙药（b）	0	1	5	24	30
7	合计（n）	32	78	14	26	150
8	计算					
9	ac	32	154	27	8	221
10	nc	32	156	42	104	334
11	nc^2	32	312	126	416	886
12						
13	$A/N=0.80$		行：2		列：4	
14	$\chi^2=93.75$		自由度：3			
15	$P=0.000000000000000000000036$					
16	推断：两药有非常显著的差异					

图 2-20-3　卡方检验 Excel 表

（雷国华）

实验二十一
演示文稿的建立、编辑及保存放映

【实验目的】

1. 掌握演示文稿文件的建立、打开、保存与放映。
2. 掌握幻灯片文本的输入与格式化。
3. 掌握图片、图示、表格、音频或者视频的加入。
4. 掌握超链接的设置。

【实验内容】

1. 新建一个 PowerPoint 演示文稿。
2. 在文稿中插入不同版式的幻灯片。
3. 在幻灯片中输入文字,设置文字格式。
4. 在幻灯片中加入图片、图示、音频或视频。
5. 在幻灯片中加入超链接。
6. 保存幻灯片并放映。

【实验步骤】

1. 演示文稿的建立、保存与打开

（1）启动演示文稿软件 PowerPoint,系统自动创建空演示文稿。或者在 PowerPoint 软件已启动的情况下,通过"文件→新建"命令,创建空演示文稿。也可以选用主题创建新演示文稿,例如选择"波形"主题。

（2）建立空演示文稿的第一张幻灯为标题幻灯片,在标题占位符填入"流感病毒科普",设置为"华文隶书,72 号字";副标题占位符中填入"医学信息学院"。

（3）将新建的演示文稿保存文件名为"流感病毒科普",关闭演示文稿,然后再打开。

2. 在文稿中插入不同版式的幻灯片并加入不同的占位符

（1）通过"开始→新建幻灯片→标题和内容"插入一张"标题和内容"版式的幻灯片。在标题

占位符中填入"流感病毒介绍",内容占位符中分段填入:

- 流感病毒的变异
- 大流感的假说
- 致病性分子机制
- 近年来人感染禽流感病毒病例

(2) 建立第三张幻灯片,采用"仅标题"版式。在标题占位符中填入"流感病毒的变异"。在标题占位符下插入一个水平文本框,在文本框中输入以下文字:

抗原性漂移(Antigenic drift):在甲、乙型均可发生。变异幅度小,HA 或 NA 发生点突变,属量变,可引起中、小型流行。

抗原性转换(Antigenic shift):只发生在甲型病毒。变异幅度大,属质变,可引起大流行,甚至世界范围大流行。

将文本框中的文本字体设置为宋体,24 号;行距设为 1.5 倍。选定文本框,调整其大小与位置。

提示:选定文本框后,文本框四周会出现八个控制点。拖动文本框,或者使用方向键可以调整文本框的位置;拖动控制点可以调整文本框的大小。右键单击文本框,在弹出的快捷菜单中选择"设置文本框格式"命令,可在打开的对话框中修改文本框的格式设置。

(3) 选择"流感病毒族谱"幻灯片,通过"插入→图像→剪贴画"命令,插入一幅与病毒有关的剪贴画,选定插入的剪贴画调整修改其大小及位置。

通过"插入→媒体→音频→剪贴画音频"命令,在"剪贴画"任务窗格中出现声音文件列表,选择一个声音文件将其插入到幻灯片中,在"音频工具 | 播放"选项卡中可以设置音频播放方式,如:"单击时播放""自动播放""跨幻灯片播放"等。

(4) 建立第四张幻灯片,采用内容版式中的"标题和内容"版式,标题占位符中填入"大流感的假说",在内容占位符处单击"插入 SmartArt 图形"图标,选择"水平项目符号列表"样式。输入如下内容(图 2-21-1):

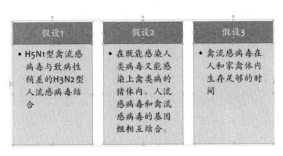

图 2-21-1　SmartArt 图形

提示:默认的"水平项目符号列表"是三项,可以通过"SmartArt 工具 | 设计→创建图形→添加形状"增加项目的数目。

(5) 建立第五张幻灯片,采用"标题与内容"版式,标题处填入"致病性分子机制",文本处填入如下文本,并将文本占位符中的项目符号去掉:

流感病毒侵入机体的过程中的不同阶段,其致病性与多个基因的作用有关,即致病性是病毒的多个基因功能所导致。而且宿主的因素也和流感病毒的致病性密切相关,如受体类型与分布有密切的关系,宿主的免疫应答也与致病性有关。

(6) 建立第六张幻灯片,采用"标题与内容"版式,在标题处填入"近年来人感染禽流感病毒病例",在内容占位符处单击"插入表格"图标,插入一个 10 行 4 列的表格,并输入相应的内容。

(7) 选择"流感病毒介绍"幻灯片,选定"流感病毒的变异",通过择"插入→链接→超链接",打开"插入超链接"对话框,在"链接到"项目下选取"本文档中的位置";在列表中选择"流感病毒的变异"幻灯片,单击"确定",选定的文本改变了颜色,并且加上了下划线,变成了超链接文本。

同样方法将"大流感的假说"超链接到"大流感的假说"幻灯片;将"致病性分子机制"超链接到"致病性分子机制"幻灯片。

右键单击超链接文本,在快捷菜单中选择"打开超链接"命令,跳转到已建立超链接的幻灯片。

3. 演示文稿的放映

(1) 通过"幻灯片放映→开始放映幻灯片→从头开始"命令,播放演示文稿。单击鼠标或者使用方向键切换幻灯片。

(2) 当切换到标题为"流感病毒介绍"的幻灯片时,按设定方式播放插入的声音。单击超链接文本,观察超链接的作用。

(3) 右击幻灯片,弹出快捷菜单,选择"结束放映";或者按下 ESC 键,退出幻灯片放映。

(李　燕　张筠莉)

实验二十二
演示文稿的外观设置及母版格式设置

【实验目的】

1. 掌握幻灯片的外观设置。
2. 掌握母版格式的设置操作。
3. 掌握演示文稿动画与放映的设置。
4. 掌握演示文稿的输出方式。

【实验内容】

1. 改变已有演示文稿的外观。
2. 练习演示文稿母版的设计与修改。
3. 练习演示文稿中对象的动画设置及幻灯片的切换方式设置。
4. 练习演示文稿放映方式的设置。
5. 练习演示文稿的输出方式的设置。

【实验步骤】

打开实验素材中的"流感病毒科普(原始素材).pptx",完成以下操作,保存为"流感病毒科普.pptx"。

1. 幻灯片的外观设置 通过"设计→主题→选择一种主题"例如:波形。即可将所选的主题应用到所有幻灯片上。

2. 幻灯片母版的使用 通过"视图→母版视图→幻灯片母版"命令,显示幻灯片母版视图。

(1) 设置幻灯片母版标题样式:选定母版标题文本框,通过"开始→字体→字体启动器按钮"命令,在打开的"字体"对话框中将"中文字体"设置为"华文隶书","字体样式"设置为"加粗","大小"设置为"44"。

(2) 设置幻灯片母版文本样式:在文本框中"单击此处编辑母版文本样式"处单击鼠标,选中第一级文本,参照"设置母版标题样式"的方法设置第一级文本字体为"楷体",字号为24,文本颜色为蓝色。如有需要可以设置第 2 级、第 3 级、第 4 级、第 5 级文本。

（3）添加其他元素：选择"插入→图像→图片"命令，打开"插入图片"对话框。选择素材文件夹下的文件，单击"插入"按钮，将图片插入母版中，调整图片大小和位置，将图片放置在幻灯片底部靠左的位置。

将文本插入光标放置于母版中的"日期区"文本框，通过"插入→文本→日期和时间"，在打开的"日期和时间"对话框中选择可用格式，如"2018 年 1 月 20 日 10 时 15 分"，并选定"自动更新"，单击确定插入到母版中，将"日期区"文本框调整到幻灯片底部靠右的位置。

将文本光标放置于母版中的"#"文本框，通过"插入→文本→页眉页脚"打开"页眉页脚"对话框，在对话框中选中"幻灯片编号"复选框，然后单击"全部应用"。

单击"幻灯片母版视图"工具栏中的"关闭母版视图"按钮，退出母版视图，返回到幻灯片视图，可以看到除标题幻灯片以外的所有幻灯片都应用了母版中设置的格式。对于标题幻灯片，也可以利用类似的方法设置幻灯片母版视图中的标题母版格式。

3. 动画设置

（1）自定义动画的使用：选定标题页幻灯片中的标题"流感病毒科普"，通过"动画→高级动画→添加动画"打开动画列表，可以在"进入""强调""退出"中选择想要的动画，例在"强调"中选择在"陀螺旋"。也可以绘制对象动画的路径，双击结束路径即可预览效果。

选中"医学信息学院"，在"动作路径"中选择"自定义路径"绘制一个椭圆形的路径，双击结束，完成设置。

提示：通过"动画→高级动画→动画窗格"可以打开动画窗格，在窗格中可以看到所有设置的自定义动画的对象，可以通过"动画→计时→向前移动｜向后移动"调整上下顺序，也可以通过"动画→计时"设置动画的"开始""持续时间"及"延迟"。

用类似方法可以设置其他幻灯片中对象的动画方式，在其他的幻灯片中设置三种不同的动画方式，动画的"开始"设置为"上一动画之后"0.5 秒出现。

在演示文稿最后插入一张"标题和内容"幻灯片，标题输入"致谢"，单击"插入图片"插入素材中的图片，选中图片，通过"动画→高级动画→添加动画→其他动作路径"打开"添加动作路径"对话框，在列表中选择一种路径即可预览效果，例如选择"特殊"中的"飘扬形"。

（2）设置幻灯片之间的切换方式：通过"切换→切换到此幻灯片"命令，在"切换方式"列表中选择相应的切换方式即可，分为细微型、华丽型、动态内容三种。同时可以在"声音"中选择一种你需要的声音或者无声音，"换片方式"选择"单击鼠标时"，然后单击"全部应用"按钮，将你设置好的切换方式应用到所有幻灯片上。也可以给每一张幻灯片设置不同的切换方式。同时，也可以在"计时"中设置"自动换片时间"自动换片。

设置文稿中的每张幻灯片应用不同的切换方式，包括细微型、华丽型和动态内容，其中至少两张包含声音，至少三张"自动换片时间"设置为 1 秒。

4. 放映设置

（1）排练计时：选择"幻灯片放映→设置→排练计时"命令，进入排练计时状态，用户操作幻灯片的放映，直到放映结束，保留幻灯片排练时间。切换到幻灯片浏览视图，查看每张幻灯片左下角的排练时间，将标题幻灯片的排练时间更改为 20 秒。

提示：打开"幻灯片切换"任务窗格，选中"换片方式"区域的"每隔"项，在其后的微调框中更改排练时间。

（2）设置不同放映方式：将放映方式分别设置为"演讲者放映""观众自行浏览""在展台放

映"，和排练计时结合，在放映时观察效果。

（3）添加动作按钮：选定"流感病毒的变异"幻灯片，通过"插入→形状→动作按钮→动作按钮：自定义"命令，在幻灯片合适位置添加一个动作按钮，将其超链接到"流感病毒介绍"幻灯片。为按钮添加文字"返回"。

同样对于"大流感的假说""致病性分子机制""近年来人感染禽流感病毒病例"幻灯片添加一个超链接到"流感病毒介绍"幻灯片的"返回"动作按钮。

5. 演示文稿的输出

（1）选择"文件→另存为"命令，打开"另存为"对话框，在"保存类型"下拉列表框中选择"PowerPoint 放映（*.ppsx）"，将"流感病毒科普"演示文稿另存为"流感病毒科普 .ppsx"文件。关闭 PowerPoint 软件环境，在资源管理器中直接双击该 .ppsx，观察操作结果。

（2）打开"流感病毒科普 .pptx"文件，通过"文件→保存并发送→文件类型→创建视频 →计算机和 HD 显示→设置视频的质量和大小选项→创建视频"打开另存为对话框。输入文件名"流感病毒科普 .wmv"即可。

（李　燕　张筠莉）

实验二十三
创建数据库和创建数据表初步

【实验目的】

1. 了解 Access2010 数据库管理系统的开发环境及窗口的基本组成。
2. 掌握 Access2010 数据库的创建方法,掌握设置数据库属性和默认数据库文件夹的方法。
3. 掌握使用数据表视图创建表的方法。
4. 掌握使用表设计器创建数据表的方法。
5. 掌握设置表中字段属性的基本方法。
6. 掌握维护表结构的基本操作。

【实验内容】

1. 启动 Access2010,新建一数据库"门诊管理系统 .accdb",将 Access2010 的默认文件夹设置为"D:\ACCESS2010"。

2. 在"门诊管理系统"数据库中使用表设计视图创建"医生"表和"患者"表并保存,"医生"表的结构如表 2-23-1 所示,"患者"表的结构如表 2-23-2 所示。

表 2-23-1　医生表结构

字段名	类型(大小)	字段名	类型(大小)	字段名	类型(大小)
医生工号	文本(6)	职称	文本(10)	照片	OLE 对象
姓名	文本(8)	最高学历	文本(10)		
科室号	文本(3)	是否党员	是 / 否		

表 2-23-2　患者表结构

字段名	类型(大小)	字段名	类型(大小)	字段名	类型(大小)
患者 ID	文本(10)	婚否	是 / 否	电话	文本(20)
患者姓名	文本(4)	地址	文本(50)	过敏史	备注
患者性别	文本(1)	城市	文本(10)		
出生日期	日期 / 时间	地区	文本(10)		

3. 在"医生"表"职称"字段之前增加"挂号费"字段,类型为"货币";在"患者"表"地址"字段之前增加"身高""体重""血型"字段,其中"身高"和"体重"字段类型为数字,大小为"单精度";"血型"字段类型为查阅向导(文本),并为该字段自行键入值:A、B、O、AB。

4. 采用直接输入数据的方法创建"挂号单"表,要求如下:

(1) 按表 2-23-3 的内容直接输入数据,创建并保存表。6 列数据对应 6 个字段。字段类型分别为自动编号、文本、日期 / 时间、货币、文本、文本。

表 2-23-3　"挂号单"表记录

1	自助机挂号	2016/1/1	¥60.00	P17010046	003001
2	现场挂号	2016/1/1	¥60.00	P17010080	003002
3	预约挂号	2016/1/1	¥60.00	P17010004	004001
4	自助机挂号	2016/1/1	¥60.00	P17010266	004002
5	现场挂号	2016/1/1	¥40.00	P17010008	004006
6	预约挂号	2016/1/1	¥60.00	P17010251	028002

(2) 修改表结构,将 6 个字段的名称依次更名为挂号单号、挂号方式、日期、挂号费、病人 ID、医生工号。

5. 在设计视图中为已创建的表设置相关属性　将患者表中"姓名"字段的"字段大小"设置为 4,"性别"字段的"默认值"设置为"女","婚否"字段默认值设置为 –1,"生日"字段的"格式"设置为"yyyy-mm-dd"格式。切换到数据表视图中观察效果并输入记录。

6. 为上述各表均输入若干条记录。

7. 将创建的"门诊管理系统"数据库转换为与 Access2002–2003 版本兼容的格式。

8. 自行设计:学生自己独立设计一个数据库应用系统,为该系统创建相应的数据库和表。

【实验步骤】(略)

(张建莉　王　哲)

实验二十四
创建数据表的其他操作

【实验目的】

1. 进一步掌握字段属性的设置。
2. 掌握设置主键和创建表间关系操作,理解实施参照完整性的意义。
3. 掌握各种类型数据的输入方法。
4. 掌握通过向数据库导入 Excel 文件建立数据表的操作。
5. 掌握表内容的维护操作:添加新记录、删除记录、修改记录、复制或移动记录。
6. 掌握复制、重命名及删除表操作。
7. 熟悉表中记录的排序和筛选。
8. 学会如何设置数据表的格式,调整表的外观。

【实验内容】

实验内容 1~9 中的操作针对"门诊管理系统"数据库。

1. 在设计视图中为"门诊管理系统"数据库中"药品"表中"折扣"字段设置属性:"字段大小"设置为"单精度型","格式"属性设置为"百分比",小数位数为 0,默认值设置为 0,"有效性规则"为"Between 0 And 1",出错提示信息为:"您必须输入一个 1–100 之间带百分号的值或 0–1 之间的小数"。

2. 为"门诊管理系统"数据库中每个表设置主键,在此基础上建立"门诊管理系统"数据库中 8 个表之间的关系,并实施参照完整性。

3. 为医生表中第一条记录的"照片"字段输入数据。

4. 将医生表中的"职称"字段设置为"查阅向导"类型,职称的值分别为:主任医师、副主任医师、主治医师、住院医师。

5. 将已经建立好的 Excel 文件"药品 .xlsx"导入到"门诊管理系统"数据库中,数据表的名称为"药品 1"。

6. 将患者表的结构和数据复制一份,并命名为"患者备份"表。

7. 在"患者备份"表中按"出生日期"字段降序排序。

8. 在"药品1"表中按"单价"及"折扣"两个字段升序排序。

9. 在挂号单表中筛选出挂号方式是"现场挂号"的所有记录。

10. 自行设计　学生合理设置自己创建的数据库中各表字段属性,要求涉及字段大小、格式、输入掩码、默认值、有效性规则等属性。

【实验步骤】

1~3 略。

4. 操作步骤

(1) 步骤1:在设计视图中打开医生表→设置"职称"字段为"查阅向导"类型。同时启动"查阅向导"第1个对话框,选择"自行键入所需的值"选项,单击"下一步"。

(2) 步骤2:在"查阅向导"第2个对话框中确定值列表中的值,本例为"主任医师""副主任医师""主治医师""住院医师",如图2-24-1所示→单击"下一步",打开"查阅向导"最后一个对话框,在为查阅字段指定标签的文本框中输入"职称",完成值列表的设置。

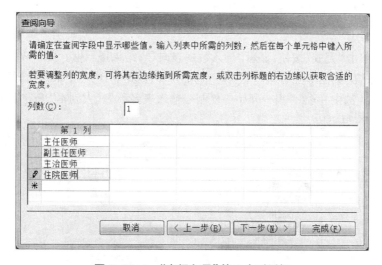

图 2-24-1　"查阅向导"第 2 个对话框

5. 操作步骤

(1) 步骤1:打开"门诊管理系统"数据库,单击"外部数据│Excel"出现"获取外部数据"对话框,单击"浏览",出现"打开"对话框,在"查找范围"中指定要导入的文件后,单击"确定"。

(2) 步骤2:在"导入数据表向导"的第1个对话框中选择工作簿中要导入的工作表,单击"下一步",显示"导入数据表向导"的第2个对话框,选取"第一行包含列标题"复选框,单击"下一步"。

(3) 步骤3:在"导入数据表向导"的第3个对话框中指定导入的字段信息,若不导入某个字段,可在该字段列单击鼠标左键,再勾选"不导入字段(跳过)",此题直接单击"下一步",显示"导入数据表向导"的第4个对话框。

(4) 步骤4:在图2-24-2中选择"我自己选择主键",在旁边的下拉列表中选择"药品编号"作为主关键字,再单击"下一步"按钮,显示"导入数据表向导"的第5个对话框,在"导入到表"文本框中输入导入数据表名称"药品1"。

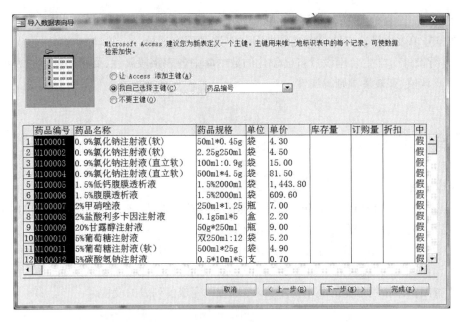

图 2-24-2　选择主键

（5）步骤 5：单击"完成"按钮，显示"导入数据表向导"结果提示框。提示数据导入已经完成。此时"门诊管理系统"数据库会增加一个名为"药品 1"的数据表，内容是来自"药品 .xlsx"的数据。

6. 操作步骤　选中"病人"表→开始→复制→输入表名称"病人副本"→在下表中选择"结构和数据"即可（图 2-24-3）。

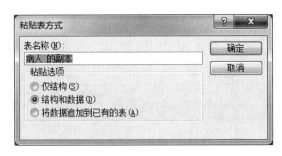

图 2-24-3　"粘贴表方式"对话框

7. 操作步骤　打开"病人备份"表→选中"出生日期"字段中任一个单元格→开始→排序和筛选→降序。

8. 操作提示　在数据表视图中打开"药品 1"表→选取"折扣"字段，将此列移动到"单价"字段右边→鼠标指向字段名"单价"并按住鼠标左键拖曳，同时选择用于排序的"单价"和"折扣"两个字段→单击"开始｜升序"按钮，或在快捷菜单中选择"升序"选项。

9. 操作方式同 Excel 自动筛选。

（张建莉　王　哲）

实验二十五 查询(一)

【实验目的】

1. 理解查询的概念,了解查询的种类。
2. 熟悉查询的数据表视图、设计视图和 SQL 视图,掌握查询结果的查看方法。
3. 掌握选择查询、交叉表查询、参数查询的创建方法。
4. 了解各种操作查询的用途,掌握相应的创建方法。

【实验内容】

1. 在"门诊管理系统"数据库中使用"简单查询向导"创建查询,列出挂号单号、日期、病人姓名、医生姓名、科室名称。保存查询为"sy3-1 挂号信息查询"。

在"门诊管理系统"数据库中,利用查询设计视图完成以下操作:

2. 查找 1960 年以前出生且来自于华北地区的病人,显示"病人 ID""病人姓名""出生日期""城市"和"地区"字段,保存查询为"sy3-2"。

3. 查找姓"陈"或姓"包"的医生的诊疗信息,显示"医生姓名""科室名称""职称""病人姓名""病人性别"和"临床诊断"字段,保存查询为"sy3-3"。

4. 查询出没有联系方式的病人的所有信息。

5. 查询出金额最高的 5 个收费单。

6. 统计医生中各类职称的党员人数。

7. 参数查询   以病人表为数据源,查询两个年份之间出生的病人,查询运行时由用户输入年份。

8. 统计不同科室各级职称的医生人数。

9. 追加查询   新建立一个只有结构没有数据的"内科医生"表,该表结构与"医生"表结构一样。要求创建一个追加查询,将医生表中的内科医生信息追加到"内科医生"表中。

10. 更新查询   复制"病人"表生成"病人备份"表,在"病人备份"表"出生日期"字段后添加"年龄"字段(数字整型),利用表达式(当前日期中的年份 – 出生日期中的年份),成批填入"年龄"字段。

11. 删除查询   复制"药品"表生成"药品备份"表,将"药品备份"表中折扣低于 3% 的记录删掉。

【实验步骤】

1. 操作提示　本查询需要调用已建立关联的四个表中相关字段。在"简单查询向导"第一个对话框"表/查询"的下拉列表框中选择"挂号单"表→分别双击"可用字段"框中的"挂号单号"、"日期",将它们添加到"选定的字段"框中→在"表/查询"的下拉列表框中选择"病人"表,添加"病人姓名"字段,同样添加"医生"表中的医生姓名、"科室"表中"科室名称"字段→单击"下一步"继续操作。

2. 操作步骤　创建→查询→查询设计→显示表→病人表→添加→关闭显示表→照图 2-25-1选择字段、设置查询条件→保存查询→命名"sy3-2"→运行→查询结果图 2-25-2。

字段	病人ID	病人姓名	出生日期	城市	地区	出生日期
表	病人	病人	病人	病人	病人	病人
排序						
显示	☑	☑	☑	☑	☑	☐
条件					"华北"	<#1960/1/1#
或						

图 2-25-1　sy3-2 查询条件设置

病人ID	病人姓名	出生日期	城市	地区
P17010003	付建伟	1945-10-15	长治	华北
P17010004	常一泽	1958-08-06	北京	华北
P17010037	陈志强	1957-01-01	北京	华北
P17010058	丁尤英	1946-05-29	北京	华北
P17010114	陈赛尼	1958-12-30	北京	华北
P17010157	段存英	1937-06-20	北京	华北

图 2-25-2　sy3-2 查询运行结果

3. 操作提示　使用的数据表:"医生"表、"科室"表、"病人"表、"处方"表。

使用的字段:医生.医生姓名、科室.科室名称、医生.职称、病人.病人姓名、病人.病人性别、处方.临床诊断。查询条件设置如图 2-25-3。

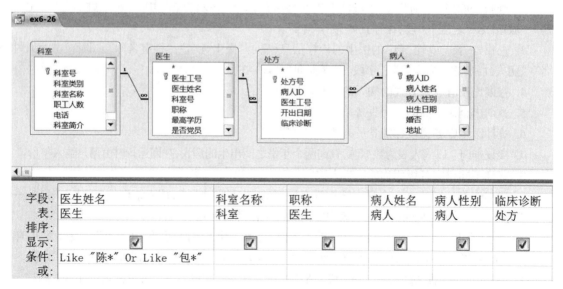

图 2-25-3　sy3-3 查询条件设置

4. 操作提示 打开查询设计视图并将"病人"表添加到查询显示区→在查询设计区字段行的第一列选择"病人.*"→在字段行的第二列选择"电话",字段的条件为"is null",将该列显示行的勾去掉。如图 2-25-4 所示。

5. 操作提示 打开查询设计视图并将"收费单"表添加到查询显示区→在查询设计区字段行的第一列选择"收费单.*"→在字段行的第二列选择"金额","金额"字段的"排序"行中选择"降序",将该列显示行的勾去掉→单击查询显示区空白处,继续单击查询工具栏的"属性表"按钮打开属性表,将表中上限值设为 5,如图 2-25-5 所示。

6. 操作提示 用到"汇总"命令,步骤"设计→显示/隐藏→汇总",此时查询设计器第三行为总计,在其右面单元格选项中选择对应项。

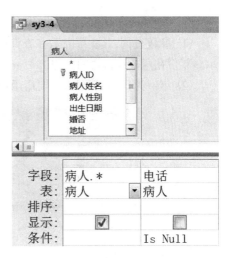

图 2-25-4 sy3-4 查询条件设置

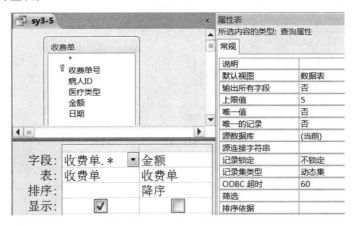

图 2-25-5 sy3-5 查询条件设置

使用的数据表:医生表。使用的字段:职称、医生工号、是否党员。查询设计如图 2-25-6 所示。其中第 3 列"是否党员"字段的"总计"单元格中选择"Where",在"条件"单元格中输入值"-1",并取消选中该列"显示"单元格复选框。

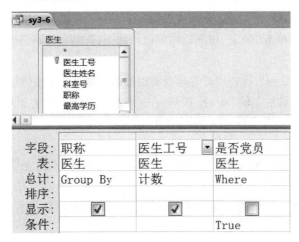

图 2-25-6 sy3-6 查询设置

7. 操作提示　查询设计如图 2-25-7 所示。注：

(1) 参数查询，其实际参数在查询运行时由用户输入，提示信息放在方括号中，如图 2-25-7 所示。年份在两个年份之间可用 Between A And B 实现。

(2) 年份为日期一部分，需要用函数 year( )，其功能是取出日期中的年份。

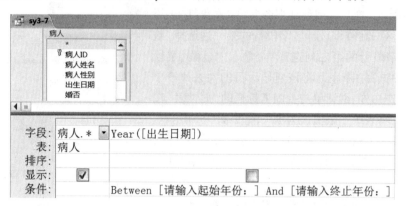

图 2-25-7　sy3-7 查询设置

8. 操作提示　关键点："交叉表"查询设计如图 2-25-8 所示。查询设计用表：医生，行标题：科室号，列标题：职称，按"医生工号"统计人数。

字段:	科室号	职称	医生工号
表:	医生	医生	医生
总计:	Group By	Group By	计数
交叉表:	行标题	列标题	值
排序:			
条件:			
或:			

图 2-25-8　交叉表查询统计

9. 操作步骤　追加查询。

(1) 步骤 1：复制"医生"表结构到"内科医生"表→打开查询设计视图，将"科室"表和"医生"表添加到查询显示窗口中，并添加"医生"表中的所有字段和"科室"表的"科室类别"字段→在"科室类别"字段的条件单元格中输入"内科"，取消"科室类别"字段的显示。

(2) 步骤 2：单击工具栏的"追加查询"按钮，在打开的"追加"对话框中的表名称组合框的列表中选择"内科医生"→单击"确定"按钮返回到设计视图，此时设计网格增加了"追加到"行，如图 2-25-9 所示。

(3) 步骤 3：切换到数据表视图预览并检查要追加的数据是否正确，然后返回到设计视图。

(4) 步骤 4：单击工具栏上的"运行"按钮，在系统弹出的提示信息框中单击"是"按钮执行追加查询→打开"内科医生"表查看追加查询执行的结果。

10. 操作步骤　更新查询。

(1) 步骤 1：复制"病人"生成"病人备份"表→打开"病人备份"表，在其中增加"年龄"字段(定义为数字整型)，保存此表。

(2) 步骤 2：打开查询设计视图，将"病人备份"表添加到查询显示窗口→将"年龄"字段添加到查询定义窗口。

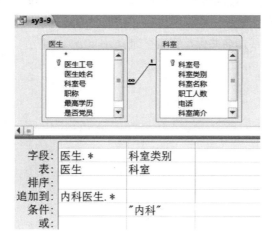

图 2-25-9　sy3-9 查询设计

（3）步骤 3：单击"查询工具 / 设计"选项卡中的"更新"按钮，设计网格增加"更新到"行→在"年龄"字段的"更新到"单元格中输入"Year（Date（ ））-Year（［出生日期］）"，如图 2-25-10 所示。Date（ ）为当前系统日期，这里用到函数嵌套。

（4）步骤 4：单击工具栏上的"运行"按钮，查看更新后的"病人备份"表中"年龄"字段。

11. 操作步骤　更新查询。

（1）步骤 1：对药品表进行备份，命名为"药品备份"。打开查询设计视图，将"药品备份"表添加到查询显示窗口中。双击"药品备份"字段列表中的"*"号，将该表的所有字段放在设计网格中。再双击"折扣"字段，将其添加到"字段"行的第二列。

（2）步骤 2：单击工具栏中的"删除查询"按钮，此时在查询设计区添加了一行"删除"组件："删除"单元格中显示"From"，表示从何处删除记录；"折扣"字段"删除"行单元格中显示"Where"，表示要删除记录的条件（如果条件行为空，表示将删除所有记录），在"折扣"字段对应的"条件"行文本框中输入"<0.03"，如图 2-25-11 所示。

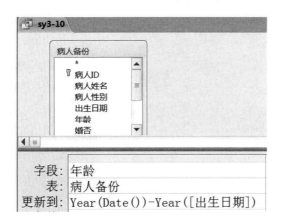

图 2-25-10　sy3-10 查询设置

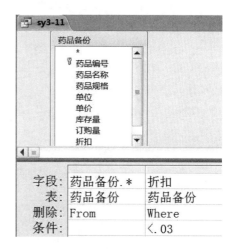

图 2-25-11　sy3-11 查询设置

（3）步骤 3 : 切换到数据表视图核实要删除的数据记录, 再次切换到查询设计视图。

（4）步骤 4 : 单击工具栏 "运行" 按钮, 在提示框中单击 "是" 按钮, 将从药品备份表中永久删除查询到的记录, 根据实际需要命名并保存删除查询。

（张建莉　王　哲）

实验二十六 查询(二)

【实验目的】

1. 掌握在 Access 中创建与运行 SQL 语句。
2. 熟悉数据表定义语句、数据操作语句。
3. 熟练掌握 Select 语句,包括各子句的含义与用法。

【实验内容】

实验内容 1~12 中的操作针对"门诊管理系统"数据库,要求使用 SQL 命令实现。

1. 建立"医生 1"表,其结构为(医生工号 / 文本 /6/ 主键,医生姓名 / 文本 /20,科室号 / 文本 /3,职称 / 文本 /10,最高学历 / 文本 /10,是否党员 / 是否,照片 /OLE 型)。

2. 在 "医生 1" 表中增加一个 "年龄" 字段,类型为数字型,大小为整形。

3. 删除 "医生 1" 表中的 "年龄" 字段。

4. 向医生 1 表中添加一条记录。

5. 复制"药品"表生成"药品 1"表,将"药品 1"表所有胶囊(药品名称末尾两字是胶囊)的单价提高 5%。

6. 删除药品 1 表中所有单位为 "支" 的记录。

7. 查找并显示医生表中的所有字段。

8. 查找并显示医生表中"医生工号""医生姓名""职称"和"是否党员" 4 个字段。

9. 查找职称为"住院医师"的医生,并显示"医生工号""医生姓名""最高学历"。

10. 统计职称为"主任医师"的人数,并将计算字段命名为"主任医师人数"。

11. 在处方明细表和药品表中检索处方里有哪些药品,检索结果按药品编号升序排序。

12. 从"医生"和"处方"两个表中查询每个处方的"处方号"、"病人 ID"、"医生姓名"、"临床诊断"。

13. 自行设计 学生结合实际处理数据的需要,为自行创建的数据库应用系统设计 5 个不同类别的查询并实现。

【实验步骤】

注:题目中给出的语句仅供参考,操作时务必自行思考设计。

1. CREATE　TABLE 医生 1(医生工号 TEXT(6)PRIMARY KEY,医生姓名 TEXT(8)NOT NULL,科室号 TEXT(3),职称 TEXT(10),最高学历 TEXT(10),是否党员 LOGICAL,照片 GENERAL);

2. ALTER TABLE 医生 1　ADD 年龄 SMALLINT;

3. ALTER TABLE 医生 1　DROP 年龄;

4. INSERT INTO 医生 1(医生工号,医生姓名,科室号,职称,最高学历,是否党员)
VALUES("028010"," 张扬 ","028"," 住院医师 "," 硕士 ",-1);

5. UPDATE 药品 1　SET 药品 1.单价 = 药品 1.单价 *1.05 WHERE 药品名称　like　"* 胶囊 ";
说明:需先复制"药品"表生成"药品 1"表。

6. DELETE　FROM 药品 1　WHERE　单位 =" 支 ";

7. SELECT　*　FROM　医生;

8. SELECT 医生工号,医生姓名,职称,是否党员 FROM 医生;

9. SELECT 医生工号,医生姓名,最高学历 FROM 医生 WHERE 职称 =" 住院医师 ";

10. SELECT COUNT(*)AS 主任医师人数 FROM 医生 GROUP BY 职称 HAVING 职称 =" 住院医师";
说明:AS 子句后定义的是新字段名,显示统计结果。

11. SELECT DISTINCT 处方明细 . 药品编号,药品 . 药品名称 FROM 处方明细,药品
WHERE 处方明细 . 药品编号 = 药品 . 药品编号 ORDER BY 处方明细 . 药品编号;
说明:在处方明细表中,同一药品可以出现在多张处方中。这种药品只显示一次即可,所以加上唯一值的设置(DISTINCT)。

12. SELECT 处方 . 处方号,处方 . 病人 ID,医生 . 医生姓名,处方 . 临床诊断
FROM 医生 INNER JOIN 处方 ON 医生 . 医生工号 = 处方 . 医生工号;

(张建莉　王　哲)

实验二十七
窗体(一)

【实验目的】

1. 掌握快速创建窗体的方法。
2. 掌握利用设计视图创建和修改窗体的方法,掌握各种控件的添加和使用,掌握窗体及控件属性的设置。
3. 掌握利用控件向导添加命令按钮实现指定的操作。
4. 掌握主、子窗体的创建方法。

【实验内容】

以下实验题目均针对"门诊管理系统"数据库。

1. 使用"窗体向导"按钮创建基于医生表的纵栏式窗体,并命名为"sy5-1 医生"。

2. 自行创建绑定型组合框 使用控件向导创建"最高学历"组合框替换窗体"sy5-1 医生"中"最高学历"文本框。

3. 使用"窗体向导"创建基于"处方"与"处方明细"表的主/子窗体,主窗体保存为"sy5-3 处方信息"。

4. 利用"设计视图"设计并建立图 2-27-3 所示的窗体。

设计要求:窗体连接的数据源为"医生"表;窗体中使用标签、图像、组合框、文本框、命令按钮等控件;窗体保存为"sy5-4 医生"。

5. 以科室表为数据源,创建如图 2-27-4 所示,带子窗体的"科室信息"窗体,显示科室的医生信息,并统计每个科室的医生人数,窗体保存为"sy5-5 科室"。

6. 在"门诊管理系统"数据库中选中"药品"表,使用"多个项目"按钮,创建新窗体,名称为"sy5-6 药品"。

7. 在"门诊管理系统"数据库中选中"病人"表,使用"多个项目"按钮,创建新窗体,名称为"sy5-7 病人",并切换到设计视图在窗体页脚区添加关于记录操作的按钮。

【实验步骤】

1. 略

2. 操作步骤

(1) 步骤 1 : 在窗体"sy5-1 医生"的设计视图中删除"最高学历"文本框→确保设计工具箱中"控件向导"按钮已按下→单击"组合框"按钮,在窗体上要放置"组合框"的位置拖曳鼠标左键创建组合框,同时打开"组合框向导"第 1 个对话框→在对话框中选择"自行键入所需的值"单选按钮。

(2) 步骤 2 : 单击"下一步"打开"组合框向导"第 2 个对话框→在"第 1 列"列表中依次输入"博士后""博士研究生""硕士研究生""本科""其他",设置后的结果如图 2-27-1 所示→单击"下一步"打开"组合框向导"第 3 个对话框→选择"将该数值保存在这个字段中",单击右侧向下箭头按钮,从下拉列表中选择"最高学历"字段→单击"下一步",在"请为组合框指定标签"文本框中输入"最高学历",作为该组合框的标签。单击"完成"。

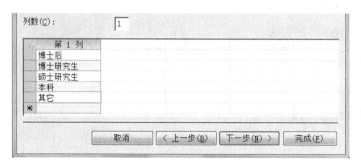

图 2-27-1　设置组合框中显示值

3. 操作步骤

(1) 步骤 1 : 单击"创建 | 窗体向导"→在弹出的"窗体向导"对话框的"表 / 查询"下拉列表框中选择"处方"表,并选择"处方号""病人 ID""医生工号""临床诊断"字段,再分别选择"药品"表中的"药品名称"字段、"处方明细"表中的"单位""数量""用法"字段→单击"下一步"。

(2) 步骤 2 : 在"请确定查看数据的方式"列表框中选择"通过处方"选项,并选中"带有子窗体的窗体"单选按钮→单击"下一步"→在"请确定子窗体使用的布局"对话框中选择"数据表"(默认选项)→单击"下一步"。

(3) 步骤 3 : 在"请为窗体指定标题"对话框中按题目要求输入主窗体及子窗体名称,单击"完成"按钮,即完成主 / 子窗体的创建。在主窗体设计视图中适当调整子窗体的大小,窗体运行结果如图 2-27-2 所示。

4. 操作步骤　窗体设计图如图 2-27-3 所示。

(1) 步骤 1 : 单击"创建 | 窗体设计",打开窗体的设计视图→右击主体节的空白处,在打开的快捷菜单中选择"窗体页眉 / 页脚",打开该窗体的"窗体页眉"和"窗体页脚"节。

(2) 步骤 2 : 单击工具箱中"标签"按钮,在窗体页眉处要放置标签的位置拖曳鼠标左键创建"标签"控件,输入文本"医生基本信息"。选中此标签,通过"窗体设计工具卡 | 格式子卡"中的格式按钮对标签控件属性进行设置或修改;同样,在窗体页眉中创建"图像"控件,插入一幅图片。

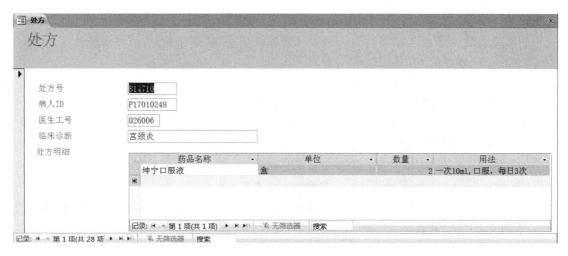

图 2-27-2　主／子窗体

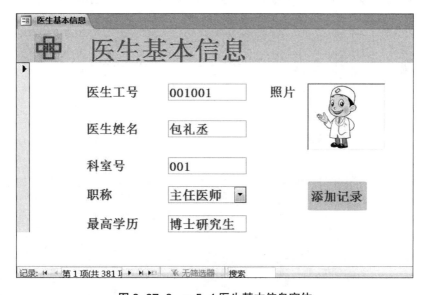

图 2-27-3　sy5-4 医生基本信息窗体

(3) 步骤 3：选定窗体，在其"属性表"对话框中设置"医生"表作为该窗体的数据源→单击"设计｜添加现有字段"按钮，在弹出的"字段列表"框中依次选择"医生工号""医生姓名""科室号""职称""是否党员""照片"字段并拖到"主体"节的适当位置上。

说明：Access 根据字段的数据类型和默认的属性设置，为字段创建相应的控件并设置特定的属性。此步骤中用户也可以自行添加控件，设置其控件来源等属性。

(4) 步骤 4：单击"控件工具箱"中的"命令按钮"，在窗体主体节区单击要放置命令按钮的位置，拖曳鼠标左键创建"命令按钮"控件，在命令按钮向导第一个对话框的"类别"框中选择"记录操作"，"操作"框中选择"添加新记录"，单击"下一步"打开"命令按钮向导"第 2 个对话框，单击"文本"单选按钮，并在其后的文本框内输入"添加记录"，单击"下一步"，在打开的对话框中为创建的命令按钮命名，以便以后引用，单击"完成"。

对窗体中的字体、控件位置、颜色背景进行相应的设置。切换到窗体视图预览，如果满意，则保存该窗体。

5. 操作步骤 准备工作:打开窗体"sy5-4 医生",将其默认视图设置为数据表,并在窗体页脚处添加新文本框,设置文本框名称为"renshu",设置该文本框"控件来源"属性为表达式"=Count([医生工号])",保存窗体后关闭。

(1) 步骤 1:同实验题目 4 步骤 1。

(2) 步骤 2:与实验题目 4 步骤 2 相似,不同的是标签中输入文本"科室基本信息"。

(3) 步骤 3:将"科室"表设置为该窗体的数据源,并添加"科室号"、"科室类别"、"科室名称"字段到"主体"节的适当位置上。保存窗体命名为"sy5-5 科室"。

(4) 步骤 4:在导航窗格中选中窗体"sy5-4 医生",并拖曳到当前窗体主体节的适当位置,则自动创建源对象为"sy5-4 医生"子窗体,适当调整子窗体的大小。

(5) 步骤 5:在主窗体"sy5-5 科室"中,选择"视图│窗体页眉/页脚",在窗体页脚上添加新文本框,在新文本框的"控件来源"属性中输入"=[sy5-4 医生].[Form]![renshu]",并将其左边的附加标签的标题改为"医生人数"。

(6) 步骤 6:保存以上的修改,并执行"sy5-5 科室"窗体。如图 2-27-4 所示。

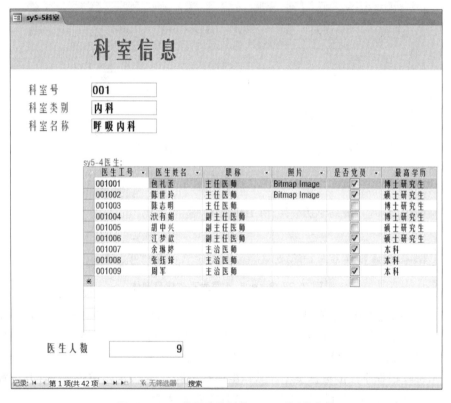

图 2-27-4 带子窗体的"sy5-5 科室"窗体

说明:主窗体的文本框引用子窗体的计算控件,其公式为"=[sy5-4 医生].[Form]![renshu]","sy5-4 医生"为子窗体名称,"renshu"是子窗体窗体页脚中含有公式的文本框名称。在主窗体中引用子窗体中文本框的格式:[子窗体名称].[Form]![子窗体文本框名称]。

6. 操作提示 选中"药品"表→创建→窗体→其他窗体→多个项目即可创建窗体,按照题目要求进行保存。可切换到设计视图查看各节区的控件:页眉区,标签显示字段名;主体部分对应位置为文本框,连接对应字段(数据→控件来源→字段名);单击窗体下方灰色空区域选中窗体,查看窗体数据源:属性表→数据→记录源→表:药品。

　　7. 操作提示　选中"病人"表,使用"多个项目"按钮创建窗体后,切换到窗体设计视图,将鼠标置于"窗体页脚"下沿,鼠标变为上下双向箭头时,按下左键,向下拖动使窗体页脚高度适宜为止,释放左键。

　　在向页脚区添加按钮:窗体设计工具→设计→控件→单击"按钮"→页脚区拖动出矩形→确定→见图2-27-5,在命令按钮向导对话框中选取操作类别为记录导航并选取对应操作。

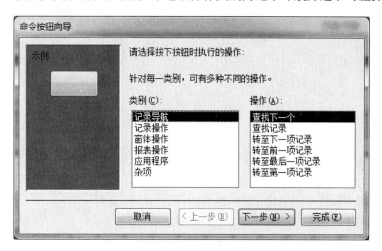

图2-27-5　命令按钮设计向导对话框

(张建莉　王　哲)

实验二十八
窗体（二）

【实验目的】

1. 熟练掌握利用设计视图创建和修改窗体的方法。
2. 了解查询窗体的创建方法。
3. 熟悉应用系统中主控窗体的创建方法。

【实验内容】

1. 以"门诊管理数据库"为数据源,创建一个查询病人就诊信息的自定义窗体"sy6-1 就诊信息查询",要求利用组合框列出所有病人 ID,选择某一病人 ID 之后,查询出该病人的就诊信息。

2. 设计一个门诊管理系统主界面窗体"sy6-2 系统主界面",在该窗体中可根据需要打开不同的窗体(报表)。当打开"门诊管理系统"数据库时,系统可自动启动该窗体。

3. 自行设计 学生结合实际处理数据的需要,为自行创建的数据库应用系统设计主界面。

【实验步骤】

1. 本题要通过窗口中病人 ID 信息进行条件查询操作,因此窗体上需添加组合框控件提供给用户输入,或选择病人 ID 作为查询条件,并结合该组合框控件创建一个"查询"对象,然后在窗体上设置 1 个命令按钮用于运行查询。

（1）步骤 1：打开"门诊管理数据库"→创建→窗体→空白窗体→ 保存",将空白窗体保存为"sy6-1 就诊信息查询",并切换到其设计视图。

（2）步骤 2：在窗体主体节区添加一个标签控件,输入文字"就诊信息查询",并设置标签格式。

（3）步骤 3：关闭"使用控件向导"按钮→添加组合框控件到窗体→在组合框的"属性"窗口中,单击"数据"选项卡"行来源"属性右方的生成器按钮 **···** ,在打开的查询设计窗口"显示表"对话框中,双击"病人"数据表,关闭"显示表"对话框。双击"病人 ID"字段,单击查询生成器的"关闭"按钮 ✕,在询问是否保存的对话框中单击"是",返回到属性窗口中。可看到组合框的"行来源"属性已设置为与查询设计器对应的 SQL 语句,如图 2-28-1 所示。

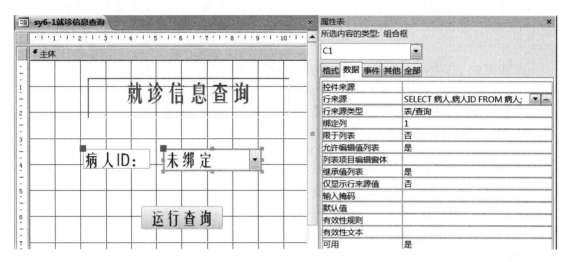

图 2-28-1 "sy6-1 就诊信息查询"窗体设计视图

(4) 步骤 4:将组合框控件的附加标签修改为"病人 ID:",打开组合框控件"属性"窗口,选择"全部"选项卡,将"名称"属性改为"C1"。

(5) 步骤 5:打开查询设计视图,并添加病人表、处方表、医生表和科室表至查询显示区。

(6) 步骤 6:向查询设计区添加查询目标字段:"病人 ID"、"病人姓名"、"病人性别"(病人表)、"医生姓名"(医生表)、"科室名称"(科室表)、"临床诊断"(处方表)。

(7) 步骤 7:在"病人 ID"字段的"条件"单元格中输入查询条件"[forms]![sy6-1 就诊信息查询]![C1]"。

查询设计如图 2-28-2 所示,将该查询保存为"sy6-1 就诊信息查询"后,即完成了配合窗体控件创建查询的任务。

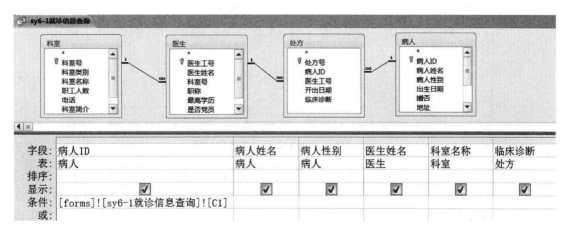

图 2-28-2 结合窗体控件创建的查询

(8) 步骤 8 : 打开使用控件向导按钮→在窗体"sy6-1 就诊信息查询"相应位置添加"命令按钮"控件,同时打开"命令按钮向导"对话框→在"类别"栏选择"杂项"类,在"操作"栏选择"运行查询"操作→单击"下一步",打开第 2 个对话框,在列表框中选择"sy6-1 就诊信息查询"→单击"下一步",在第 3 个对话框中选择"文本"选项,并在文本框中输入"运行查询"→单击"下一步",打开"命令按钮向导"第 4 个对话框,设置按钮的名称,本例设置为"Command1",单击"完成"按钮。

(9) 步骤 9 : 在窗体视图下浏览窗体运行时的情况,如在组合框控件中选择"P17010248",单击"运行查询"命令按钮,会出现该病人所有的就诊结果。

说明:在查询设计器中,引用窗体中控件的格式为:〔Forms〕!〔窗体名称〕!〔控件名称〕。

2. 操作步骤

(1) 步骤 1 : 打开"门诊管理系统"数据库→单击"创建｜窗体设计",在空白窗体的设计视图中添加标签控件,标题为"门诊管理系统"。

(2) 步骤 2 : 打开使用控件向导按钮→在窗体中添加一个命令按钮,同时打开"命令按钮向导"对话框→选择"窗体操作"类别和"打开窗体"操作,单击"下一步"→在列表框中选择"sy5-4 医生"窗体,单击"下一步"→选定"打开窗体并显示所有记录",再单击"下一步"→选定"文本",并在相应的文本框中输入要在按钮上显示的文本"医生信息管理",再单击"下一步"→在对话框中,设置按钮的名称为"医生",并单击"完成"按钮,该按钮设计完毕。

(3) 步骤 3 : 重复步骤 2,创建并设置名称为"科室"、标题为"科室管理"的命令按钮,单击时打开窗体"sy5-5 科室"。类似方法分别创建名称为"药品"、标题为"药品信息"以及名称为"病人"、标题为"病人信息"的按钮,分别打开窗体"sy5-6 药品"和"sy5-7 病人";创建并设置名称为"就诊"的按钮,单击为打开窗体"sy6-2 就诊信息",按钮标题为"就诊信息";创建并设置名称为"结束"、标题为"退出应用程序"的按钮,单击时"退出应用程序"。保存此窗体名为"sy6-2 系统主界面",并关闭此窗体,窗体运行情况如图 2-28-3 所示。

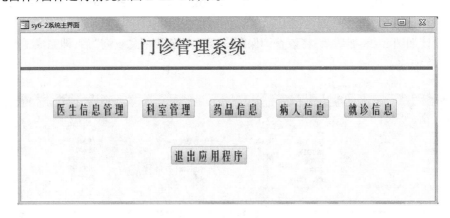

图 2-28-3　sy6-2 系统主界面窗体

(4) 步骤 4 : 进入设计视图,采用类似的方法新建名为"sy6-2 就诊信息"窗体,如图 2-28-4 所示,其中处方按钮为打开"sy5-3 处方信息"窗体,就诊信息查询按钮为打开"sy6-1 就诊信息查询"窗体,返回按钮为打开"sy6-2 系统主界面"窗体,退出按钮为关闭窗体,完成窗体设计后保存退出。

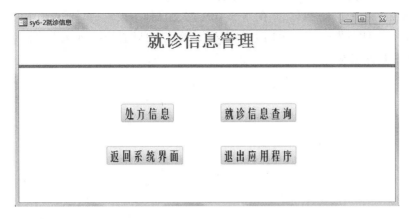

图 2-28-4 sy6-2 就诊信息窗体

(5)步骤 5：分别打开"sy6-2 系统主界面"和"sy6-2 就诊信息"窗体的属性对话框,在"格式"选项卡下将"滚动条"属性设为"两者均无","记录选择器""导航按钮""控制框"属性都设置为"否","边框样式"属性设置为"对话框边框";在"全部"选项卡下将"弹出方式"设置为"是"。

也可进行如下操作:选择"设计｜主题",为窗体选用一种主题;在窗体主体栏上右击,选填充/背景色项进行设置。

(6)步骤 6：在设计视图根据需要对相关窗体进行完善。例如在"sy5-7 病人"窗体的窗体页脚处添加命令按钮,实现记录的操作以及返回主窗体,设计视图如图 2-28-5 所示。

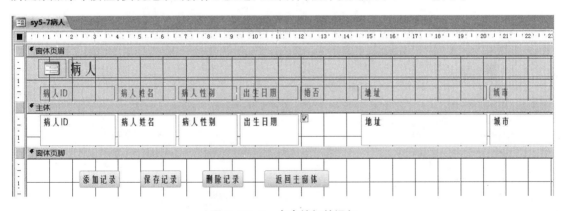

图 2-28-5 命令按钮的添加

(7)步骤 7：自启动设置,单击"文件→选项→当前数据库",在"应用程序选项"区中设置"显示窗体"为"sy6-2 系统主界面"→再往下到"导航"区,取消"显示导航窗格"→在"功能区和工具栏选项"区取消"允许全部菜单"和"允许默认快捷菜单"→确定。

当设置了以上启动项后,关闭并重新进入数据库就会自动打开"sy6-2 系统主界面"窗体。如要恢复到原始状态,按住 shift 键不放,同时双击打开此数据库,再单击"文件→选项→当前数据库",设置显示窗体为"无"、选中"显示导航窗格"、选中"允许全部菜单"和"允许默认快捷菜单",确定即可。

本题只是一个简单的控制程序流程的主界面,要想设计灵活完善的控制界面,需要精心设计窗体等各对象,并使用宏和 VBA 模块。比如创建名为"关闭主界面"、"返回主界面"的宏用于关闭和打开"sy6-2 系统主界面"窗体,并在"sy5-4 医生"等窗体中设置"事件"选项卡的"加载"和"关闭"属性分别为"关闭主界面"和"返回主界面"这两个宏,则随着"sy5-4 医生"等窗体的打开和关闭会自动关闭和打开主界面。

（张建莉　王　哲）

实验二十九
报 表

【实验目的】

1. 掌握快速创建报表的各种方法,学习标签报表的创建。
2. 掌握使用报表设计器设计和修改报表的方法。
3. 掌握报表的排序、分组和汇总计算功能。

【实验内容】

1. 在"门诊管理系统"数据库中,使用"空报表"按钮创建能输出处方号、病人 ID、病人姓名、医生姓名、科室名称、临床诊断的名为"sy7-1 处方信息"的报表。

2. 创建"sy7-2 医生信息"查询,查询中包括字段"医生工号"、"医生姓名"、"科室名称"、"职称",再以该查询对象为数据源,创建如图 2-29-3 所示的"sy7-2 医生信息标签"报表。

3. 在设计视图中创建"sy7-3 病人信息"报表,输出病人 ID、病人性别、出生日期、婚否和过敏史字段,设计视图如图 2-29-4 所示。以该报表为基础,按照"出生日期"字段进行升序排列并保存报表。

4. 复制"sy7-3 病人信息"报表生成"sy7-4 病人信息"报表,对"sy7-4 病人信息"报表按照性别进行分组,并在"性别页脚"处显示组记录数,显示男、女病人人数占总人数的百分比。

5. 自行设计 学生结合实际处理数据的需要,为自行创建的数据库应用系统设计 3 个不同类型的报表。

【实验步骤】

1. 操作提示 打开"门诊管理系统"数据库,单击"创建|空报表",Access 将自动创建一个空白报表,并以布局视图显示→单击右窗格的"显示所有表",出现"字段列表"对话框,列出当前数据库中可供选择的多个数据表及字段→单击"字段列表"对话框中"处方"表左边的"+"号,展开"处方"表中的所有字段,将"处方号"、"病人 ID"字段拖放到报表的空白区域,然后依次将病人表中的"病人姓名"、医生表中的"医生姓名"、科室表中的"科室名称"、处方表中的"临床诊断"字段拖至报表的空白区域,如图 2-29-1 所示→保存报表为"sy7-1 处方信息"报表。

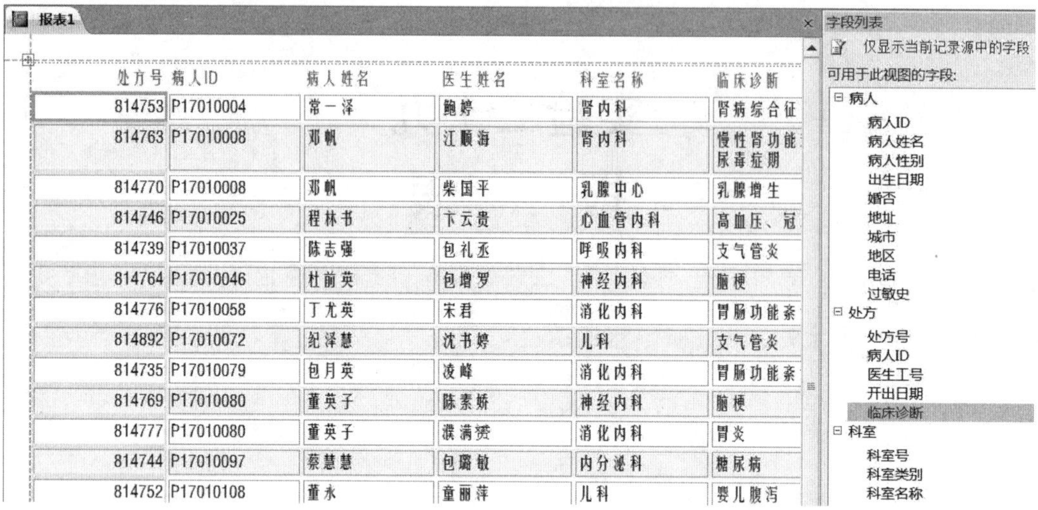

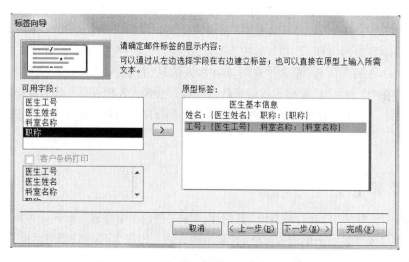

图 2-29-1 "sy7-1 处方信息"报表

2. 操作步骤

(1) 步骤 1：根据题目要求创建"sy7-2 医生信息"查询并保存,在"导航"窗格选中该查询→单击"创建 | 标签",打开"标签向导"对话框,完成"标签尺寸"、"度量单位"、"标签类型"及"厂商"的选择,本例中保持默认取值不变→单击"下一步",打开"标签向导"的"文本外观"设置,本例中保持默认取值不变。

(2) 步骤 2：单击"下一步",在出现的对话框中完成"原型"设置,标题文字由用户输入,字段数据可双击左侧"可用字段"列表框中的字段名称,如图 2-29-2 所示→单击"下一步"按钮,在打开的为标签报表设置排序依据的对话框中,依次选择"科室名称"和"医生工号"字段作为排序依据→单击"下一步"按钮,打开"报表命名"对话框,为报表指定名称"sy7-2 医生信息标签"(图 2-29-3),同时选择"修改标签设计"选项,单击"完成"→在报表设计视图中添加"图像"控件,设置其"图片"属性为相应的图片。

图 2-29-2 "邮件标签的显示内容"对话框

(3) 步骤 3：切换到报表的"打印预览"视图观察效果。

3. 操作提示 在报表设计视图中按图 2-29-4 所示设计报表各部分。

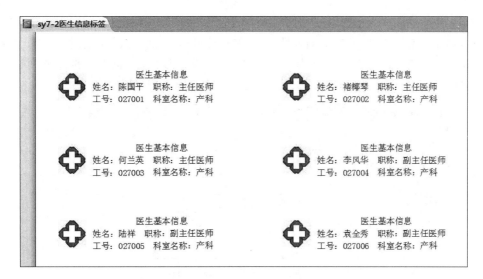

图 2-29-3　"sy7-2 医生信息标签"报表

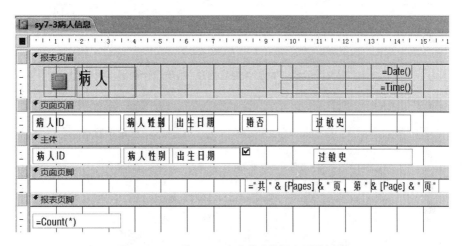

图 2-29-4　"sy7-3 病人信息"报表设计视图

（1）设置报表数据源：属性表→报表→记录源→病人。

（2）报表各区域设置。

（3）单击"报表设计工具｜设计｜排序与分组"按钮，在设计窗口底部出现的"分组、排序和汇总"对话框中单击"添加排序"按钮，在"添加排序"对话框的"选择字段"列表框中选择"出生日期"字段设置排序依据，排序方式选择"升序"。

4. 操作提示　复制"sy7-3 病人信息"报表生成"sy7-4 病人信息"报表，在"sy7-4 病人信息"报表的设计视图中单击"报表设计工具｜设计｜排序与分组"按钮，在设计窗口底部出现的"分组、排序和汇总"对话框中单击"添加组"按钮，设置分组形式为"病人性别"，单击更多右侧 ▶ 按钮展开更多选项，选择"有页脚节"，如图 2-29-5 所示。

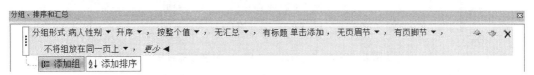

图 2-29-5　设置分组

在报表设计视图中设置病人性别页脚区,设计视图和报表预览视图分别如图 2-29-6 和图 2-29-7 所示。在图 2-29-6 中的病人性别页脚中,计算男、女病人人数占总人数的百分比的公式为"=count(*)/[Total]",其中 Total 为报表页脚处显示总人数的文本框控件的名称,可以在控件对象的属性对话框中查看和修改其名称,公式中引用控件时必须准确地使用名称。

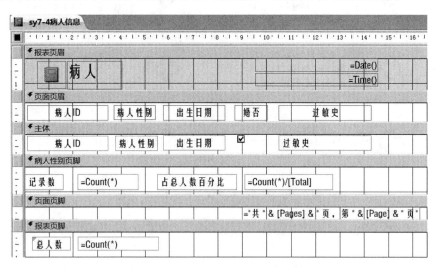

图 2-29-6 "sy7-4 患者信息"报表设计视图

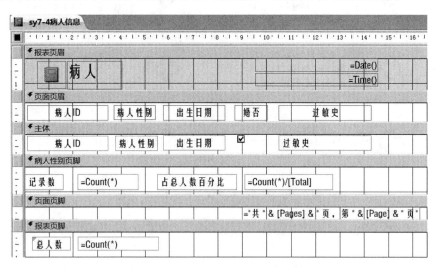

图 2-29-7 "sy7-4 病人信息"报表预览视图

(张建莉 王 哲)

实验三十
宏

【实验目的】

1. 熟悉宏的设计视图的使用。
2. 掌握独立宏、嵌入宏和数据宏的创建,熟悉运行宏的各种方式。
3. 掌握在用户登录窗体中设置系统密码验证的一般方法。
4. 了解运用窗体和宏建立数据库应用系统的方法。

【实验内容】

1. 创建含子宏的独立宏　在"门诊管理系统"数据库中,创建宏组"sy8-1 就诊信息宏组",它包含 2 个子宏。第 1 个子宏的宏名为"窗体子宏",该宏包括 2 个操作,用于打开"sy5-3 处方信息"窗体并发出"嘟"声。第 2 个子宏的宏名为"查询子宏",用于打开"sy3-1 挂号信息查询"并显示含有"这是一个多表查询"消息的消息框。

2. 打开"sy6-2 系统主界面"窗体的设计视图,删除"退出"按钮,重新添加一命令按钮,按钮名称仍为"退出",按钮标题为"退出应用程序"。要求建立一个嵌入宏,其功能是:单击"退出"命令按钮时,关闭当前数据库窗口。

3. 为了确保"门诊管理系统"系统的安全性,在进入系统之前,设置系统密码验证,即创建"sy8-3 系统登录"窗体,单击窗体中的"确认"命令按钮,只有当密码输入正确时,才能进入系统的主控窗体"sy6-2 系统主界面",否则系统会显示"错误密码超过 3 次,将退出 Access!"的提示信息,并且当密码输入错误超过 3 次自动退出 Access。

此例要求系统通过单击窗体中的"确认"按钮触发宏,该宏的功能是判断、检验用户输入的密码(假设密码为"520"),只有当用户输入正确的密码时,才能打开主控窗体,否则显示出错提示。

4. 实现多用户登录　在"sy8-3 系统登录"窗体的基础上为"门诊管理系统"数据库做一个完整的登录窗体,用户可以使用各自预设的密码登录进入系统主界面。

5. 自行设计　学生为自行创建的数据库应用系统做一个完整的登录窗体,使用户可以使用各自预设的密码登录进入系统主界面。

【实验步骤】

1. 操作步骤

(1) 步骤 1：在"门诊管理系统"数据库中，打开"宏设计视图"→在"宏生成器"窗格"添加新操作"列表中选择"Submacro"项，展开子宏块设计窗格→在该子宏设计窗格内设置子宏名为"窗体子宏"，并添加"OpenForm"新操作项，窗体名称设为"sy5-3 处方信息"，再添加"Beep"新操作项。

(2) 步骤 2：在"End Submacro"的下一行"添加新操作"列表中选择"Submacro"项，展开下一个子宏设计窗格→设置第 2 个子宏名为"查询子宏"，并添加"OpenQuery"新操作项，查询名称设为"sy3-1 挂号信息查询"，再添加"MessageBox"操作命令设置显示消息"这是一个多表查询"。宏设计视图如图 2-30-1 所示。

(3) 步骤 3：保存宏，名为"sy8-1 就诊信息宏组"。分别将"窗体子宏"和"查询子宏"设为第 1 个子宏并运行，观察运行结果。

2. 操作提示 在"sy6-2 系统主界面"窗体的设计视图，删除"退出"按钮，重新添加一命令按钮，打开新添加的"退出"命令按钮的属性表窗口→在属性窗口"事件"选项卡中选择"单击"事件右侧的 ... 按钮，在弹出的"选择生成器"对话框（图 2-30-2）中，选择"宏生成器"，单击"确定"进入宏的编辑窗口→在宏的编辑窗口"添加新操作"处选择操作"CloseDataBase"，然后保存此宏（此处不需要提供宏的名字）并关闭宏编辑窗口→保存窗体并运行，单击"退出"按钮观察效果。

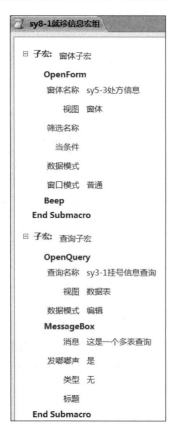

图 2-30-1 sy8-1 宏设计视图

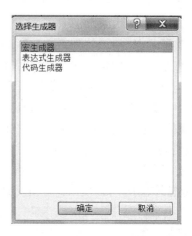

图 2-30-2 "选择生成器"对话框

3. 操作步骤

(1) 创建登录窗体。

步骤 1：设计"sy8-3 系统登录"窗体如图 2-30-3 所示。注意窗体中每个控件的"名称"属性，将文本框和按钮的名称分别改为"计数器"、"密码"、"确认"和"取消"，下面的宏引用要与此一致。

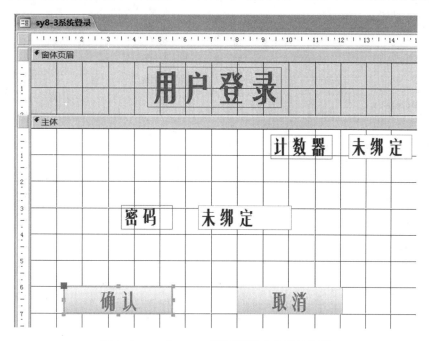

图 2-30-3 "sy8-3 系统登录"窗体设计视图

步骤 2：打开"计数器"文本框属性对话框，设置"格式"选项卡中的"默认值"为"1"，"可见"性为"否"；打开"密码"文本框属性对话框，单击"数据"选项卡中"输入掩码"属性右侧的 [...] 按钮，将"输入掩码"属性值设置为"密码"。

步骤 3：设置窗体属性，比如"滚动条"设置为"两者均无"，"记录选择器"和"导航按钮"均设置为"否"，"边框样式"设置为"对话框边框"。

(2) 创建宏。

步骤 4：按图 2-30-4 创建宏组"sy8-3 密码管理"，其中包括三个子宏，"确认"、"出错"和"取消"。

子宏"确认"中的操作 RunMacro，表示当密码不为"520"时，会自动运行宏组"sy8-3 密码管理"中的"出错"宏。

子宏"出错"中的操作 SetValue，该指令有赋值的功能，如果错误次数没有超过 3 次，计数器将自动加 1，用下列表达式来实现：[Forms]! [sy8-3 系统登录]! [计数器]+1。

说明：若在"添加新操作"下拉框中，不见"SetValue"操作宏，则点击"宏工具 | 显示所有操作"即可出现。或用"Setproperty"代替"SetValue"。

(3) 触发设置。

步骤 5：打开"确定"命令按钮属性对话框，在"事件"选项卡中单击"单击"属性行右端的下拉" ▼ "按钮，在列表中选择"sy8-3 密码管理 . 确认"，将该子宏挂到"sy8-3 系统登录"窗体"确认"按钮的"单击"事件。

步骤 6：与步骤 5 类似，将子宏"sy8-3 密码管理 . 取消"挂到"sy8-3 系统登录"窗体"取消"按钮的"单击"事件。运行窗体观察效果。

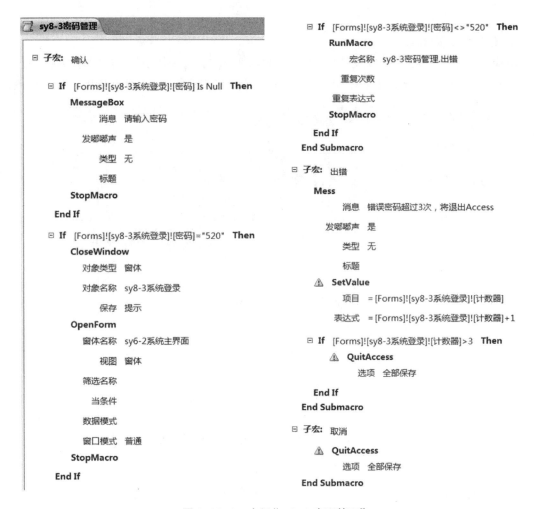

图 2-30-4　宏组"sy8-3 密码管理"

4. 此题中用户可以使用各自预设的密码登录进入系统主界面,所以要事先设计并创建用户表,包含用户名和密码两个字段。

(1) 创建"sy8-4 用户表"。

步骤 1：打开"门诊管理系统"数据库,创建"sy8-4 用户表",其结构为(用户 ID/ 自动编号 / 主键,用户名 / 文本 /10,密码 / 文本 /6),记录内容如图 2-30-5 所示。

图 2-30-5　"sy8-4 用户表"记录内容

(2) 设计登录窗体。

步骤 2：复制"sy8-3 系统登录"生成"sy8-4 系统登录"窗体,如图 2-30-6 所示,在"sy8-4 系统登录"窗体中添加一文本框,设置名称为"用户名",保存窗体。

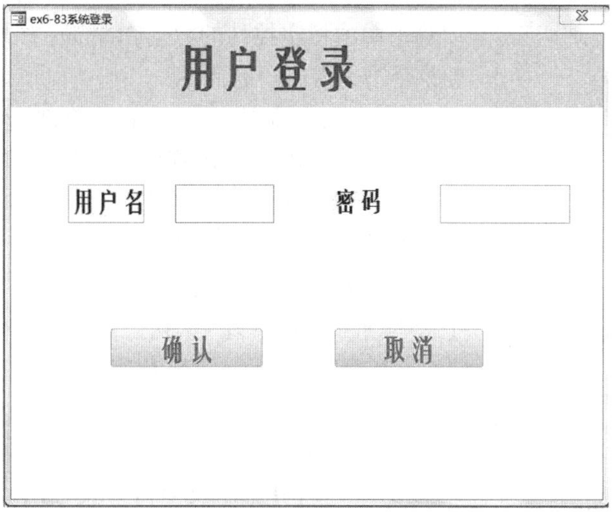

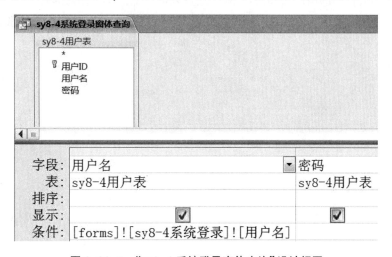

图 2-30-6　"sy8-4 系统登录"窗体

（3）创建登录窗体查询：根据登录窗体用户文本框提供的用户名，从用户表中提取满足条件的记录生成"查询"对象。

步骤 3：单击"创建｜查询设计"，将"sy8-4 用户表"添加到设计视图。将"用户名"和"密码"字段依次拖动到查询设计区的字段行。

步骤 4：在"用户名"字段的条件单元格中输入"［forms］!［sy8-4 系统登录］!［用户名］"。

步骤 5：保存查询并命名为"sy8-4 系统登录窗体查询"，其设计视图如图 2-30-7 所示。

图 2-30-7　"sy8-4 系统登录窗体查询"设计视图

（4）为登录窗体设置记录源。

步骤 6：打开"sy8-4 系统登录"窗体的设计视图，在"窗体"属性对话框中，单击"数据"选项卡，在"记录源"属性的下拉菜单中选择"sy8-4 系统登录窗体查询"，为窗体添加名称为"mima"的文本框，删除该文本框的附加标签，设置文本框"mima"的控件来源为"密码"（即查询结果中的密码字段），并设置其"可见"属性为"否"。

（5）宏编程：为了使窗体自动根据"用户名"文本框的值查询出对应的密码，需要建立一个"重

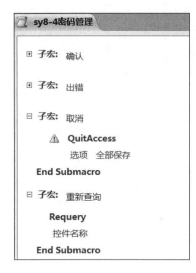

图 2-30-8 "重新查询"子宏

新查询"宏,Requery 命令能通过再查询控件的数据源来更新活动对象中的特定控件的数据,Requery 如果不填参数,意义为更新整个当前窗体的记录源。

步骤 7:复制宏"sy8-3 密码管理"生成宏"sy8-4 密码管理",打开宏"sy8-4 密码管理"的设计视图,在原有子宏的基础上增加"重新查询"子宏并保存,如图 2-30-8 所示。

在本题目的宏编程中,要利用窗体上的"密码"文本框和隐藏的"mima"文本框的数据值比较来决定下一步操作,所以要将子宏"sy8-4 密码管理.确认"中的表达式里所有的"520"改为[mima];鉴于窗体与宏的名称变化,将宏"sy8-4 密码管理"中所有的"sy8-3"改为"sy8-4"。此步操作务必仔细。

(6)触发设置。

步骤 8:打开"sy8-4 系统登录"窗体的设计视图,在"用户名"文本框的属性窗口中选择"事件"选项卡,设置"更新后"属性为"sy8-4 密码管理.重新查询"宏。

步骤 9:打开"确认"命令按钮的属性窗口,选择"事件"选项卡,设置"单击"属性为"sy8-4 密码管理.确认"宏→打开"取消"命令按钮的属性窗口,选择"事件"选项卡,设置"单击"属性为"sy8-4.密码管理.取消"宏。

步骤 10:创建一个宏名为"AutoExec"的独立宏,该宏包含一个 OpenForm 操作,用于打开"sy8-4 系统登录",那么在打开"门诊管理系统"数据库时,将首先运行该宏,打开"sy8-4 系统登录"窗口,如果不能输入正确的用户名和密码,就无法进入本系统,只能退出 Access。

（张建莉 王 哲）

实验三十一
程序设计基础 1

【实验目的】

1. 熟悉 Visual Basic 6.0 的集成环境及其基本操作。
2. 掌握一个 VB 应用程序的组成及创建方法。
3. 理解面向对象编程的机制及编码过程。
4. 掌握事件驱动的程序设计过程。
5. 掌握表达式的计算及打印。

【实验内容】

一、实例题

1. "我的第一个 VB 程序"　①单击窗体,在窗体上打印"这是我的第一个 VB 程序";②单击 Command1,关闭程序。窗体字体须为红色、黑体、20 号(图 2-31-1)。

保存要求:

(1) 在 VB01 文件夹中新建子文件夹"prg1",用于保存本题的程序。

(2) 将本题的工程文件命名为"project1.vbp",窗体文件命名为"form1.frm"。

示例代码:

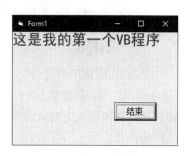

图 2-31-1　程序示例

```
Private Sub Form_Click()
    Form1.FontSize = 20
    Form1.ForeColor = RGB(255, 0, 0)
    Form1.FontName = "黑体"
    Form1.Print "这是我的第一个VB程序"
End Sub

Private Sub Command1_Click()
    End
End Sub
```

代码位置：VB 实验代码 /VB01/prg1。

2. 编写一个求和计算器　操作数存放于 Text1 和 Text2 中，运算结果存放于 Text3 中（图 2-31-2）。

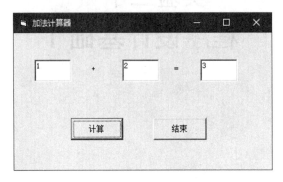

图 2-31-2　求和计算器

保存要求：

(1) 在 VB01 文件夹中新建子文件夹 "prg2"，用于保存本题的程序。

(2) 将本题的工程文件命名为 "project2.vbp"，窗体文件命名为 "form2.frm"。

示例代码：

```
Private Sub Command1_Click()
    Dim a As Single, b As Single, c As Single
    a = Val(Text1.Text) '获得Text1的数据，将其转换为数值型数据，赋值给变量a
    b = Val(Text2.Text)
    c = a + b
    Text3.Text = c
End Sub

Private Sub Command2_Click()
    End
End Sub
```

代码位置：VB 实验代码 /VB01/prg2。

二、设计题

要求：在完成下列设计题之前请先自我思考，并与同学讨论：①要改变 Label（标签）、Command（命令按钮）、Form（窗体）和 Text（文本框）等控件显示的文字应该修改控件的哪个属性？②点击按钮使得标签内容发生变化，我们应当针对标签还是按钮的事件编程？③了解 FontName 和 FontSize 属性的含义。

1. 设计一个加法器程序，要求按下清除按钮后清空内容且 Text1 重新获得焦点以便于快速重新进入输入状态、方便键盘操作（程序实际运行效果可参考程序 "Prg3.exe"）（图 2-31-3）。

保存要求：

(1) 在 VB01 文件夹中新建子文件夹 "prg3"，用于保存本题的程序。

(2) 将本题的工程文件命名为 "project3.vbp"，窗体文件命名为 "form3.frm"。

代码位置：VB 实验代码 /VB01/prg3。

2. 编写一个标签变化程序（程序实际运行效果可参考程序 "Prg4.exe"），运行结果如图 2-31-4~图 2-31-7 所示：

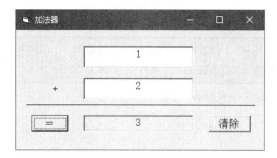

图 2-31-3　加法器

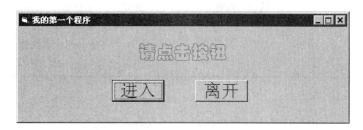

图 2-31-4　主界面

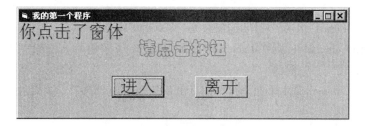

图 2-31-5　单击窗体后

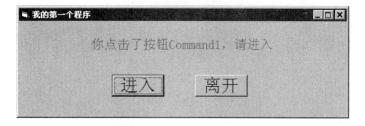

图 2-31-6　单击进入按钮后

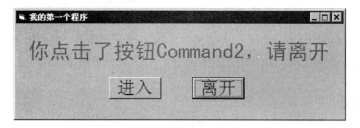

图 2-31-7　单击离开按钮后

主要控件见表 2-31-1。

表 2-31-1 主要控件及属性设置

控件默认名称	设置控件的名称（"Name"）属性	设置控件的标题（"Caption"）属性	设置字体大小	设置控件的其他属性
Form1	Form1	我的第一个程序	20 磅	
Command1	Command1	进入	20 磅	
Command2	Command2	离开	20 磅	
Label1	Label1	请点击按钮	20 磅	字体颜色（ForeColor）红色，字体为华文彩云 AutoSize 属性为 True Alignment 属性为 2-Center

保存要求：

(1) 在 VB01 文件夹中新建子文件夹"prg4"，用于保存本题的程序。

(2) 将本题的工程文件命名为"project4.vbp"，窗体文件命名为"form4.frm"。

设计要求：

(1) 单击窗体（Form1），则窗体打印输出文字"你点击了窗体"。

(2) 单击按钮 Command1，则在 Label1 中显示"你点击了按钮 Command1，请进入"，字体大小 15 磅，字体为宋体。

(3) 单击按钮 Command2，Label1 显示"你点击了按钮 Command2，请离开"，字体大小 25 磅，字体为黑体。

代码位置：VB 实验代码 /VB01/prg4。

（吴曒华 王 颖）

实验三十二
程序设计基础 2

【实验目的】

1. 熟悉 Visual Basic 6.0 的集成环境及其基本操作。
2. 掌握一个 VB 应用程序的组成及创建方法。
3. 掌握事件驱动的程序设计过程。

【实验内容】

一、实例题

1. 输入半径,计算球体体积　注意:"体积"右边的控件是标签,而不是文本框(图 2-32-1),需要将该标签控件的 BackColor(背景色)属性设置为白色。

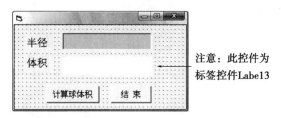

图 2-32-1　计算球体积

保存要求:

(1) 在 VB02 文件夹中新建子文件夹"prg1",用于保存本题的程序。

(2) 将本题的工程文件命名为"project1.vbp",窗体文件命名为"form1.frm"。

示例代码:

```
'编程,输入球的的半径R,计算并输出球的体积V。
Private Sub Command1_Click()
  Dim v As Single, r As Single    '一般应考虑v、r取实数,故声明为Single类型。
  r = Val(Text1.Text)
  v = 4 / 3 * 3.14159 * r ^ 3
  Label3.Caption = Str(v)
```

```
    End Sub
Private Sub Command2_Click()
    End
End Sub
```

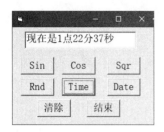

现在是1点22分37秒

Sin	Cos	Sqr
Rnd	Time	Date
清除	结束

图 2-32-2 函数应用

代码位置：VB 实验代码 /VB02/prg1。

2. 设计基于内部函数的简单计算器（图 2-32-2）。

保存要求：

（1）在 VB02 文件夹中新建子文件夹 "prg2"，用于保存本题的程序。

（2）将本题的工程文件命名为 "project2.vbp"，窗体文件命名为 "form2.frm"。

示例代码：

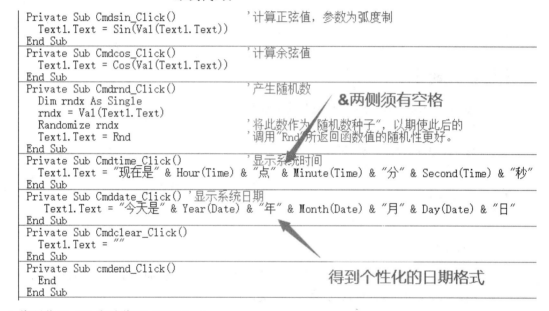

```
Private Sub Cmdsin_Click()                  '计算正弦值，参数为弧度制
    Text1.Text = Sin(Val(Text1.Text))
End Sub
Private Sub Cmdcos_Click()                  '计算余弦值
    Text1.Text = Cos(Val(Text1.Text))
End Sub
Private Sub Cmdrnd_Click()                  '产生随机数
    Dim rndx As Single
    rndx = Val(Text1.Text)
    Randomize rndx                          '将此数作为"随机数种子"，以期使此后的
    Text1.Text = Rnd                        '调用"Rnd"所返回函数值的随机性更好。
End Sub
Private Sub Cmdtime_Click()                 '显示系统时间
    Text1.Text = "现在是" & Hour(Time) & "点" & Minute(Time) & "分" & Second(Time) & "秒"
End Sub
Private Sub Cmddate_Click()   '显示系统日期
    Text1.Text = "今天是" & Year(Date) & "年" & Month(Date) & "月" & Day(Date) & "日"
End Sub
Private Sub Cmdclear_Click()
    Text1.Text = ""
End Sub
Private Sub cmdend_Click()
    End
End Sub
```

&两侧须有空格

得到个性化的日期格式

代码位置：VB 实验代码 /VB02/prg2。

二、设计题

1. 拆数字游戏　输入三位正整数，提取个、十、百位存放于三个 Label 中。

保存要求：

（1）在 VB02 文件夹中新建子文件夹 "prg3"，用于保存本题的程序。

（2）将本题的工程文件命名为 "project3.vbp"，窗体文件命名为 "form3.frm"。

设计要求：

（1）运行 "设计题 1 示例程序 .exe"，按照书上的要求设计程序。

（2）具体相关控件在外观方面的属性设置请仔细观察示例程序的效果（窗体的标题栏，单击窗体后弹出的 InputBox 对话框上的内容）。

（3）所有控件上的字体大小统一设置为 "小四"（图 2-32-3）。

代码位置：VB 实验代码 /VB02/prg3。

2. 产生各种范围内的随机整数或实数，示例如图 2-32-4。

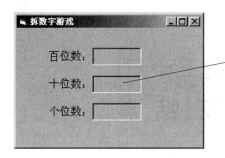

此处3个显示结果的控件均为标签控件，请将每个标签控件的BorderStyle属性设置为1

图 2-32-3　拆分数字

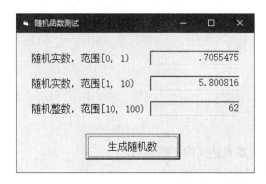

图 2-32-4　随机数生成

保存要求：

(1) 在 VB02 文件夹中新建子文件夹"prg4"，用于保存本题的程序。

(2) 将本题的工程文件命名为"project4.vbp"，窗体文件命名为"form4.frm"。

设计要求：

(1) 运行"设计题 2 示例程序 .exe"，按照书上的要求设计程序。

(2) 具体相关控件在外观方面的属性设置请仔细观察示例程序的效果（如窗体的标题栏）。

(3) 所有控件上的字体大小统一设置为"小四"。

(4) 控件均为标签控件，请将每个标签控件的 BorderStyle 属性设置为 1。

代码位置：VB 实验代码 /VB02/prg4。

三、思考题

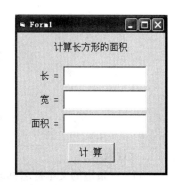

1. 参考实例题 1，设计一个程序用于计算长方形面积（本题不用上交）。

(1) 在文件夹中新建子文件夹"think1"，用于保存本题的程序。

(2) 将本题的工程文件命名为"think1.vbp"，窗体文件命名为"think1.frm"。

(3) 界面如图 2-32-5 所示，其他设置可自行决定。

2. 思考如何利用 mid 函数从 18 位的身份证号码中获取其中的出生年月日。

图 2-32-5　计算长方形面积

（吴曦华　王　颖）

实验三十三
分 支 结 构

【实验目的】

1. 掌握逻辑表达式和关系表达式的正确书写。
2. 掌握 If 语句及 If 语句的嵌套应用。
3. 掌握 Select Case 语句的使用。

【实验内容】

一、实例题

1. 计算任意三角形的面积　要求对输入的三条边进行限定,使之满足三角形公理,运行示例如图 2-33-1 所示。

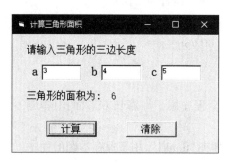

图 2-33-1　计算三角形面积

设计要求:
(1) 三条边的文本框名称改为:txtA,txtB,txtC。
(2) 显示最终面积的标签名称改为:LblRs。
保存要求:
(1) 在 VB03 文件夹中新建子文件夹 "prg1",用于保存本题的程序。
(2) 将本题的工程文件命名为 "project1.vbp",窗体文件命名为 "form1.frm"。

示例代码:注意:本题控件对象名较特别,须按照属性说明修改!

```
Private Sub Command1_Click()    '计算
    Dim a As Single, b As Single, c As Single, s As Single
    a = Val(txtA.Text)
    b = Val(txtB.Text)
    c = Val(txtC.Text)
    If a + b > c And a + c > b And b + c > a Then
        x! = (a + b + c) / 2
        s = Sqr(x * (x - a) * (x - b) * (x - c))
        LblRs.Caption = Str(s)
    Else
        MsgBox "无法构成三角形", vbOKOnly + vbCritical, "输入错误"
    End If
End Sub
```

```
Private Sub Command2_Click()           '清除
    txtA.Text = ""
    txtB.Text = ""
    txtC.Text = ""
    LblRs.Caption = ""
End Sub
'讨论与思考:
'    If语句最重要的是编写逻辑表达式,如果将if语句条件表达式中"And"改为"OR"运算符,
'    程序将出现什么情况?
'    MsgBox 语句中的标识符vbOKOnly、vbCritical分别是什么含义?值为何?|
```

代码位置:VB 实验代码 /VB03/prg1。

2. 编程,验证用户身份　Text1 中存放密码,最长 7 位,显示为星号。Label2 显示用户等级:密码 1234567 为普通用户,密码 1989643 为授权用户,密码 1687799 为特许用户,运行示例如图 2-33-2 所示。

保存要求:

(1) 在 VB03 文件夹中新建子文件夹"prg2",用于保存本题的程序。

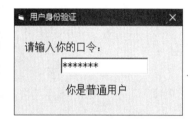

图 2-33-2　用户身份验证

(2) 将本题的工程文件命名为"project2.vbp",窗体文件命名为"form2.frm"。

示例代码:

```
Option Explicit
Private Sub Form_Load()              '设置主要对象的属性
    Form1.Caption = "用户身份验证"
    Text1.Text = ""                  '无空格
    Text1.PasswordChar = "*"         '无空格
    Text1.MaxLength = 7
End Sub
```

```
Private Sub Text1_KeyPress(KeyAscii As Integer)
    Dim pw As String, i As Integer
    If KeyAscii = 13 Then            '按回车键后进行密码检验
        pw = Trim(Text1.Text)
        '判断密码是否正确
        If pw = "1234567" Or pw = "1989643" Or pw = "1687799" Then
        MsgBox "你的口令正确,已通过身份验证", vbInformation + _
vbOKOnly, "用户身份验证"
        Select Case pw
            Case "1234567"
                Label2.Caption = "你是普通用户"
            Case "1989643"
                Label2.Caption = "你是授权用户"
            Case "1687799"
                Label2.Caption = "你是特许用户"
        End Select
    Else                             '密码不正确
```

```
        i = MsgBox("口令不正确,是否重试", vbYesNo + vbQuestion, "提示信息")
        If i = vbYes Then Text1.Text = "": Text1.SetFocus Else End
      End If
    End If
End Sub
```

代码位置：VB 实验代码 /VB03/prg2。

二、设计题

思考：在完成下列设计题之前请先查阅课本，并与同学讨论：①IsNumeric 函数的功能和用法；②Val 函数的功能和用法；③MsgBox 函数的功能和用法。

了解 If…else…end if 分支语句的用法，按照下面的说明完成本设计题。

1. 输入学生成绩，评定其等级　60~69 为及格，70~79 为中等，80~89 为良好，90 以上为优秀，60 分以下为"不合格"。（请运行"设计题 1 示例程序"，结果如图 2-33-3 所示，了解程序的具体功能。

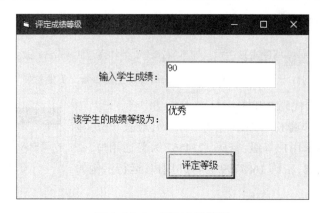

图 2-33-3　评定分数等级

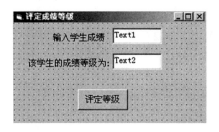

图 2-33-4　评定分数等级界面设计

保存要求：

（1）在 VB03 文件夹中新建子文件夹"prg3"，用于保存本题的程序。

（2）将本题的工程文件命名为"project3.vbp"，窗体文件命名为"form3.frm"。

设计要求：

（1）程序界面如图 2-33-4 所示：

各控件的主要属性设置如表 2-33-1 所示：

表 2-33-1　界面设计所用主要控件及属性设置

控件默认名称	设置控件的名称（"Name"）属性	设置控件的标题（"Caption"）属性	设置字体大小	设置控件的其他属性
Form1		评定成绩等级		
Label1		输入学生成绩	5 号	
Label2		该学生的成绩等级为：	5 号	
Text1			5 号	
Text2			5 号	
Command1		评定等级	5 号	

注：表中的空单元格表示相应属性无须更改，各控件的其他属性按照默认设置或者自行设置

(2) 键入下面程序代码并调试通过。

```
Private Sub Command1_Click()
    Dim strGrade As String
    Dim x As Single
    If Not IsNumeric(Text1.Text) Then
        MsgBox "学生成绩必为数字", vbExclamation, "输入错误"
        Text1.Text = ""
    Else
        x = Val(Text1.Text)

        If x >= 90 Then
           strGrade = "优秀"
        ElseIf x >= 80 Then
           strGrade = "良好"
        ElseIf x >= 70 Then
           strGrade = "中等"
        ElseIf x >= 60 Then
        strGrade = "及格"
        Else
        strGrade = "不合格"
        End If

        Text2.Text = strGrade
    End If
End Sub
```

(3) 将代码中的多分支结构语句(红框中的代码)改用 "Select ……Case" 语句来实现。

代码位置：VB 实验代码 /VB03/prg3

2. 输入 x 和 y 坐标，判定坐标所属象限。(请运行 "设计题 2 示例程序"，结果如图 2-33-5 所示，了解程序的具体功能)

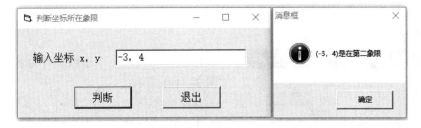

图 2-33-5　判定坐标所在象限

保存要求：

(1) 在 VB03 文件夹中新建子文件夹 "prg4"，用于保存本题的程序。

(2) 将本题的工程文件命名为 "project4.vbp"，窗体文件命名为 "form4.frm"。

设计要求：

(1) 文本框中输入的符号必须是半角字符(英文状态下)，比如输入："2,5"。

(2) 利用 MsgBox 消息对话框显示结果。

代码位置：VB 实验代码 /VB03/prg4。

三、思考题

思考 If 语句和 Select case 语句的区别? 两者能否相互转换。

(吴曦华　王　颖)

实验三十四
分支结构与循环结构

【实验目的】

1. 掌握逻辑表达式和关系表达式的正确书写。
2. 掌握 If 语句及 If 语句的嵌套应用。
3. 掌握 Select Case 语句的使用。
4. 掌握 For...Next 语句及 Exit For 语句的使用。

【实验内容】

一、实例题

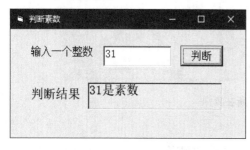

图 2-34-1 判定素数

1. 编程　判断一个整数是否为素数,运行示例如图 2-34-1 所示。

保存要求:

(1) 在 VB04 文件夹中新建子文件夹 "prg1",用于保存本题的程序。

(2) 将本题的工程文件命名为 "project1.vbp",窗体文件命名为 "form1.frm"。

示例代码:

```
Private Sub Command1_Click()
    Dim N As Integer, I As Integer, result As Boolean
    result = True
    N = Val(Text1.Text)
    For I = 2 To Int(Sqr(N))
        If N Mod I = 0 Then
            result = False
            Exit For
        End If
    Next I
    If result Then
        Label3.Caption = N & "是素数"        '此行语句的续行符需要去掉
```

```
        Else
            Label3.Caption = N & "不是素数"
        End If
End Sub
Private Sub Text1_KeyPress(KeyAscii As Integer)   '禁止输入非数字字符
    If KeyAscii < 48 Or KeyAscii > 57 Then KeyAscii = 0
End Sub       '此行的End if语句需要改为End Sub作为结束
Private Sub Text1_LostFocus()    '处理当文本框中没有输入数据，而失去焦点情况。
    If Val(Text1.Text) = 0 Then Text1.SetFocus
End Sub
```

代码位置：VB 实验代码 /VB04/prg1。

2. 实现英文单词个数统计的功能　文本输入框具有多行、滚动功能，程序的运行效果如图 2-34-2 所示。

设计要求：

Text1 的 ScrollBar 属性设置为 Vertical、MultiLine 设置为 True。

保存要求：

（1）在 VB04 文件夹中新建子文件夹 "prg2"，用于保存本题的程序。

（2）将本题的工程文件命名为 "project2.vbp"，窗体文件命名为 "form2.frm"。

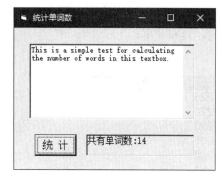

图 2-34-2　统计单词数量

示例代码：

```
Private Sub Command1_Click()
    Dim Nw As Integer, I As Integer, n As Integer
    Dim St As String, Char As String, Last As String
    St = Text1.Text
    Last = "__"    ->双引号之间有一个空格
    n = Len(St)
    For I = 1 To n
        Char = Mid(St, I, 1)
        If UCase(Char) >= "A" And UCase(Char) <= "Z" Then  ->双引号之间的字母必须是大写字母
            Select Case Last
                ' Last是单词分隔字符，回车符（Chr(13)）、换行符(Chr(10))
                Case "_", ",", ";", ".", Chr(13), Chr(10)  ->第一和第二个双引号之间有一个空格
                    Nw = Nw + 1
            End Select
        End If
        Last = Char
    Next I
    Label1.Caption = "共有单词数:" & Nw
End Sub
```

代码位置：VB 实验代码 /VB04/prg2。

二、设计题

1. 假设标准体重为身高（cm）-105，若超过标准体重的 1.1 倍则偏胖，低于标准体重的 0.9 倍则为偏瘦，其他为正常，编程实现该过程（程序实际运行效果如图 2-34-3 所示，可参考程序 "示例程序 prg3.exe"）。

设计要求：

（1）文本框最多接受 3 个字符是通过设置文本框的 MaxLength 为 3 实现。

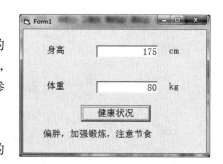

图 2-34-3　评价身体健康状况

（2）两个文本框均不接受非数字键可通过文本框的 KeyPress 事件中的 KeyAscii 参数进行限制而实现。

保存要求：

（1）在 VB04 文件夹中新建子文件夹 "prg3"，用于保存本题的程序。

（2）将本题的工程文件命名为 "project3.vbp"，窗体文件命名为 "form3.frm"。

代码位置：VB 实验代码 /VB04/prg3。

2. 单击窗体，生成 20 个 200~300 之间的随机整数（可以出现重复的数字），输出其中能被 5 整除的数，求出它们的和并打印出来（程序实际运行效果可参考程序 "示例程序 prg4.exe"）。

保存要求：

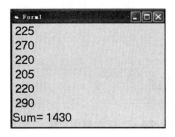

（1）在 VB04 文件夹中新建子文件夹 "prg4"，用于保存本题的程序。

（2）将本题的工程文件命名为 "project4.vbp"，窗体文件命名为 "form4.frm"。

设计要求：

本程序不要求使用其他控件，只需利用窗体的单击事件 Form_Click（）即可。

程序运行效果如图 2-34-4：

代码位置：VB 实验代码 /VB04/prg4。

图 2-34-4　被 5 整除的数

三、课后思考

For 语句适用在什么情况？

（吴曦华　王　颖）

实验三十五
循环结构与一维数组

【实验目的】

1. 掌握 Do…Loop 循环语句与 Exit Do 语句的使用。
2. 掌握数组的声明和数组元素的引用。
3. 掌握定长数组的使用方法。
4. 学会利用数组解决一些较为复杂的问题。

【实验内容】

一、实例题

1. 产生 N 个两位随机整数，从小到大排序后在数组中插入新元素使之依然有序，利用动态数组存放数据，运行示例如图 2-35-1 所示。

保存要求：

（1）在 VB05 文件夹中新建子文件夹"prg1"，用于保存本题的程序。

（2）将本题的工程文件命名为"project1.vbp"，窗体文件命名为"form1.frm"。

示例代码：

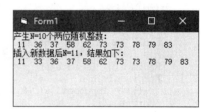

图 2-35-1　数据排序

```
Private Sub Form_Click()
    Const N = 10
    Dim a() As Integer, x%, i%, j%, t%, p%
    ReDim a(1 To N)
    Cls
    Print "产生N=10个两位随机整数："
    For i = 1 To N                          '产生10个数存于数组a中
        a(i) = Int(Rnd * 90) + 10
    Next i
    For i = 1 To N - 1                       '使用选择法,对数组a进行排序
```

327

```
        p = i
        For j = i + 1 To N
            If a(p) > a(j) Then p = j
        Next j
        t = a(i): a(i) = a(p): a(p) = t
    Next i
    For i = 1 To N                        '输出排序后的数组
        Print a(i);                       '输出一行，分号不可少，否则，换行
    Next i
    Print                                 '空Print语句，仅起换行
    x = Val(InputBox("请输入待插入的元素", "插入"))
    For p = 1 To N                        '确定插入位置
        If a(p) > x Then Exit For
    Next p
    ReDim Preserve a(1 To N + 1)   '重构a数组，且元素个数加1，并保留原数据
    For j = N To p Step -1                '空出插入位置
        a(j + 1) = a(j)
    Next j
    Print "插入新数据后N=11，结果如下："
    a(p) = x                   '插入
    For i = 1 To N + 1
        Print a(i);
    Next i
    Print
End Sub
```

重构 a 数组，使之元素个数加 1，同时保留原数据

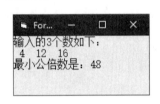

图 2-35-2   计算最小公倍数

代码位置：VB 实验代码 /VB05/prg1。

2. 编程，输入 n 个整数，求它们的最小公倍数，运行示例如图 2-35-2 所示。

保存要求：

(1) 在 VB05 文件夹中新建子文件夹"prg2"，用于保存本题的程序。

(2) 将本题的工程文件命名为"project2.vbp"，窗体文件命名为"form2.frm"。

示例代码：

```
Private Sub Form_click()
    Dim i As Integer, gbs As Long, n As Integer
    n = InputBox("n=", "数组元素的个数n")
    ReDim a(n) As Integer
    For i = 1 To n
        a(i) = InputBox("a(" & i & ")=", "输入数组各元素")
        Print a(i);
    Next i
    Print
    '公倍数必然是第1个元素的倍数，因此以a(1)作为最小公倍数的初值
    gbs = a(1)
    Do
        For i = 2 To n '判断gbs能否被其余n-1个数整除
            If gbs Mod a(i) <> 0 Then gbs = gbs + a(1): Exit For
        Next i
    Loop Until i = n + 1
    Print "最小公倍数是：" & gbs
End Sub
```

代码位置：VB 实验代码 /VB05/prg2。

二、设计题

1. 单击窗体，计算数列之和：S=1-1/2!+1/3!-1/4!+ ···+(-1)^(i-1)/i!+······直到通项绝对值

<10^-6 时停止累加(请运行"设计题 1 示例程序",了解程序的具体功能)。

(提示:可以使用 While/Wend 或 Do/Loop 语句。)

保存要求:

(1) 在 VB05 文件夹中新建子文件夹"prg3",用于保存本题的程序。

(2) 将本题的工程文件命名为"project3.vbp",窗体文件命名为"form3.frm"。

设计要求:

(1) 精度为 0.000001,即当 $\frac{1}{n!}$ <0.000001 时就认为结果符合要求,不可再计入 $\frac{1}{(n+1)!}$。

(2) 单击窗体,用 Print 语句将计算结果在窗体上输出。本程序不要求使用其他控件,只需利用窗体的单击事件 Form_Click( )即可。程序界面如图 2-35-3 所示。

代码位置:VB 实验代码 /VB05/prg3。

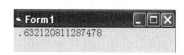

图 2-35-3　计算数列之和

2. 编写程序,随机产生 10 个[0,100]之间的整数,并保存在数组中。求 10 个整数中的最大值、最小值和 10 个随机整数的平均值(请运行"设计题 2 示例程序",了解程序的具体功能)。

保存要求:

(1) 在 VB05 文件夹中新建子文件夹"prg4",用于保存本题的程序。

(2) 将本题的工程文件命名为"project4.vbp",窗体文件命名为"form4.frm"。

设计要求:

(1) 利用随机函数 Rnd 产生 10 个[0,100]整数。

(2) 单击窗体后,用 Print 语句在窗体上输出 10 个整数,并打印出 10 个整数中的最大值、最小值和平均值。

(3) 本程序不要求使用其他控件,只需利用窗体的单击事件 Form_Click( )即可。

程序运行效果如图 2-35-4 所示:

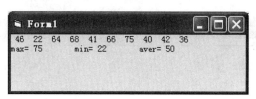

图 2-35-4　找最大数、最小数并计算平均值

代码位置:VB 实验代码 /VB05/prg4。

(吴暾华　王　颖)

实验三十六

二维数组与自定义函数

【实验目的】

1. 了解并掌握二维数组的使用方法。
2. 了解并掌握创建函数和过程的方法。
3. 了解并掌握排序的方法。

【实验内容】

一、实例题

1. 在文本框中输入行数,按下回车在图片框中打印杨辉三角(图 2-36-1)。

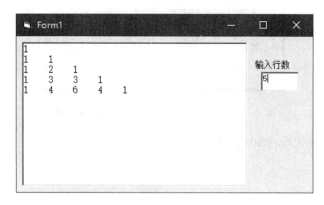

图 2-36-1　生成并输出杨辉三角形

保存要求:

(1) 在 VB06 文件夹中新建子文件夹"prg1",用于保存本题的程序。

(2) 将本题的工程文件命名为"project1.vbp",窗体文件命名为"form1.frm"。

示例代码：

```
Option Explicit
Option Base 1
Private Sub Text1_KeyPress(KeyAscii As Integer)
  Dim a() As Integer          '定义变长数组
  Dim n As Integer, i As Integer, j As Integer, s As String
  If KeyAscii <> 13 Then Exit Sub
  n = Val(Text1.Text)         '按回车键后执行下列操作
  Picture1.Cls                '清除图片框中的显示结果
  ReDim a(n, n)               '将数组重新定义为n×n的数组
  For i = 1 To n              '每一行首尾都是1
    a(i, i) = 1: a(i, 1) = 1
  Next i
  For i = 3 To n   '从第3行开始，中间元素是上一行前2个数之和
    For j = 2 To n - 1
      a(i, j) = a(i - 1, j - 1) + a(i - 1, j)
  Next j, i
  For i = 1 To n
    For j = 1 To i
      s = Trim(a(i, j))
      Picture1.Print s; Spc(5 - Len(s)); '实现精确对齐打印
    Next j
    Picture1.Print
  Next i
End Sub
```

代码位置：VB 实验代码 /VB06/prg1。

2. 利用 Inputbox 输入两组整数 a 和 b，去除它们之间的交集，例如 a={1,2}，b={2,3,4}，则最终结果为 a={1}，b={3,4}（图 2-36-2）。

保存要求：

（1）在 VB06 文件夹中新建子文件夹"prg2"，用于保存本题的程序。

（2）将本题的工程文件命名为"project2.vbp"，窗体文件命名为"form2.frm"。

实例代码：

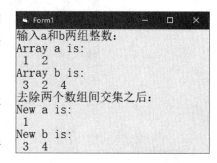

图 2-36-2　去除两组数的交集

```
Private Sub Form_Click()
  Cls
  Dim m As Integer, n As Integer, i As Integer, j As Integer
  m = Val(InputBox("请输入a数组元素个数: "))
  n = Val(InputBox("请输入b数组元素个数: "))
  ReDim a(m) As Integer, b(n) As Integer
  Print "输入a和b两组整数: "
  Print "Array a is:"
  For i = 1 To m
    a(i) = Val(InputBox("a(" & i & ")=")): Print a(i);
  Next i
  Print
  Print "Array b is:"
  For i = 1 To n
    b(i) = Val(InputBox("b(" & i & ")=")): Print b(i);
  Next i
  Print
  Print "去除两个数组间交集之后: "
  '第1步，在a数组中去掉a和b数组的交集并打印结果
  Print "New a is:"
  For i = 1 To m
```

```
    For j = 1 To n
      If a(i) = b(j) Then Exit For
    Next j
    If j > n Then Print a(i);
  Next i
  Print
    '第2步，在b数组中去掉a和b数组的交集并打印结果
    Print "New b is:"
    For i = 1 To n
      For j = 1 To m
        If b(i) = a(j) Then Exit For
      Next j
      If j > m Then Print b(i);
    Next i
    Print
End Sub
```

代码位置：VB 实验代码 /VB06/prg2。

二、设计题

1. 使用选择排序算法实现 50 个［10，100］不相同的随机整数的升序排列（请运行"设计题 1 示例程序"，如图 2-36-3 所示，了解程序的具体功能）。

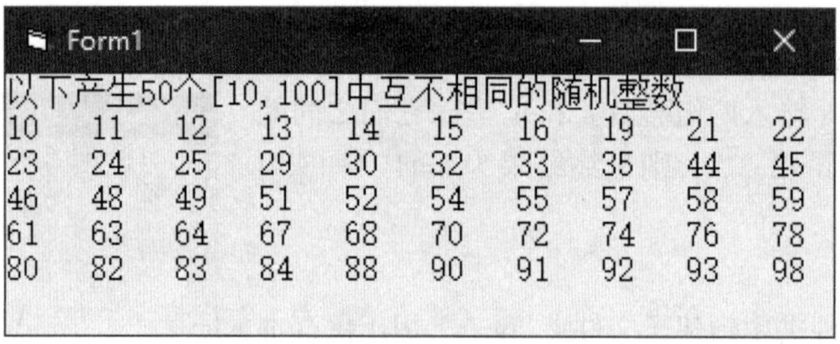

```
以下产生50个[10,100]中互不相同的随机整数
10    11    12    13    14    15    16    19    21    22
23    24    25    29    30    32    33    35    44    45
46    48    49    51    52    54    55    57    58    59
61    63    64    67    68    70    72    74    76    78
80    82    83    84    88    90    91    92    93    98
```

图 2-36-3　每行输出 10 个数

保存要求：

(1) 在 VB06 文件夹中新建子文件夹"prg3"，用于保存本题的程序。

(2) 将本题的工程文件命名为"project3.vbp"，窗体文件命名为"form3.frm"。

设计要求：

(1) 运行"设计题 1 示例程序 .exe"，按照要求设计程序。

(2) 所有控件上的字体大小统一设置为"小四"。

(3) 本程序不要求使用其他控件，只需利用窗体的单击事件 Form_Click( )即可，并使用 Print 语句将结果在窗体上输出。

代码位置：VB 实验代码 /VB06/prg3。

2. 单击窗体，统计 100 个［0，99］范围内的随机整数的个位上的数字的个数（请运行"设计题 1 示例程序"，了解程序的具体功能）。

保存要求：

(1) 在 VB07 文件夹中新建子文件夹"prg3"，用于保存本题的程序。

(2) 将本题的工程文件命名为"project3.vbp"，窗体文件命名为"form3.frm"。

设计要求：单击窗体，用 Print 语句将计算结果在窗体上输出。本程序不要求使用其他控件，只需利用窗体的单击事件 Form_Click( )即可。程序界面如图 2-36-4 所示。

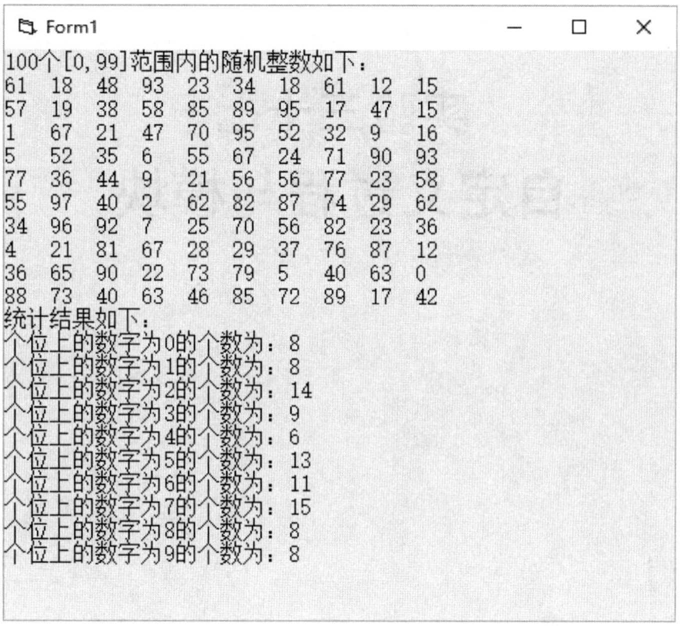

图 2-36-4 统计个位上各数字的个数

代码位置：VB 实验代码 /VB06/prg4。

（吴暾华 王 颖）

实验三十七
自定义过程与模块

【实验目的】

1. 掌握子过程及函数过程的定义和调用方法。
2. 掌握形参和实参的对应关系，分清值传递和地址传递的区别。
3. 掌握标准模块的使用方法。

【实验内容】

一、实例题

1. 输入一个十进制整数，将其分别转化为八进制和十六进制数，并显示在两个 Label 对象中（背景为白色）。须采用自定义过程实现进制转换，且将过程存放于标准模块中（图 2-37-1）。

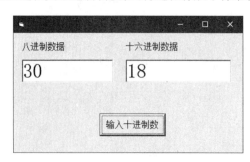

图 2-37-1　输入十进制数 24 后的运行结果

保存要求：
(1) 在 VB07 文件夹中新建子文件夹"prg1"，用于保存本题的程序。
(2) 将本题的工程文件命名为"project1.vbp"，窗体文件命名为"Form1.frm"，标准模块命名为"aaa.bas"。
示例代码：
Form1.frm 代码如下：

```
Private Sub Command1_Click()
  Dim x As Integer, x8 As String, x16 As String
  x = InputBox("请输入一个十进制整数：")
  Call dtox(x, x8, x16)
  Label11.Caption = x8
  Label12.Caption = x16
End Sub
```

标准模块 aaa.bas 代码如下：

```
Public Sub dtox(ByVal n As Integer, ByRef s8 As String, ByRef s16 As String)
  Dim m As Integer, k As Integer
  m = Abs(n)
  Do While m <> 0
    s8 = Trim(Str(m Mod 8)) + s8          '后得到的余数是高位，因此要前置。
    m = m \ 8
  Loop
  m = Abs(n)
  Do While m <> 0
    k = m Mod 16
    If k < 10 Then
      s16 = Trim(Str(k)) + s16
    Else
      s16 = Chr(Asc("a") + k - 10) + s16
    End If
    m = m \ 16
  Loop
  If n < 0 Then s8 = "-" + s8: s16 = "-" + s16 '形参若为负数，字符串必须前置"-"。
End Sub
```

代码位置：VB 实验代码 /VB07/prg1。

2. 实现一个面向低年级小学生的加减法练习程序，须采用多窗体模块实现，运行界面如图 2-37-2 所示：

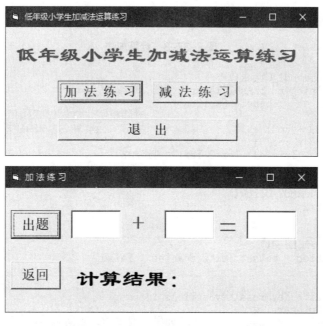

图 2-37-2　加减法计算器

保存要求：

（1）在 VB07 文件夹中新建子文件夹"prg2"，用于保存本题的程序。

（2）将本题的工程文件命名为"project2.vbp"，包括 3 个窗体：主窗体 Form1 存储为"form21.frm"；第 2 个窗体 Form2 是加法练习窗体，存储为"form22.frm"；第 3 个窗体 Form3 是减法练习窗体，存储为"form23.frm"。

示例代码：

主窗体 Form1（存储为 form21.frm）的代码如下：

```
Private Sub Command1_Click()
    Form2.Caption = Command1.Caption        '设置Form2的标题为加法练习
    Form2.Show          '显示加法窗体
    Form1.Hide          '隐藏主窗体
End Sub
Private Sub Command2_Click()
    Form3.Caption = Command2.Caption        '设置Form3的标题为减法练习
    Form3.Show          '显示减法窗体
    Form1.Hide          '隐藏主窗体
End Sub
Private Sub Command3_Click()
    End
End Sub
```

加法练习窗体 Form2（存储为 form22.frm）的界面（图 2-37-3）和代码如下：

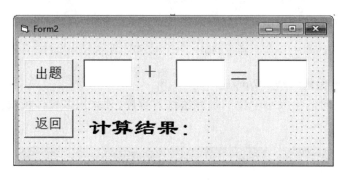

图 2-37-3　计算加法

```
Private Sub Command1_Click()
    Dim a As Integer, b As Integer, c As Integer
    Text3.Text = "": Label14.Caption = ""
    Randomize                               ' 对随机数生成器做初始化的动作。
    a = Int((99 * Rnd) + 1)                 ' 生成 1 到 99 之间的随机数值作为运算数。
    b = Int((99 * Rnd) + 1)
    Text1.Text = Trim(a): Text2.Text = Trim(b)
    Text3.SetFocus
End Sub
Private Sub Command2_Click()
    Unload Form2
    Form1.Show
End Sub
Private Sub Form_Load()
    Text1.Enabled = False: Text2.Enabled = False
End Sub

Private Sub Text3_KeyPress(KeyAscii As Integer)
    Dim c As Integer
    If KeyAscii = 13 Then                    '如果是回车键，则回答结束，判断是否计算正确。
        c = Val(Text1.Text) + Val(Text2.Text)     '计算加法结果
        If (c = Val(Text3.Text)) Then        '判断输入结果的正确性并给出结论
            Label14.Caption = "对！"
        Else
            Label14.Caption = "错！"
```

```
            End If
        End If
End Sub
```

减法练习窗体 Form3（存储为 form23.frm）的界面（图 2-37-4）和代码如下（注意：Form3 的界面以及代码与 Form2 极其相似，不论界面还是代码都可采用复制 + 修改快速成型，没有必要重新设计）：

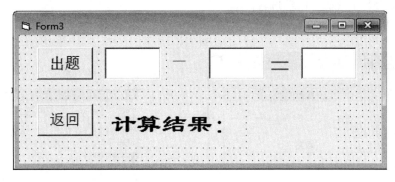

图 2-37-4　计算减法

```
Private Sub Command1_Click()
    Dim a As Integer, b As Integer, c As Integer
    Text3.Text = "": Label14.Caption = ""
    Randomize                           ' 对随机数生成器做初始化的动作。
    a = Int((99 * Rnd) + 1)             ' 生成 1 到 99 之间的随机数值作为运算数。
    b = Int((99 * Rnd) + 1)
    ' 减法须保证被减数大于减数。
    If a < b Then c = a: a = b: b = c          相比加法，变化1
    Text1.Text = Trim(a): Text2.Text = Trim(b)
    Text3.SetFocus
End Sub
Private Sub Command2_Click()
    Unload Form3                 相比加法，变化2
    Form1.Show
End Sub
Private Sub Form_Load()
    Text1.Enabled = False: Text2.Enabled = False
End Sub

Private Sub Text3_KeyPress(KeyAscii As Integer)
    Dim c As Integer
    If KeyAscii = 13 Then        ' 如果是回车键，则回答结束，判断是否计算正确。
        c = Val(Text1.Text) - Val(Text2.Text)      ' 计算减法结果      变化3
        If (c = Val(Text3.Text)) Then        ' 判断输入结果的正确性并给出结论
            Label14.Caption = "对！"
        Else
            Label14.Caption = "错！"
        End If
    End If
End Sub
```

代码位置：VB 实验代码 /VB07/prg2。

二、设计题

1. 自定义一个打印 n 层 "*" 符号的子过程，子过程名为 printstar，并在窗体的 Form_Click 事件中调用此子过程。程序运行效果如下图，补充完善如下代码，并调试通过（请运行 "设计题 1 示例程序"，了解程序的具体功能）。

保存要求：

(1) 在 VB07 文件夹中新建子文件夹"prg3"，用于保存本题的程序。

(2) 将本题的工程文件命名为"project3.vbp"，窗体文件命名为"form3.frm"。

设计要求：

(1) 本程序不要求使用其他控件，只需利用窗体的单击事件 Form_Click（ ）即可。

(2) 补充完善如下代码，并调试通过。

程序运行效果如图 2-37-5、图 2-37-6 所示：

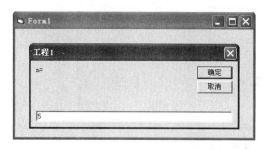

图 2-37-5　输入三角形层数

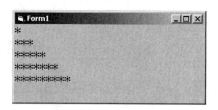

图 2-37-6　输出三角形

程序代码如下：

```
Private Sub Form_click()
  Dim n As Integer
  n = Val(InputBox("n="))
  Cls
  _____(1)_____ '调用过程

End Sub
Private Sub printstar(n As Integer)
  Dim i As Integer, j As Integer

  '此处一段代码自行编写

End Sub
```

代码位置：VB 实验代码 /VB07/prg3。

2. 判断水仙花数（三位正整数 = 个位的立方 + 十位的立方 + 百位的立方，如 153、370、371、407）（请运行"设计题 2 示例程序"，了解程序的具体功能）。

保存要求：

(1) 在 VB07 文件夹中新建子文件夹"prg4"，用于保存本题的程序。

(2) 将本题的工程文件命名为"project4.vbp"，窗体文件命名为"form4.frm"，标准模块文件命名为"Module4.bas"。

设计要求：

本程序用到一个文本框、两个标签和一个命令按钮控件。

程序设计界面如图 2-37-7 所示：

程序运行界面如图 2-37-8 所示：

代码位置：VB 实验代码 /VB07/prg4。

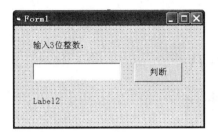

图 2-37-7 输入任一三位数   图 2-37-8 判定水仙花

三、思考题（选做题，不用上交）

1. 参数传递的方式有几种？各自有何特点？
2. 函数和子过程有何区别？

（吴曈华 王 颖）

实验三十八
常用控件 1

【实验目的】

1. 掌握一些常用控件的常用属性。
2. 掌握一些常用控件的方法。
3. 掌握一些常用控件的事件。

【实验内容】

一、实例题

1. 实现一个打字练习程序,红色表示错误,绿色表示正确,退格修改后颜色恢复为黑色,最后可以统计正确率。程序的运行效果如图 2-38-1 所示。

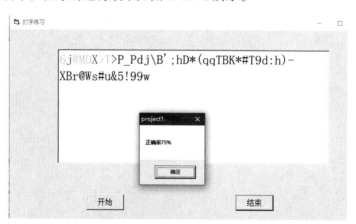

图 2-38-1　基于 RichTextBox 控件的打字练习程序

注:红色表示错误,绿色表示正确,退格修改后颜色恢复为黑色

设计要求:

(1) 添加 RichTextbox 外部控件 Rich1(图 2-38-2)。

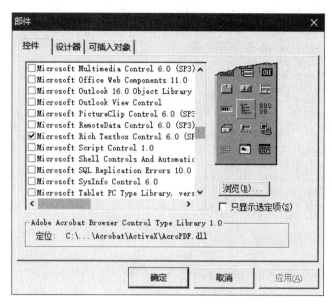

图 2-38-2　VB 部件

（2）利用 Rich1.SelColor 属性控制字符颜色，未打字符为黑色、打错字符为红色、正确字符为绿色。

（3）利用数组记录每个字符的打字状态：0 表示错误，1 表示正确。在处理退格修改时，根据状态数组重新统计当前正确打的字符数以得到准确的正确率。

保存要求：

（1）在 VB08 文件夹中新建子文件夹"prg1"，用于保存本题的程序。

（2）将本题的工程文件命名为"project1.vbp"，窗体文件命名为"form1.frm"。

示例代码：

```
'定义窗体变量n表示已打文字的个数，right表示正确文字的个数
'利用数组来记录每个字符的打字状态：0表示错误，1表示正确
Dim n As Integer, right As Integer, a() As Integer
Const M As Integer = 50
Private Sub cmdStart_Click()  '"开始"按钮的单击事件过程
    Dim i%
    Rich1.Text = ""
    ReDim a(1 To M)
    Randomize
    For i = 1 To M '产生M个随机字符
        Rich1.Text = Rich1.Text & Chr(Rnd * 94 + 32)
        a(i) = 1
    Next i
    n = 0
    right = 0
    Rich1.SetFocus
    Rich1.SelStart = 0
End Sub

Private Sub cmdEnd_Click()  '"结束"按钮的单击事件过程
    '显示统计信息
    If n <> 0 Then MsgBox "正确率" & right / n * 100 & "%"
    Rich1.SetFocus
End Sub
```

```
Private Sub Rich1_KeyPress(KeyAscii As Integer)
    If (n = M And KeyAscii <> 8) Or Len(Rich1.Text) = 0 Then Exit Sub

    If KeyAscii = 8 Then '按下退格键之后
        If n <> 0 Then
            n = n - 1  '退格，已打字符总数n减1
            right = 0
            For i = 1 To n '重新统计当前正确打的字符数right
                If a(i) = 1 Then right = right + 1
            Next i
            '退格，还原已打的最新1个字符为黑色（从红色或绿色还原为黑色），
            '表示该字符尚未打
            Rich1.SelStart = n
            Rich1.SelLength = 1
            Rich1.SelColor = vbBlack
            Rich1.SelStart = n
            Rich1.SelLength = 0
        End If
        Exit Sub '退格完成
    End If

    n = n + 1 '非退格时（正常打字），已打字符数n加1

    Rich1.SelStart = n - 1
    Rich1.SelLength = 1
    If Chr(KeyAscii) <> Mid(Rich1.Text, n, 1) Then
        a(n) = 0 '错误记为0
        Rich1.SelColor = vbRed  'RichText特有的，可设置被选中字符的颜色，
                                '红色表示当前字符打错
    Else
        a(n) = 1 '正确记为1
        right = right + 1
        Rich1.SelColor = vbGreen '绿色表示当前字符打对
    End If
    Rich1.SelStart = n
    Rich1.SelLength = 0

    KeyAscii = 0 '不将所敲打字符插入文本框，仅用于比对是否正确

    '打字时RichTextbox本身处于焦点状态，无须Setfocus

End Sub
```

代码位置：VB 实验代码 /VB08/prg1。

2. 猜数字问题　点击开始后开始按钮不可用，同时产生 1 到 100 之间的随机整数。然后在文本框中输入数字进行猜测，若偏大或偏小须给出提示，最多猜测 10 次，少于 4 次提示运气极好（图 2-38-3）。

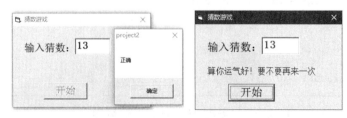

图 2-38-3　产生 1 到 100 之间的随机整数，最多猜测 10 次

保存要求：

(1) 在 VB08 文件夹中新建子文件夹"prg2"，用于保存本题的程序。

(2) 将本题的工程文件命名为"project2.vbp",窗体文件命名为"form2.frm"。

示例代码:

```
Option Explicit
Dim guess As Byte, times As Byte
Private Sub Command1_Click()
    Randomize
    guess = Int(Rnd * 100) + 1 '产生∈[1，100]的随机整数
    times = 0: Text1.Enabled = True
    Text1 = ""
    Command1.Enabled = False
    Label2.Caption = ""
End Sub

Private Sub Form_Load()
    Label2.Caption = ""
End Sub

Private Sub Text1_KeyPress(KeyAscii As Integer)
    '文本框只接受数字键、回车键和退格键
    If (Chr(KeyAscii) < "0" Or Chr(KeyAscii) > "9") And _
    KeyAscii <> 13 And KeyAscii <> 8 Then KeyAscii = 0

    If KeyAscii <> 13 Then Exit Sub
    times = times + 1
        If Val(Text1) = guess Then
            MsgBox "正确"
            If times < 4 Then
                Label2 = "你好厉害噢！再来一次试试看"
            Else
                Label2 = "算你运气好！要不要再来一次"
            End If
            Command1.Enabled = True
            Text1.Enabled = False
            Exit Sub
        End If
        If Val(Text1) > guess Then MsgBox "太大"
        If Val(Text1) < guess Then MsgBox "太小"
        Text1.SelStart = 0
        Text1.SelLength = Len(Text1.Text)
        Text1.SetFocus
        If times = 10 And Val(Text1) <> guess Then '限制最多猜10次
            Command1.Enabled = True
            Text1.Enabled = False
            Label2 = "要努力啊！还敢不要猜吗。"
        End If
End Sub
```

代码位置:VB 实验代码 /VB08/prg2。

二、设计题

1. 袖珍计算器(请运行"设计题 1 示例程序",如图 2-38-4 所示,了解程序的具体功能)。

保存要求:

(1) 在 VB08 文件夹中新建子文件夹"prg3",用于保存本题的程序。

(2) 将本题的工程文件命名为"project3.vbp",窗体文件命名为"form3.frm"。

设计要求:

(1) 本程序用到三个文本框、两个标签和五个单选按钮,采用控件数组实现。

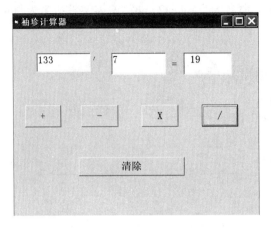

图 2-38-4　加减乘除计算器

(2) 按"清除"按钮可清除三个文本框和"符号位"标签的内容。

代码位置：VB 实验代码 /VB08/prg3

2. 模拟设置密码过程(请运行"设计题 2 示例程序"，如图 2-38-5、图 2-38-6 和图 2-38-7 所示，了解程序的具体功能)。

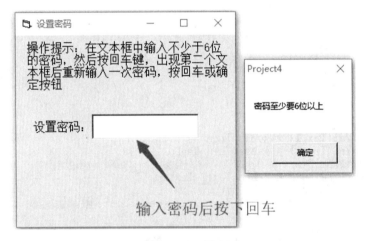

图 2-38-5　设置密码

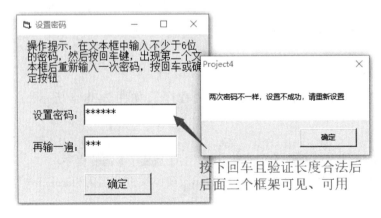

图 2-38-6　判定密码

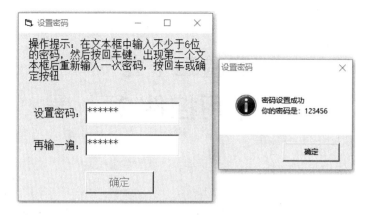

图 2-38-7　密码设置成功

保存要求：

（1）在 VB08 文件夹中新建子文件夹"prg4"，用于保存本题的程序。

（2）将本题的工程文件命名为"project4.vbp"，窗体文件命名为"form4.frm"。

设计要求：本程序用到两个标签、两个文本框和一个命令按钮控件。

代码位置：VB 实验代码 /VB08/prg4。

三、思考题（选做题，不用上交）

1. 使用控件的优势？

2. VB 开发环境下的控件有哪些是你经常在应用软件中见到的？

（吴曦华　王　颖）

实验三十九
常用控件 2

【实验目的】

1. 掌握一些常用控件的常用属性。
2. 掌握一些常用控件的方法和事件。
3. 了解控件数组的运用。

【实验内容】

一、实例题

1. 设计点餐程序,选择食物类型和数量后自动结算并显示在列表框中,运行界面如图 2-39-1 所示。

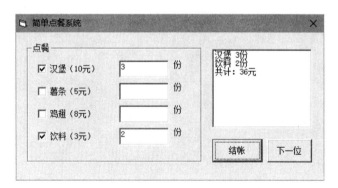

图 2-39-1　计算餐费

设计要求:
(1) 复选框、文本框均设置为"点餐"框架中的控件数组。
(2) 点餐结果置于列表框中。
保存要求:
(1) 在 VB09 文件夹中新建子文件夹"prg1",用于保存本题的程序。

(2) 将本题的工程文件命名为"project1.vbp",窗体文件命名为"form1.frm"。

示例代码:

```vb
Private Sub Form_Load()
    Dim i As Integer
    For i = 0 To 3     '文本框属性初始化
        Text1(i).Text = ""
        Text1(i).Enabled = False
    Next
End Sub
Private Sub Check1_Click(Index As Integer)
    If Check1(Index).Value = 1 Then   '对选中的食物做好输入份数的准备
        Text1(Index).Enabled = True
        Text1(Index).SetFocus
    Else
        Text1(Index).Enabled = False
    End If
End Sub
Private Sub Text1_KeyPress(Index As Integer, KeyAscii As Integer)
    If KeyAscii < 48 Or KeyAscii > 57 Then   '文本框只接受数字键
        KeyAscii = 0
    End If
End Sub
Private Sub Command1_Click() '结帐
    Dim m As Integer, mc(4) As String, DJ(4) As Single, i As Byte
    mc(0) = "汉堡 ": mc(1) = "薯片": mc(2) = "鸡翅 ": mc(3) = "饮料 "
    DJ(0) = 10: DJ(1) = 5: DJ(2) = 8: DJ(3) = 3
    For i = 0 To 3
        If Check1(i).Value = 1 And Val(Text1(i).Text) <> 0 Then
            m = m + DJ(i) * Val(Text1(i).Text)
            List1.AddItem mc(i) & Text1(i).Text & "份"
        End If
    Next i

    If List1.ListCount <> 0 Then List1.AddItem "共计:" & m & "元"
End Sub
Private Sub Command2_Click() '下一位
    Dim i As Integer
    For i = 0 To 3
        Text1(i).Text = ""
        Text1(i).Enabled = False
        Check1(i).Value = 0
    Next
    List1.Clear
End Sub
```

代码位置:VB 实验代码 /VB09/prg1。

2. 移动列表框中所选内容的位置,实现选项的上移、下移,运行示例如图 2-39-2 所示。

设计要求:

(1) 上移到顶部应停止上移,下移到底部应停止下移。

(2) 上移等价于选中项与上一选项交换内容,下移等价于选中项与下一选项交换内容。

保存要求:

(1) 在 VB09 文件夹中新建子文件夹"prg2",用于保存本题的程序;

(2) 将本题的工程文件命名为"project2.vbp",窗体文件命名为"form2.frm"。

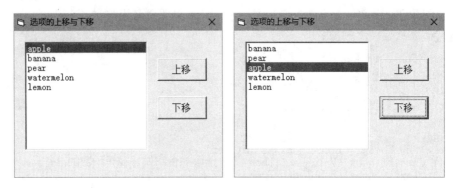

图 2-39-2　列表框操作

示例代码：

```
Private Sub Command1_Click() '上移
    Dim i As Integer
    i = List1.ListIndex '获得当前列表项位置
    If i = 0 Or i = -1 Then Exit Sub '达到顶端不可上移

    '上移等价于将当前列表项的内容与上一个列表项交换
    temp = List1.List(i)
    List1.List(i) = List1.List(i - 1)
    List1.List(i - 1) = temp

    List1.ListIndex = i - 1  '更新被选项位置
End Sub
Private Sub Command2_Click() '下移
    Dim i As Integer
    i = List1.ListIndex '获得当前列表项位置
    If i = List1.ListCount - 1 Or i = -1 Then Exit Sub '已达底端不可下移

    '下移等价于将当前列表项的内容与下一个列表项交换
    temp = List1.List(i)
    List1.List(i) = List1.List(i + 1)
    List1.List(i + 1) = temp

    List1.ListIndex = i + 1 '更新被选项位置
End Sub
```

代码位置：VB 实验代码 /VB09/prg2。

二、设计题

1. 编写程序,验证组合框和列表框的功能(请运行"设计题 1 示例程序",了解程序的具体功能)。

保存要求：

(1) 在 VB09 文件夹中新建子文件夹 "prg3",用于保存本题的程序。

(2) 将本题的工程文件命名为 "project3.vbp",窗体文件命名为 "form3.frm"。

设计要求：

(1) 单击"添加"按钮,若文本框 Text1.Text 中不是空格串,并且列表中也没有,则将该课程添加到列表框中,否则提示用户"该项已存在,请勿重复添加"。

(2) 单击"删除"按钮,删除列表框中被选中的内容以及显示在文本框中相应的课程名称。

（3）单击"统计"按钮，统计列表框中有几门课程，并显示在文本框 Text2.text 中。

（4）单击"结束"按钮，结束程序运行。

程序各控件的主要属性设置如表 2-39-1 所示。

表 2-39-1　程序控件及主要属性设置

控件默认名称	设置控件的名称（"Name"）属性	设置控件的标题（"Caption"）属性	设置控件的其他属性
Label1		课程列表	AutoSize 属性设为 True
Label2		课程数量	AutoSize 属性设为 True
Text1			
Text2			
Command1	CmdAdd		
Command2	CmdDelete		
Command3	CmdCount		
Command4	CmdEnd		
ListBox	lstCourse		

注：表中的空单元格表示相应属性无须更改，各控件的其他属性按照默认设置或自行设置

界面效果及运行效果如图 2-39-3 所示：

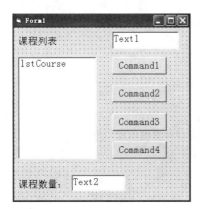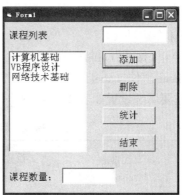

图 2-39-3　界面设计及运行结果

窗体加载部分程序代码如下：

```
Private Sub Form_Load()
    CmdAdd.Caption = "添加"
    CmdDelete.Caption = "删除"
    CmdCount.Caption = "统计"
    CmdEnd.Caption = "结束"
    lstCourse.AddItem "计算机基础"
    lstCourse.AddItem "VB程序设计"
    lstCourse.AddItem "网络技术基础"
    Text1.Text = ""
    Text2.Text = ""
End Sub
```

注意：上述代码已经在 list 中添加了三门功课名称，请不要在属性窗口重复添加课程名称。

代码位置：VB 实验代码 /VB09/prg3。

2. 编写程序，利用定时器，制作一个字幕滚动程序（请运行"设计题 2 示例程序"，了解程序的具体功能）。

保存要求：

（1）在 VB09 文件夹中新建子文件夹"prg4"，用于保存本题的程序。

（2）将本题的工程文件命名为"project4.vbp"，窗体文件命名为"form4.frm"。

设计要求：

（1）界面设计如图 2-39-4 所示：

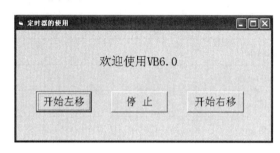

图 2-39-4　定时器与字幕滚动

（2）单击"开始左移"按钮，Label1 "欢迎使用 VB6.0"开始向左移动；当 Label1 移出窗体之后，其又从窗体右边进入。

（3）单击"开始右移"按钮，Label1 "欢迎使用 VB6.0"开始向右移动；当 Label1 移出窗体之后，其又从窗体左边进入。

（4）单击"停止"按钮，Label1 停止移动。

（5）每次 Timer 事件，Label1 的移动量设置为 300。

各控件的主要属性设置如表 2-39-2 所示。

表 2-39-2　程序控件属性设置

控件默认名称	设置控件的名称（"Name"）属性	设置控件的标题（"Caption"）属性	设置字体大小	设置控件的其他属性
Form1		定时器的使用		
Label1			小二	AutoSize=True
Command1		开始左移		
Command2		停止		
Command3		开始右移		
Timer1				Interval=100 Enabled=False

代码位置：VB 实验代码 /VB09/prg4。

三、思考题（选做题，不用上交）

1. 单选按钮和复选框有何区别？
2. 列表框和组合框有何区别？

（吴曦华　王　颖）

实验四十
图形图像处理基础

【实验目的】

1. 了解计算机图形的概念。
2. 掌握 Visual Basic 图形控件的常用方法和属性及其应用。
3. 掌握建立图形坐标系统的方法及常用的图形方法(点、线、圆)。

【实验内容】

一、实例题

1. 编程验证容器上绘图相关属性 DrawWidth、DrawStyle、FillStyle、ForeColor、FillColor 的作用,分别控制线条粗细、线条样式(如虚实线)、填充样式、线条颜色、填充颜色,运行示例如图 2-40-1 所示。

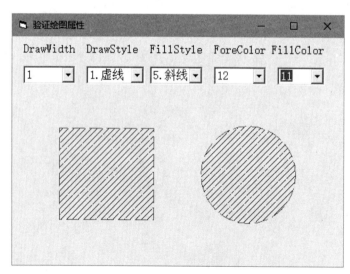

图 2-40-1　验证绘图属性

设计要求：

（1）利用 Form_Activate（　）初始化图形。

（2）利用 QBColor 函数设置 16 种颜色。

保存要求：

（1）在 VB10 文件夹中新建子文件夹"prg1"，用于保存本题的程序。

（2）将本题的工程文件命名为"project1.vbp"，窗体文件命名为"form1.frm"。

示例代码：

```
Private Sub Form_Load()                  '设置各组合框的列表选项值
  Dim i As Integer
  For i = 1 To 5
    Combo1.AddItem i
  Next i
  Combo1.ListIndex = 0

  Combo2.AddItem "0.实线（缺省值）"
  Combo2.AddItem "1.虚线"
  Combo2.AddItem "2.点线"
  Combo2.AddItem "3.单点划线"
  Combo2.AddItem "4.划线"
  Combo2.AddItem "5.透明（看不见）"
  Combo2.AddItem "6.内部实线"
  Combo2.ListIndex = 0

  Combo3.AddItem "0.实心"
  Combo3.AddItem "1.透明（不填充，缺省值）"
  Combo3.AddItem "2.水平线"
  Combo3.AddItem "3.垂直线"
  Combo3.AddItem "4.斜线（左上右下）"
  Combo3.AddItem "5.斜线（右上左下）"
  Combo3.AddItem "6.十字线"
  Combo3.AddItem "7.交叉斜线"
  Combo3.ListIndex = 1

  For i = 0 To 15: Combo4.AddItem i: Next i
  Combo4.ListIndex = 0

  For i = 0 To 15: Combo5.AddItem i: Next i
  Combo5.ListIndex = 0
End Sub

Private Sub Form_Activate() '新增事件过程，用于绘制初始图形
  DrawAtt
End Sub

Private Sub DrawAtt()                    '通用过程，用来在窗体上绘制矩形和圆
  Form1.Cls
  Form1.Scale (0, 0)-(35, 25)       '改变窗体坐标系
  Form1.DrawWidth = Combo1.Text        '边线宽度由组合框1的选择决定
  Form1.DrawStyle = Val(Combo2.Text)   '边线样式由组合框2的选择决定
  Form1.FillStyle = Val(Combo3.Text)   '填充样式由组合框3的选择决定
  Form1.ForeColor = QBColor(Val(Combo4.Text))  '前景色由组合框4的选择决定
  Form1.FillColor = QBColor(Val(Combo5.Text))  '填充色由组合框4的选择决定
  Line (5, 10)-(15, 20), , B
  Circle (25, 15), 5
End Sub
```

```
Private Sub Combo1_Click()
  DrawAtt
End Sub
Private Sub Combo2_Click()
  DrawAtt
End Sub
Private Sub Combo3_Click()
  DrawAtt
End Sub
Private Sub Combo4_Click()
  DrawAtt
End Sub
Private Sub Combo5_Click()
  DrawAtt
End Sub
```

代码位置:VB 实验代码 /VB10/prg1。

2. 利用定时器来实现小球运动(图 2-40-2)的动画效果,遇到边界须模拟反弹效果(图 2-40-3)。

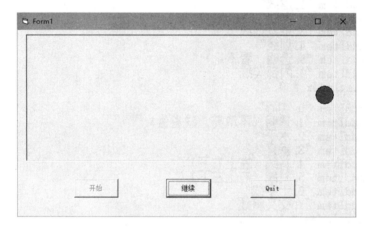

图 2-40-2 模拟小球运动

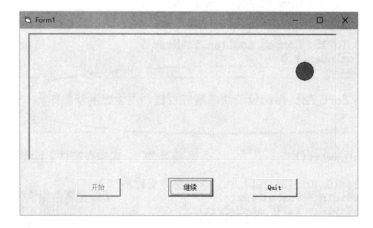

图 2-40-3 小球反弹效果

设计要求:

(1)利用 Shape 控件中的 Circle 表示小球,内填充红色,置于图片框中。

(2) x 坐标 Left 小于 0 或者大于 Picture1.ScaleWidth-Shape1.Width 则重置 x 坐标;y 坐标

Top 小于 0 或者大于 Picture1.ScaleHeight−Shape1.Height 则重置 y 坐标。

（3）利用 timer 控件实现小球的自动移动。

保存要求：

（1）在 VB10 文件夹中新建子文件夹"prg2"，用于保存本题的程序。

（2）将本题的工程文件命名为"project2.vbp"，窗体文件命名为"form2.frm"。

示例代码：

```
Private dx As Integer, dy As Integer    '小球前进的步进
Private Sub Command1_Click()
    Timer1.Enabled = True
    Command1.Enabled = False
    Command2.Enabled = True
End Sub

Private Sub Command2_Click()   '实现运动的暂停和继续
    Timer1.Enabled = Not Timer1.Enabled
    If Timer1.Enabled = True Then
        Command2.Caption = "暂停"
    Else
        Command2.Caption = "继续"
    End If
End Sub

Private Sub Command3_Click()
    End
End Sub

Private Sub Form_Load()
    dx = 50:   dy = 50  '设定运动步长
    Command2.Enabled = False
    '由Shape控件中的Circle表示小球,填充红色
    If Shape1.Width < Shape1.Height Then     '确保球对象的width = height
        Shape1.Height = Shape1.Width
    Else
        Shape1.Width = Shape1.Height
    End If
End Sub

Private Sub Timer1_Timer()
    newx = Shape1.Left + dx   '计算每次移动后的新坐标
    newy = Shape1.Top + dy
    '若小球坐标超出边框则更改步进方向
    If newx < 0 Or newx > Picture1.ScaleWidth - Shape1.Width Then
        dx = -dx
        If newx < 0 Then newx = 0 Else newx = Picture1.ScaleWidth - Shape1.Width
    End If
    If newy < 0 Or newy > Picture1.ScaleHeight - Shape1.Height Then
        dy = -dy
        If newy < 0 Then newy = 0 Else newy = Picture1.ScaleHeight - Shape1.Height
    End If
    Shape1.Left = newx
    Shape1.Top = newy
End Sub
```

代码位置：VB 实验代码 /VB10/prg2。

二、设计题

1. 编制事件过程 Form_Resize，以窗体中心点为坐标原点，以窗体的高与宽中最小值的 1/3 为半径画一个圆（请运行"设计题 1 示例程序"，了解程序的具体功能）。

保存要求：

（1）在 VB10 文件夹中新建子文件夹"prg3"，用于保存本题的程序。

（2）将本题的工程文件命名为"project3.vbp"，窗体文件命名为"form3.frm"。

设计要求：

（1）圆的轮廓线为蓝色，内部黄色填充。

（2）主要属性设置见表 2-40-1：

表 2-40-1　控件及主要属性设置

控件默认名称	ScaleMode 属性	DrawWidth 属性	FillStyle 属性	FillColor 属性
Form1	6	8	0	VbYellow

（3）界面效果如图 2-40-4 所示：

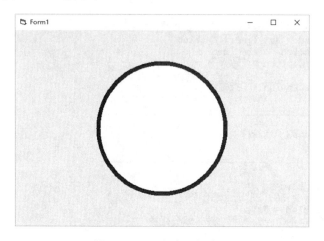

图 2-40-4　程序运行结果

（4）完成上述程序后，将 Form1.DrawWidth 的值由 8 改为 2 并查看运行效果。

（5）完成上述程序后，将 Form1.FillStyle 的值分别改为 1~5 并查看运行效果。

代码位置：VB 实验代码 /VB10/prg3。

2. 编制四个按钮点击事件过程，使得在屏幕的四个图片框控件中显示如下一组图形（请运行"设计题 2 示例程序"，了解程序的具体功能）。

保存要求：

（1）在 VB10 文件夹中新建子文件夹"prg4"，用于保存本题的程序。

（2）将本题的工程文件命名为"project4.vbp"，窗体文件命名为"form4.frm"。

设计要求：

（1）运行结果如图 2-40-5 所示：

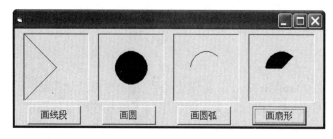

图 2-40-5　程序运行结果

（2）在窗体上放置控件及相关属性设置见表 2-40-2。

表 2-40-2 控件及主要属性设置

控件	Caption 属性	Height、Width 属性	备注
Picture1			用于画线段
Picture2		Height、Width 属性均设置为 1800	用于画圆
Picture3			用于画圆弧
Picture4			用于画扇形
Command1	画线段		
Command2	画圆		
Command3	画圆弧		
Command4	画扇形		

（3）绘制内容：在 Form_Load（ ）中，统一重新定义所有图片框的坐标，左上角坐标为(-10,10)，右下角坐标为(10,-10)。

单击 Command1，在第一个图片框控件内绘制一条折线，拐点在图片框中心点。

单击 Command2，在第二个图片框控件内绘制以中心点为圆心，半径为 5 的实心圆。

单击 Command3，在第三个图片框控件内绘制起始角为 $\pi/4$，终止角为 π 的圆弧。

单击 Command4，在第四个图片框控件内绘制起始角为 $\pi/4$，终止角为 π 的扇形。

（4）注意：因 Picture2 和 Picture4 中的图形有填充色，所以要设置 FillStyle 属性。

代码位置：VB 实验代码 /VB10/prg4

三、思考题

1. 利用 Line 方法绘制线段和矩形时，使用的参数有何区别？哪个参数控制矩形的填充？

2. 利用 Circle 方法绘制圆弧和扇形时，使用的参数有何区别？

（吴暾华 王 颖）

实验四十一
数据库应用

【实验目的】

1. 了解数据库的概念、相关术语和数据结构。
2. 掌握 Data 控件和 ADO Data 控件的基本用法。
3. 熟悉 Visual Basic 进行数据访问的基本方式。
4. 了解在 Visual Basic 中使用 SQL 语句的基本方式。

【实验内容】

1. 使用 Stream 对象向数据库中存入图片　在编写数据库管理软件时,有时要将多媒体数据文件保存到数据库,例如图片、音乐、动画等。我们这里将利用 ADO 2.5 的 Stream 对象来实现将图片存入数据库。运行程序,查看已保存的图片,单击查看数据的向前向后按钮。添加图片请单击"..."按钮,选择输入图片,在左侧图片框将显示图片内容,单击"保存"即可将图片数据保存到数据库(图 2-41-1、图 2-41-2)。

设计要求:

(1) 添加外部控件 ADO、CommonDialog(图 2-41-3):

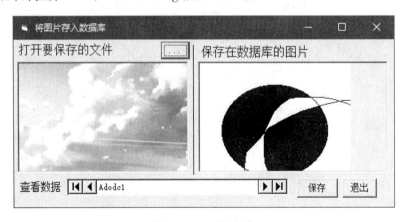

图 2-41-1　保存前

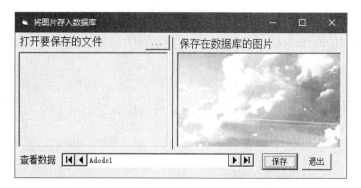

图 2-41-2 保存后,使用 Stream 对象向数据库中存入图片

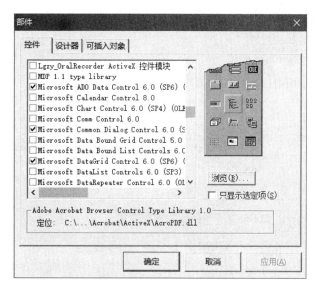

图 2-41-3 添加外部控件

(2) 利用 Adodc1 控件查看数据,作为数据源(图 2-41-1)。

(3) Access 数据库名称为 db1.mdb,只有 1 个字段:"sm",OLE 对象型(图 2-41-4),用于存放图像数据。

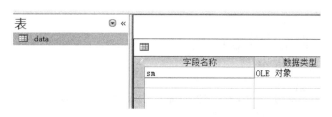

图 2-41-4 OLE 对象应用

(4) 右侧图片框的 DataSource 设为 Adodc1,同时 DataField 设为 sm。

保存要求:

(1) 在 VB11 文件夹中新建子文件夹 "prg1",用于保存本题的程序。

(2) 将本题的工程文件命名为 "project1.vbp",窗体文件命名为 "form1.frm"。

示例代码：

```
Option Explicit
Dim Cn As ADODB.Connection
Dim Rs As ADODB.Recordset
Dim mst As ADODB.Stream
Dim mystr, mystr1, mystr2 As String

Private Sub Command4_Click()
  CommonDialog1.Filter = "bmp|*.jpg;*.bmp;*.gif"
  CommonDialog1.FilterIndex = 2
  ' 显示"打开"对话框
  CommonDialog1.ShowOpen
  Picture1.Picture = LoadPicture(CommonDialog1.FileName)
  mystr1 = CommonDialog1.FileName
End Sub

Private Sub Command5_Click()
  CommonDialog1.Filter = "bmp|*.jpg;*.bmp;*.gif"
  CommonDialog1.FilterIndex = 2
  ' 显示"打开"对话框
  CommonDialog1.ShowOpen
  Picture1.Picture = LoadPicture(CommonDialog1.FileName)
  mystr2 = CommonDialog1.FileName
End Sub

Private Sub Form_Load()
  Adodc1.ConnectionString = "uid=admin;pwd=111;" _
                  & "DRIVER={Microsoft Access Driver (*.mdb)}" _
                  & ";DBQ=" & App.Path & "\db1.MDB"
  Adodc1.RecordSource = "data"
  Adodc1.Refresh
End Sub

Private Sub Command1_Click() ' 保存图片到数据库
  If mystr <> "" Then
      Set Rs = New ADODB.Recordset
      Set mst = New ADODB.Stream
      mst.Type = adTypeBinary
      mst.Open
      mst.LoadFromFile mystr
      Adodc1.Recordset.AddNew
      Adodc1.Recordset.Fields("sm").Value = mst.Read
      Adodc1.Recordset.Update
      Adodc1.Refresh
   Else
      MsgBox ("请先选择图片！")
   End If
End Sub

Private Sub Command3_Click()
  CommonDialog1.Filter = "bmp|*.jpg;*.bmp;*.gif"
  CommonDialog1.FilterIndex = 2
  ' 显示"打开"对话框
  CommonDialog1.ShowOpen
  Picture1.Picture = LoadPicture(CommonDialog1.FileName)
  mystr = CommonDialog1.FileName
End Sub

Private Sub Command2_Click()
  End
End Sub
```

代码位置：VB 实验代码 /VB11/prg1。

2. 快速将 DataGrid 控件中的数据显示在文本框中　本实例实现了快速将 DataGrid 控件

的数据显示在文本框中的功能。运行程序(图 2-41-5),在 DataGrid 控件中选中某行,就会在文本框中显示该行的相应内容。

设计要求:

(1) 添加外部控件 ADO、DataGrid(图 2-41-6):

(2) 利用 Adodc1 控件作为数据源,设置为运行时不可见。

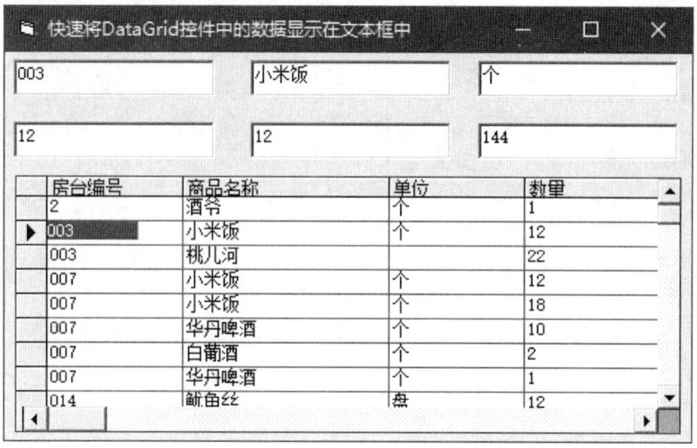

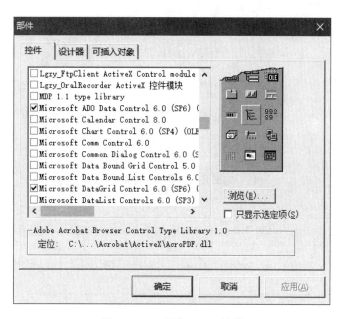

图 2-41-5 DataGrid 控件显示数据

图 2-41-6 添加 ADO 控件

(3) 利用 DataGrid 控件显示数据,DataSource 设为 Adodc1。

(4) 数据库名称为 db2.mdb,数据库表为"点单历史表",如图 2-41-7 和图 2-41-8 所示:

保存要求:

(1) 在 VB11 文件夹中新建子文件夹"prg2",用于保存本题的程序。

(2) 将本题的工程文件命名为"project2.vbp",窗体文件命名为"form2.frm"。

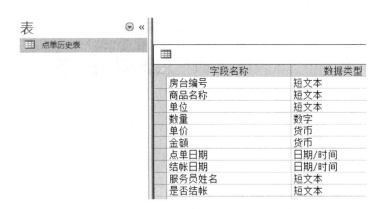

图 2-41-7　DataGrid 控件显示数据

字段名称	数据类型
房台编号	短文本
商品名称	短文本
单位	短文本
数量	数字
单价	货币
金额	货币
点单日期	日期/时间
结帐日期	日期/时间
服务员姓名	短文本
是否结帐	短文本

表
点单历史表

图 2-41-8　表结构

示例代码:

```
Private Sub DataGrid1_RowColChange(LastRow As Variant, ByVal LastCol As Integer)
    '点击了DataGrid上的某个单元格，活动单元更改
    For i = 0 To 5
        Text1(i).Text = DataGrid1.Columns(i).Text   '活动记录（行）无须指定，只需指定列
    Next i
End Sub

Private Sub Form_Load()
    '自动连接数据库
    Adodc1.ConnectionString = "Provider=Microsoft.Jet.OLEDB.4.0;Data Source=" & App.Path _
        & "\db2.mdb;Persist Security Info=False"
    Adodc1.RecordSource = "select * from 点单历史表"
    Set DataGrid1.DataSource = Adodc1   '关联数据源

End Sub
Private Sub Command1_Click()
    End
End Sub
```

代码位置:VB 实验代码 /VB11/prg2。

（吴暾华　王　颖）

实验四十二
搭建网站开发环境

【实验目的】

1. 掌握 Web 服务器 IIS 的安装与配置。
2. 掌握在 Dreamweaver CS6 中创建站点的方法。

【实验内容】

一、创建工作目录

1. 在本地硬盘上创建一个工作目录"D:\chapter_8\",作为站点根目录。

2. 在"D:\chapter_8\"根目录中创建"chapter_8_1"到"chapter_8_5"五个子文件夹,用来存放每次实验的素材和网页等文档。

二、安装 IIS

如果 Windows 系统已经安装了 IIS 服务器,则可以直接进行 IIS 的配置。

1. 执行"开始菜单→控制面板→程序和功能→打开或关闭 Windows 功能"命令,打开"Windows 功能"对话框,如图 2-42-1 所示。

2. 在"Windows 功能"对话框中展开"Internet 信息服务"复选框,在"Internet 信息服务"复选框中包含的选项并不是默认全选的,所以需要逐级选中每个选项,单击"确定"按钮后,Windows 系统立即进行功能更新,稍等片刻,即可完成 IIS 组件的安装。在计算机"管理工具"窗口中可以看到安装的"Internet 信息服务(IIS)管理器"。

三、配置 IIS

1. 设置 Web 服务器根目录 每个 Web 服务器都会有一个根目录(也称为主目录),在 Windows7 中也称为物理路径。对于 IIS,Web 服务器根目录默认是"C:\Inetpub\wwwroot",用户可以根据需要更改根目录。

（1）执行"开始菜单→控制面板→系统和安全→管理工具→Internet 信息服务（IIS）管理器"，弹出"Internet 信息服务（IIS）管理器"窗口，如图 2-42-2 所示。

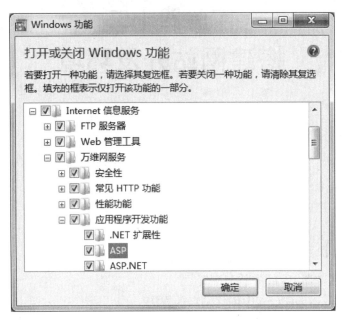

图 2-42-1　"Windows 功能"对话框

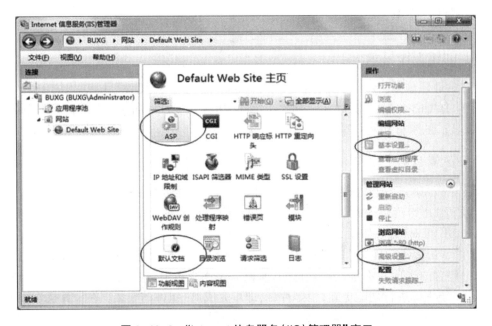

图 2-42-2　"Internet 信息服务（IIS）管理器"窗口

（2）展开窗口左侧列表找到"网站"下的"Default Web Site"项目。单击该项目，在中间的窗口中可以看到"Default Web Site 主页"配置界面，选择其中的"ASP"。

（3）单击窗口右侧的"高级设置"，弹出"高级设置"对话框，如图 2-42-3 所示，在对话框中设置"物理路径"（站点根目录）。或者单击"基本设置"，弹出"编辑网站"对话框，如图 2-42-4 所示，在对话框中设置"物理路径"为"D:\chapter_8"。

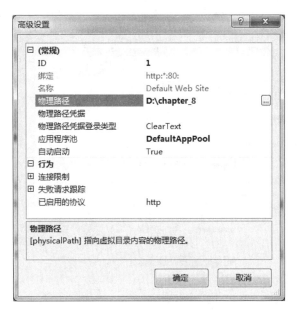

图 2-42-3 "高级设置"对话框

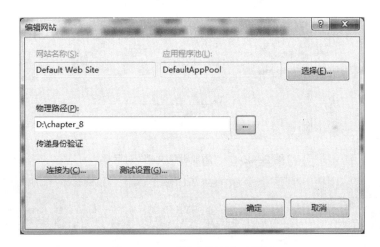

图 2-42-4 "编辑网站"对话框

2. 设置默认文档 默认文档就是网站的默认首页文件,是进入网站的第一个浏览的网页。

(1) 在图 2-42-2 中,双击"默认文档",打开"默认文档"配置界面,如图 2-42-5 所示。

(2) 单击"添加"选项,弹出"添加默认文档"对话框,如图 2-42-6 所示,在对话框中输入网站主页的文件名,例如"index.asp"。

默认文档设置完毕,尝试着删除已有的默认文档以及调整他们的优先级顺序。

3. IIS 配置完毕,关闭相应窗口和对话框。

四、创建站点

1. 执行"站点菜单 / 站点按钮→管理站点→新建站点"命令,或者执行"站点菜单 / 站点按钮→新建站点"命令,弹出"站点设置对象"对话框,如图 2-42-7 所示。

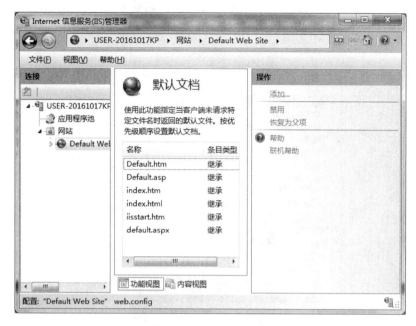

图 2-42-5 "默认文档"配置

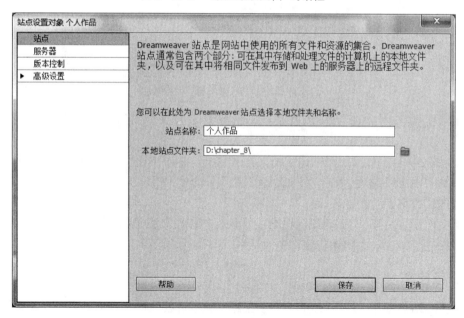

图 2-42-6 "添加默认文档"对话框

2. 在"站点设置对象"对话框左侧有站点、服务器、版本控制和高级设置四个选项卡,在不同的选项卡中设置站点的相应信息。选择"站点"选项,设置"站点名称"(例如"个人作品");设置"本地站点文件夹"和 IIS 中的物理路径一致("D:\chapter_8")。

3. 选择"服务器"选项,点击"添加新服务器按钮 +",在弹出的基本设置对话框中,如图 2-42-8 所示。设置参数如下:

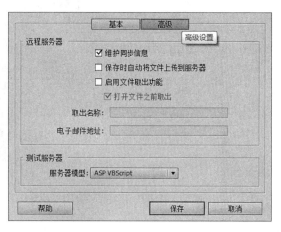

图 2-42-8 "服务器"设置对话框

- 服务器名称:"mywebsite"。
- 连接方法:"本地 / 网络"。
- 服务器文件夹:"D:\chapter_8",和站点根目录一致。
- Web URL:"http://localhost/"。
- 服务器模型(高级):"ASP VBScript"。

单击"保存"按钮后,即可创建名为"mywebsite"的服务器,并选中其中的"测试"复选框,如图 2-42-9 所示。

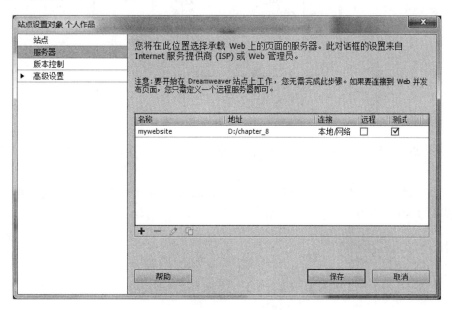

图 2-42-9 "站点设置"对话框

4. 选择"高级设置"选项,设置"默认图像文件夹"和"链接相对于"等选项参数,如图 2-42-10 所示。

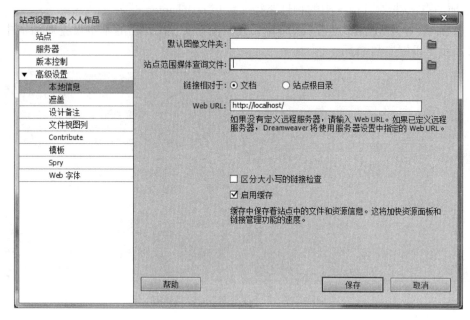

图 2-42-10　"高级设置"对话框

5. 设置完选项卡内的信息后,单击"保存"按钮,在"管理站点"对话框中就出现了"个人作品"站点。单击"完成"按钮后,"个人作品"站点就会出现在"文件"面板上,如图 2-42-11 所示。

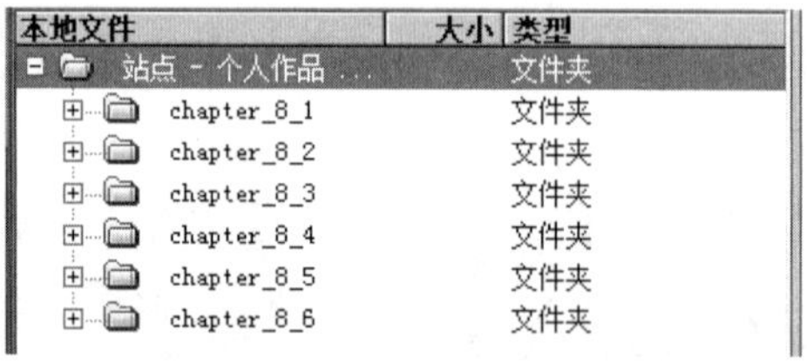

图 2-42-11　"文件"面板

五、管理站点

执行"站点菜单/站点按钮→管理站点"命令,弹出"管理站点"对话框,如图 2-42-12 所示。

选中"个人作品"站点,尝试着对其进行删除、编辑、复制和导出等操作,导出的站点文件名的扩展名为 .ste。也可以通过"导入站点"按钮导入已有的 .ste 站点。

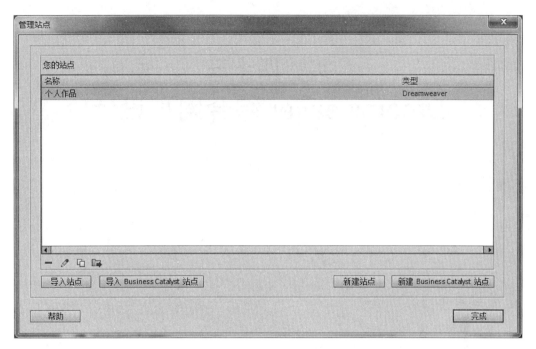

图 2-42-12　"管理站点"对话框

（卜宪庚）

实验四十三
Dreamweaver 综合网页设计

【实验目的】

1. 掌握网站环境的搭建。
2. 掌握网站设计流程。
3. 掌握网页布局技巧和方法。
4. 掌握创建网页、添加网页元素以及属性设置的方法。

【实验内容】

一、搭建网站环境、准备素材

1. 以"D:\chapter_8\"作为站点根目录配置 IIS、创建站点搭建网站环境。

2. 将本次实验所需的素材文件夹"images"文件夹复制到"chapter_8_2"文件夹中。如图 2-43-1 所示。

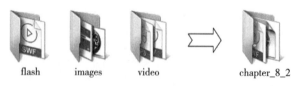

图 2-43-1 素材文件夹

二、网站首页结构及效果

网站首页效果图如图 2-43-2 所示,表格布局结构如图 2-43-3 所示,操作步骤如下:

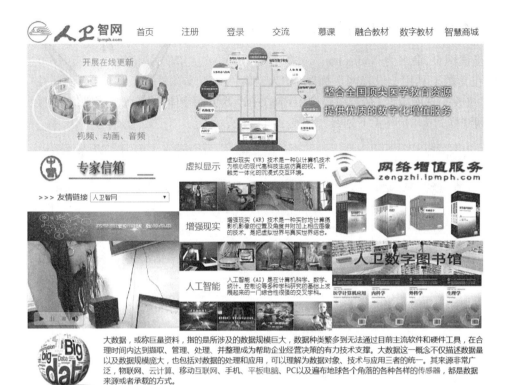

图 2-43-2　首页效果

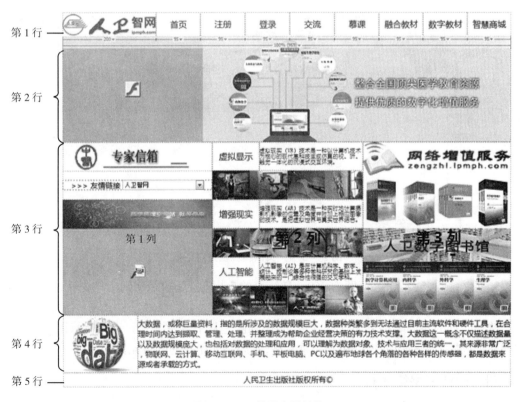

图 2-43-3　首页布局结构

三、创建首页文件及布局表格

1. 新建网页,命名为"index.htm",并保存在"chapter_8_2\"下。

2. 在文档工具栏上设置网页标题为"人卫智网";点击属性面板上的"页面属性"或者选择菜单"修改→页面属性"命令,在外观(CSS)中设置页面字体为"微软雅黑",在链接(CSS)中设置下划线样式为"始终无下划线",如图 2-43-4 所示。

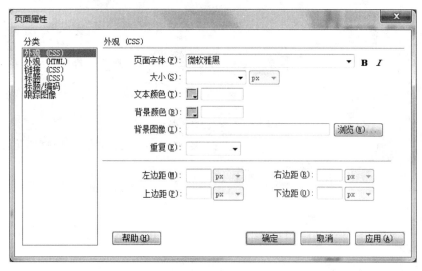

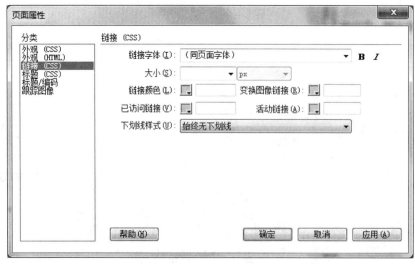

图 2-43-4 页面属性设置对话框

3. 插入 1 个 5 行 1 列,宽度为 960px(像素)的表格(边框、边距和间距均为 0),如图 2-43-5 所示。在属性面板上,设置表格对齐方式为"居中对齐"。

整个网页的布局表格分为 5 行,设计的原则就是从上到下,一行一行的设计,每一行根据需要又可以插入表格或者拆分和合并单元格,然后添加相应的网页元素。

四、设计表格第 1 行

第 1 行主要包括网页标志(logo)和导航,设计视图如图 2-43-6 所示。

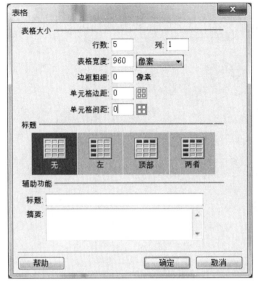
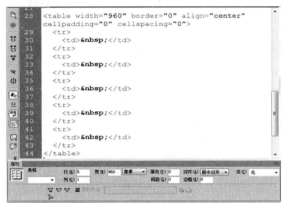

图 2-43-5　设置表格属性及标记代码

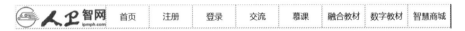

图 2-43-6　第 1 行设计视图

1. 设置第 1 行单元格高度为 50px，在其中插入 1 行 9 列的表格，表格宽度为 100%，边框、单元格边距和间距均为 0。

2. 设置单元格高度为 50px，第一个单元格宽度为 200px，其余 8 个单元格宽度均为 95px，并设置单元格水平"居中对齐"。

3. 在第 1 个单元格中插入标志图像"images/logo-zw.png"。

4. 在后面 8 个单元格中分别输入文本"首页""注册""登录""交流""慕课"、"融合教材""数字教材"和"智慧商城"。

5. 选中后面 8 个单元格中的文本，在 CSS 属性面板上"目标规则"中选择"新建 CSS 规则"，点击"编辑规则"按钮，在弹出的"新建 CSS 规则"，如图 2-43-7 所示。在对话框中设置"选择器类型"为"类（可应用与任何 HTML 元素）"，在"选择器名称"中输入"Navigation"，点击"确定"按钮后，在 CSS 规则定义对话框中设置字号（font-size）为 18px，文本居中对齐（text-align：center），如图 2-43-8 所示，将 Navigation 样式表应用于用于导航的文本上。

6. 设置超链接导航

（1）选中文本"首页"，在属性面板上设置"链接"属性为"index.htm"，如图 2-43-9 所示。

（2）选中文本"注册"，设置链接属性为"../chapter_8_5/register.asp"。

（3）选中文本"登录"，设置链接属性为"../chapter_8_5/login.asp"。

（4）选中文本"交流"，设置链接属性为"../chapter_8_4/chatlogin.html"。

（5）选中文本"慕课"，设置链接属性为"http://www.pmphmooc.com/"。

（6）选中文本"融合教材"，设置链接属性为"http://zengzhi.ipmph.com/"。

（7）选中文本"数字教材"，设置链接属性为"http://textbooks.ipmph.com/"。

（8）选中文本"智慧商城"，设置链接属性为"http://www.pmphmall.com/"。

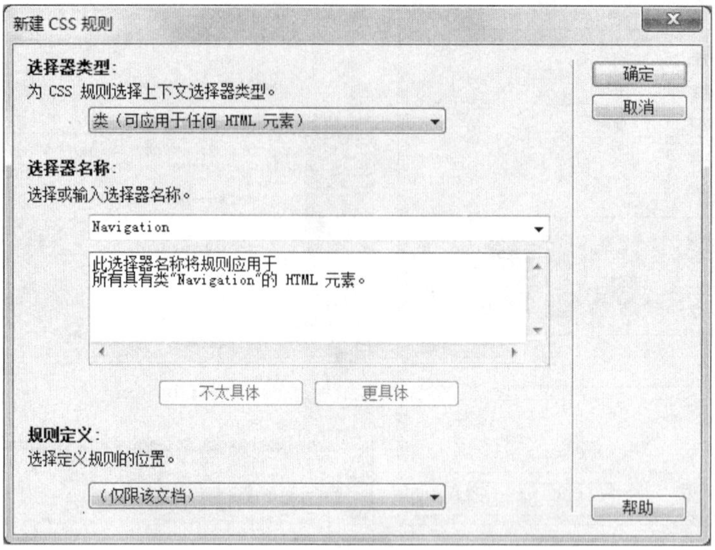

图 2-43-7　定义 CSS 样式表 Navigation

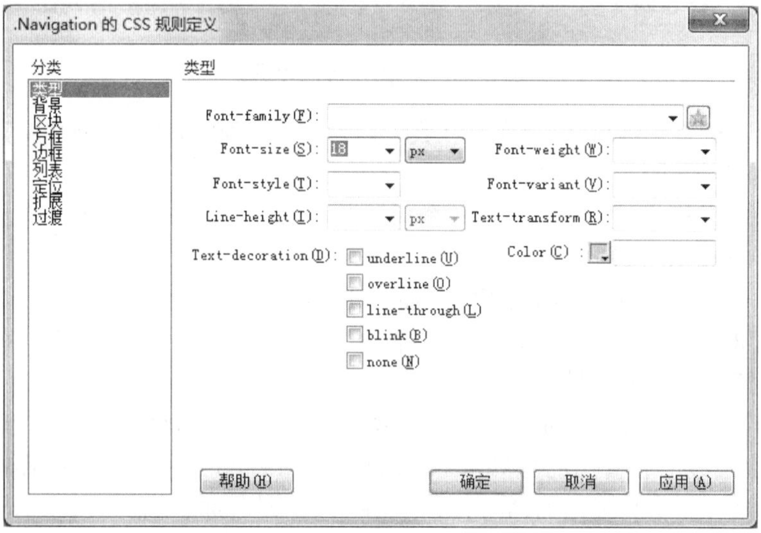

图 2-43-8　Navigation 属性设置

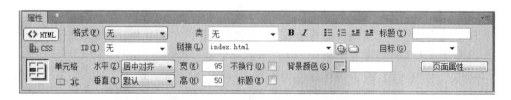

图 2-43-9　设置文本超级链接属性

五、设计表格第 2 行

第 2 行设计视图如图 2-43-10 所示。

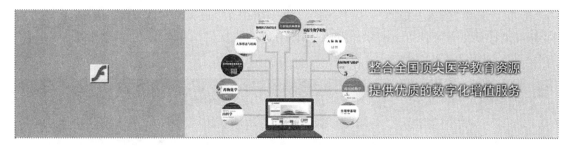

图 2-43-10　第 2 行设计视图

1. 选择第 2 行,设置单元格的高度为 220px。

2. 在 CSS 属性面板上"目标规则"中选择"新建 CSS 规则",点击"编辑规则"按钮,在弹出的"新建 CSS 规则"对话框中设置"选择器类型"为"类(可应用与任何 HTML 元素)",在"选择器名称"中输入"td-bg",点击"确定"按钮后,在 CSS 规则定义对话框中设置背景图像(background-image)为"images/zw.jpg",如图 2-43-11 所示,将 td-bg 样式表应用于第 2 行单元格上。

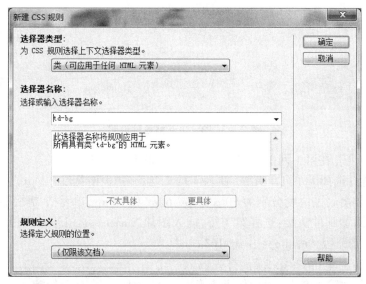

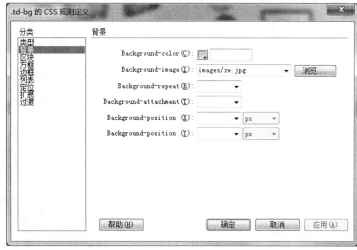

图 2-43-11　定义 CSS 样式表 td-bg

3. 执行菜单"插入→媒体→ SWF"命令,插入"flash/circle.swf"文件,或者采用拖拽的方式将 flash 文件拖到指定位置上。设置 flash 媒体对象的宽度为 300px、高度为 220px,"Wmode"为"透明",如图 2-43-12 所示。

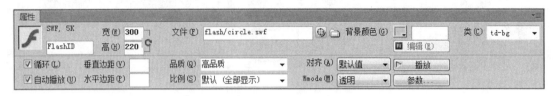

图 2-43-12　插入 flash 动画属性设置

六、设计表格第 3 行

第 3 行分成 3 列,三个版块,下面一个一个版块的设计。

1. 拆分单元格　选择第 3 行,将其拆分为 3 列,设置每列的宽度均为 320px,单元格高度为 360px,水平"居中对齐",垂直"居中",如图 2-43-13 所示。

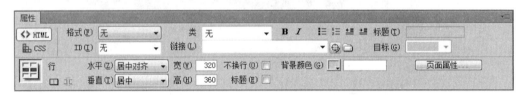

图 2-43-13　单元格属性设置

2. 设计第 1 列　在第 1 列中添加相应的元素,如图 2-43-14 所示。

(1) 插入表格:选择第 1 列单元格,插入 4 行 1 列表格,表格宽度 320px,边框、边距和间距均为 0。设置表格各行的高度分别为 60px、60px、60px 和 180px,单元格"水平居中"。

(2) 为图像添加邮件链接:选择第 1 行,插入图片"images/email.jpg",选中图片,在属性面板上设置"链接"属性为"mailto:expert@163.com"。

(3) 添加调转菜单:选择第 2 行,首先插入一个表单,然后在表单中输入文本">>> 友情链接",再选择菜单"插入→表单→跳转菜单"命令,或点击插入工具栏"表单→跳转菜单"按钮插入"跳转菜单",在对话中输入相应的文本和跳转 URL,如图 2-43-15 所示,点击"确定"按钮,在属性面板上设置"初始化时选定"为"人卫智网"。点击"列表值"可以重新设置对应的项目和值。

人民卫生出版社有限公司:http://www.pmph.com/

人卫智网:http://www.ipmph.com/

人卫智慧服务商城:http://www.pmphmall.com/

人卫融合教材:http://zengzhi.ipmph.com/

人卫数字教材:http://textbooks.ipmph.com/

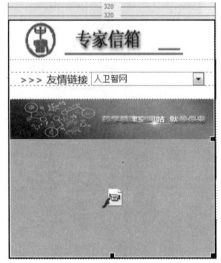

图 2-43-14　第 1 列单元格布局及设计视图

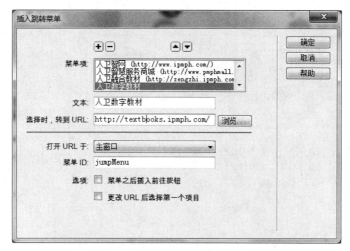

图 2-43-15 添加跳转菜单

（4）添加鼠标经过图像：选择第 3 行，选择"插入→图像对象→鼠标经过图像"命令插入"鼠标经过图像"，设置原始图像为"images/Original.jpg"，鼠标经过图像为"images/exchange.jpg"，如图 2-43-16 所示。

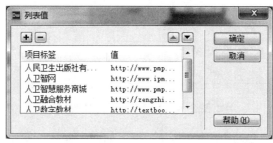

图 2-43-16 插入鼠标经过图像

（5）添加视频文件：选择第 4 行，选择菜单"插入→媒体→FLV"命令，或者点击工具"插入→常用→媒体→FLV"按钮，在弹出的"插入 FLV"对话框中，选择"video/Fitting-Room.flv"文件，如图 2-43-17 所示，设置宽度为 320，高度为 180，点击"确定"按钮。插入的视频，也可以在属性面板上重新设置其高度和宽度，还可以更换 FLV 文件。

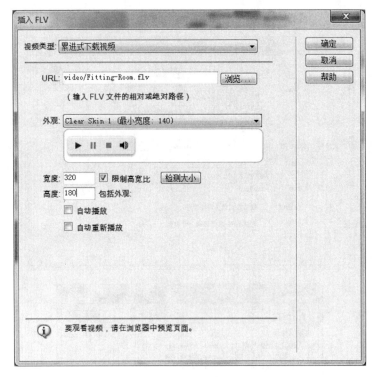

图 2-43-17　插入视频文件

3. 设计第 2 列　在第 2 列中添加相应的元素,如图 2-43-18 所示。

(1) 插入表格:选择第 2 列单元格,插入 6 行 2 列表格,表格宽度 320px,边框、边距和间距均为 0。设置表格各行的高度均为 60px;左侧单元格宽度为 100px,右侧单元格宽度为 220px;合并第 2、4、6 行的单元格。

(2) 在第 1、3、5 行左侧单元格中分别输入"虚拟现实""增强现实"和"人工智能",并应用"Navigation"CSS 样式,设置链接属性为"#"空链接。

(3) 定义"t-font1"CSS 样式,如图 2-43-19 所示,设置字体为"幼圆"(font-family:"幼圆");文本大小为 12px(font-size:12px);文本左对齐(text-align:left)。

(4) 在第 1、3、5 行右侧单元格中分别输入下面 3 段文本,并应用"t-font1"CSS 样式。

➢ 虚拟现实(VR)技术是一种以计算机技术为核心的现代高科技生成仿真的视、听、触觉一体化的,基于可计算信息的沉浸式交互环境。

➢ 增强现实(AR)技术是一种实时地计算摄影机影像的位置及角度并附加上相应图像的技术,是把虚拟世界与真实世界结合。

➢ 人工智能(AI)是在计算机科学、数学、统计、控制论等多种学科研究的基础上发展起来的一门综合性很强的交叉学科。

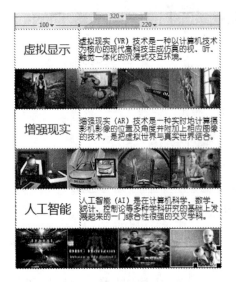

图 2-43-18　第 2 列单元格布局及设计视图

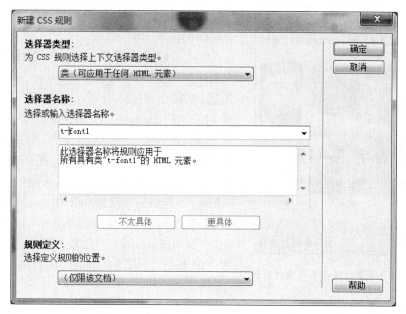

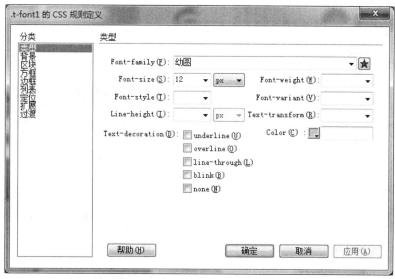

图 2-43-19　定义"t-font1"CSS 样式

（5）在第 2 行连续添加图像"images/VR1.jpg""images/VR2.jpg""images/VR3.jpg"和"images/VR4.jpg"。

（6）在第 4 行连续添加图像"images/AR1.jpg""images/AR2.jpg""images/AR3.jpg"和"images/AR4.jpg"。

（7）在第 6 行连续添加图像"images/AI1.jpg""images/AI2.jpg""images/AI3.jpg"和"images/AI4.jpg"。

4. 设计第 3 列　在第 3 列中添加相应的元素，如图 2-43-20 所示。

（1）插入表格：选择第 3 列单元格，插入 4 行 1 列表格，表格宽度 320px，边框、边距和间距均为 0。设置表格各行的高度分别为 70px、110px、70px 和 110px。

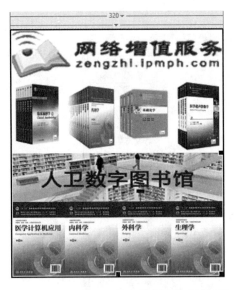

图 2-43-20　第 3 列单元格布局及设计视图

（2）插入图像链接：在第 1 行中添加图像"images/RH.jpg"，并设置"链接"属性为"http://zengzhi.ipmph.com/"。

（3）添加滚动图像：选择第 2 行单元格，选择"插入→标签→页元素→marquee"命令插入滚动标签，如图 2-43-21 所示。切换到"代码"视图，找到对应的"marquee"标签，删除 </marquee> 标签后面的" "，然后将光标放置在 <marquee> 和 </marquee> 之间，在"设计"视图对应的单元格中连续插入 4 张图片："images/rh1.jpg" "images/rh2.jpg" "images/rh3.jpg" "images/rh4.jpg"（如果图像之间有空隙，可以删除，保证图像在一行）。选中"marquee"标签，然后在"标签检查器"面板上设置"marquee"的"behavior"属性为"alternate"。

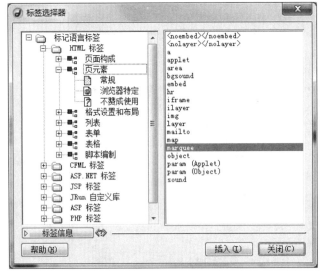

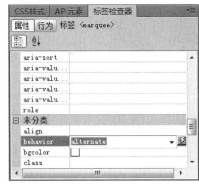

图 2-43-21　插入"marquee"滚动标签及属性设置

（4）插入图像链接：在第 3 行中添加图像"images/db.jpg"，并设置链接属性为"http://textbooks.ipmph.com/"。

（5）添加滚动图像：选择第 4 行单元格，选择"插入→标签→页元素→marquee"命令插入滚动标签。切换到"代码"视图，找到对应的"marquee"标签，删除 </marquee> 标签后面的" "，然后将光标放置在 <marquee> 和 </marquee> 之间，在"设计"视图对应的单元格中连续插入 4 张图片："images/db1.jpg" "images/db2.jpg" "images/db3.jpg" "images/db4.jpg"（如果图像之间有空隙，可以删除，保证图像在一行）。

七、设计表格第 4 行和第 5 行

第 4 行和第 5 行设计视图如图 2-43-22 所示。

图 2-43-22　第 4 行和第 5 行设计视图

1. 选择第 4 行单元格,设置单元格高度为 120px。在其中插入 1 行 2 列表格,表格宽度 100%,边框、边距和间距均为 0。设置单元格高度为 120px,左侧单元格宽度为 160px,右侧单元格宽度为 800px。

2. 在左侧单元格中插入图像"images/bigdata.jpg";右侧单元格中输入下面文字:"大数据,或称巨量资料,指的是所涉及的数据规模巨大,数据种类繁多到无法通过目前主流软件和硬件工具,在合理时间内达到撷取、管理、处理、并整理成为帮助企业经营决策的有力技术支撑。大数据这一概念不仅描述数据量以及数据规模庞大,也包括对数据的处理和应用,可以理解为数据对象、技术与应用三者的统一。其来源非常广泛,物联网、云计算、移动互联网、手机、平板电脑、PC 以及遍布地球各个角落的各种各样的传感器,都是数据来源或者承载的方式。"

3. 选择表格第 5 行,设置单元格高度为 30px,水平居中,输入文本"人民卫生出版社版权所有";选择"插入→ HTML →特殊字符→版权"命令插入版权字符"©"。

八、添加弹出信息

在状态栏上选择 <body> 标记,然后在右侧"行为"面板上,点击"+"按钮,弹出"弹出信息"对话框,在对话框中输入文字"欢迎您登录人卫智网!",如图 2-43-23 所示,点击"确定"按钮(如果在面板组中没有"行为"面板,则执行"窗口→行为"命令打开"行为"面板,打开行为面板)。

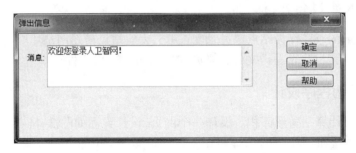

图 2-43-23　"弹出信息"对话框

（卜宪庚）

实验四十四
VbScript 程序设计

【实验目的】

1. 掌握 VbScript 程序的编辑和运行环境。
2. 掌握选择结构程序的设计方法。
3. 掌握循环结构程序的设计方法。
4. 熟悉函数和过程的定义和调用方法。
5. 熟悉 CSS 样式表的定义与应用。

【实验内容】

一、搭建环境、准备素材

1. 以 "D:\chapter_8\" 作为站点根目录配置 IIS、创建站点搭建网站环境。
2. 将本实验的素材 "images" 文件夹拷贝到 "chapter_8_3" 文件夹中。

二、选择结构程序设计

使用海伦公式计算三角形面积。设计一个网页,设计界面如图 2-44-1 所示,页面上包括四个文本框和两个按钮,在前三个文本框中输入三角形三个边的边长,点击 "计算" 按钮后,判

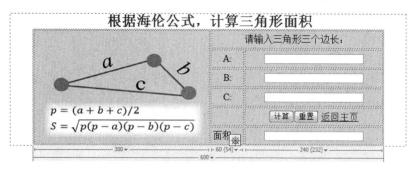

图 2-44-1　选择结构程序设计界面

断输入的边长是否能构成三角形,如果能构成三角形,就计算三角形的面积,并且显示在第四个文本框中;如果构不成三角形,就显示"不能构成三角形"。操作步骤如下:

1. 新建网页"selective_str.html",并保存在"chapter_8_3"文件夹中,设置网页标题为"选择结构程序设计"。

2. 添加表单,设置"表单 ID"为"triangle_form",即 name="triangle_form"。

3. 在表单中插入一个 6 行 3 列,宽度为 600px 的表格,并设置边框粗细为"0",表格标题为"根据海伦公式,计算三角形面积",水平居中。

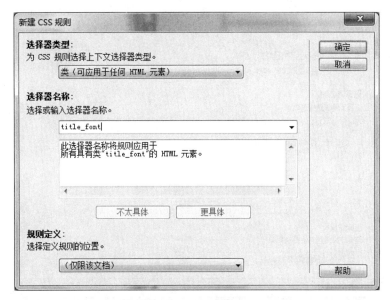

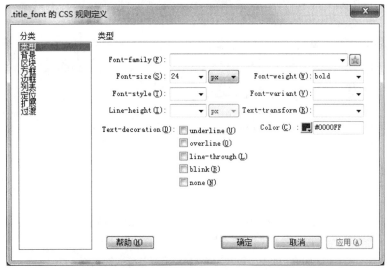

图 2-44-2　定义"title_font"CSS 样式表对话框

4. 选中表格标题"根据海伦公式,计算三角形面积",在 CSS 属性面板上"目标规则"文本框中选择"新 CSS 规则",点击"编辑规则"按钮,在弹出的"新建 CSS 规则"对话框中设置"选择器类型"为"类(可应用于任何 HTML 元素)","选择器名称"为"title_font"。然后点击"确定"按钮,在弹出的"CSS 规则定义"对话框中设置默认字体,大小为 24px,加粗,颜色为

"#0000FF",如图 2-44-2 所示,点击"确定"按钮后,定义了名称为"title_font"的样式表,并应用于表格标题上。

5. 单击表格内部,在 CSS 属性面板上"目标规则"文本框中选择"新 CSS 规则",点击"编辑规则"按钮,在弹出的"新建 CSS 规则"对话框中设置"选择器类型"为"标签(重新定义 HTML 元素)","选择器名称"为"table"。然后点击"确定"按钮,在弹出的"CSS 规则定义"对话框中设置表格背景为"#AAE3EC",如图 2-44-3 所示,点击"确定"按钮后,重新定义了"table"的样式,并应用与当前的表格上。

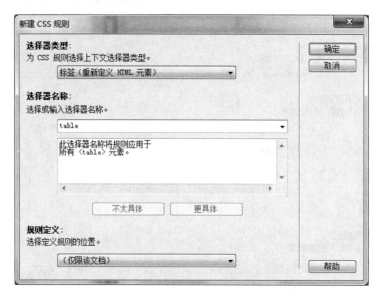

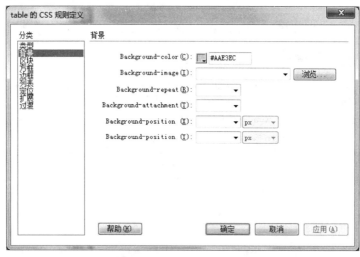

图 2-44-3　重新定义"table"标签样式对话框

6. 合并表格左侧 6 行单元格,并设置合并后的单元格的宽度为 300px,高度为 180px,再插入图像"images/triangle.jpg"。

7. 设置表格中间列的所有单元格宽度为 60px;右侧所有单元格的宽度为 240px;单元格高度为 30px,居中对齐。

8. 合并第一行中间和右侧的单元格,并输入文本"请输入三角形三个边长:"。

9. 参考图 2-44-1,在中间的单元格中分别输入文本"A:""B:""C:"和"面积:";在右侧单元格中添加四个文本框,设置"文本域(name)"属性分别为"ta""tb""tc"和"area";添加一个普通按钮,并设置属性"按钮名称(name)"为"calcu","值(value)"为"计算","动作"为"无",添加一个"重置"按钮,点击"重置"按钮将清除文本框的内容。在后面添加文本"返回主页",并设置文本链接属性为"../chapter_8_2/index.html"。

10. 在"代码"视图中找到 </head> 标记,在 </head> 和 <body> 标记之间输入程序代码,如图 2-44-4 所示。

```
18  </head>
19  <script language="vbscript">
20  sub calcu_onclick
21      a=cint(triangle_form.ta.value)    <!--取A的值-->
22      b=cint(triangle_form.tb.value)    <!--取B的值-->
23      c=cint(triangle_form.tc.value)    <!--取C的值-->
24      if a+b>c and a+c>b and b+c>a then
25          p=(a+b+c)/2      <!--如果能构成三角形就计算面积-->
26          s=sqr(p*(p-a)*(p-b)*(p-c))
27          triangle_form.area.value=s    <!--显示三角形面积-->
28      else                  <!--如果不能构成就显示提示信息-->
29          triangle_form.area.value="不能构成三角形! "
30      end if
31  end sub
32  </script>
33  <body>
```

图 2-44-4 选择结构程序代码

11. 保存并预览网页,分别输入 3、4、5 和 1、2、3 并点击"计算"按钮,测试结果,如图 2-44-5 所示。

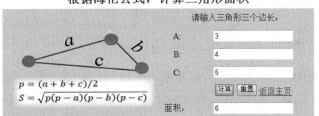

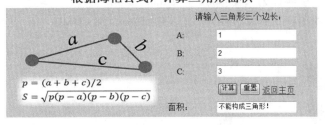

图 2-44-5 选择结构程序预览结果

三、循环结构程序设计

利用循环语句计算一个数列的累加和。设计一个网页,如图 2-44-6 所示,页面上包括四个文本框和两个按钮,前三个文本框分别用来输入数列的初值、终值和步长,点击"重置"按钮将清除文本框的内容,点击"计算"按钮后计算求和,并且显示在第四个文本框中。操作步骤如下:

1. 新建网页"sum.html",并保存在"chapter_8_3"文件夹中,设置网页标题为"循环结构程序设计",设置页面背景颜色为"#AAE3EC"。

2. 添加一表单,设置"表单 ID"为"sum_form",即 name="sum_form"。

3. 在表单中插入一个 6 行 3 列、宽度为 600px 的表格,并设置边框粗细为"1",表格标题为"循环结构程序设计",水平居中。

4. 选中表格标题"循环结构程序设计",定义名为"title_font"的样式表(黑体、大小为 24px),应用于表格标题上。

5. 合并表格左侧 6 行单元格,并设置合并后的单元格的宽度为 300px,高度为 180px;设置表格中间列的所有单元格宽度为 80px;右侧所有单元格的宽度为 220px;单元格高度为 30px,居中对齐。

6. 在左面单元格中插入图像"images/sum.jpg"。

7. 合并第一行中间和右侧的单元格,并输入文本"请输入:"。

8. 参考图 2-44-6,在中间的单元格中分别输入文本"初值:""终值:""步长:"和"累加和:"。

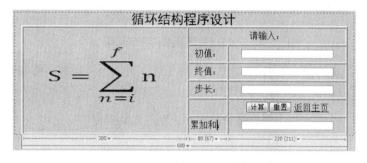

图 2-44-6 循环结构程序设计界面

9. 在右侧单元格中添加四个文本框,设置"文本域(name)"属性分别为"Initial_value""Final_value""step"和"sum";添加一个普通按钮,并设置属性"按钮名称(name)"为"calcu","值(value)"为"计算","动作"为"无";添加一个"重置"按钮。在后面添加文本"返回首页",设置文本链接属性为"../chapter_8_2/index.html"

10. 在"代码"视图中找到 </head> 标记,在 </head> 和 <body> 标记之间输入程序代码,如图 2-44-7 所示。

```
18  </head>
19  <script language="vbscript">
20  sub calcu_onclick
21      i=cint(sum_form.Initial_value.value)<!--取初值-->
22      f=cint(sum_form.Final_value.value)  <!--取终值-->
23      t=cint(sum_form.step.value)         <!--取步长-->
24      <!--求和-->
25      s=0
26      for n=i to f step t
27          s=s+n
28      next
29      sum_form.sum.value=s      <!--显示求和结果-->
30  end sub
31  </script>
32  <body>
```

图 2-44-7 循环结构程序代码

11. 保存并预览网页,输入初值 1、终值 10 和步长 2,"计算"按钮,测试结果,如图 2-44-8 所示。

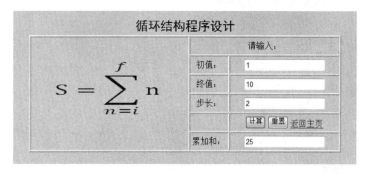

图 2-44-8 循环结构程序预览结果

四、自定义函数和过程

利用自定义函数和过程计算阶乘的累加和。设计一个网页,如图 2-44-9 所示,页面上包括两个文本框和两个按钮,一个文本框用于输入一个正整数 N,当点击"计算"按钮后,在另外一个文本框中显示从 1 到 N 阶乘的累加和;点击"重置"按钮将清除文本框的内容,操作步骤如下:

1. 新建网页"Factorial_sum.html",并保存在"chapter_8_3"文件夹中,设置网页标题为"自定义函数和过程"。

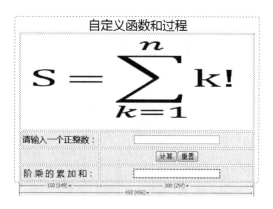

图 2-44-9 自定义函数和过程设计界面

2. 添加一个表单,设置"表单 ID"为"Factorial_form",即 name="Factorial_form"。

3. 在表单中插入一个 4 行 2 列,宽度为 450px 的表格,并设置边框粗细为"0",表格标题为"自定义函数和过程",水平居中。

4. 选中表格标题"自定义函数和过程",定义名为"title_font"的样式表(微软雅黑、大小为 24px),应用于表格标题上。定义的"title_font"样式表的代码如图 2-44-12 所示。

5. 将光标置于表格内部,点击 CSS 属性面板的"编辑规则",在弹出的"新建 CSS 规则"对话框中设置"选择器类型:"为"复合内容(基于选择的内容)","选择器名称:"为"#form1 table tr td",如图 2-44-10 所示。点击"确定"按钮后,在弹出的"#form1 table tr td 的 CSS 规则定义"对话框中设置"字体"为"微软雅黑",字号为"16px",水平居中,背景颜色为"#9FF",如图 2-44-11 所示。定义的"#form1 table tr td"样式表的代码如图 2-44-12 所示。

6. 设置表格的左侧单元格的宽度为 150px,右侧单元格的宽度为 300px;第一行单元格的高度为 180px,其他各行的高度为 30px。

7. 合并第一行的单元格,并插入图像"images/Factorial_sum.jpg"。

8. 参考图 2-44-9,在左侧的单元格中分别输入文本"请输入一个正整数:"和"阶乘的累加和:"。

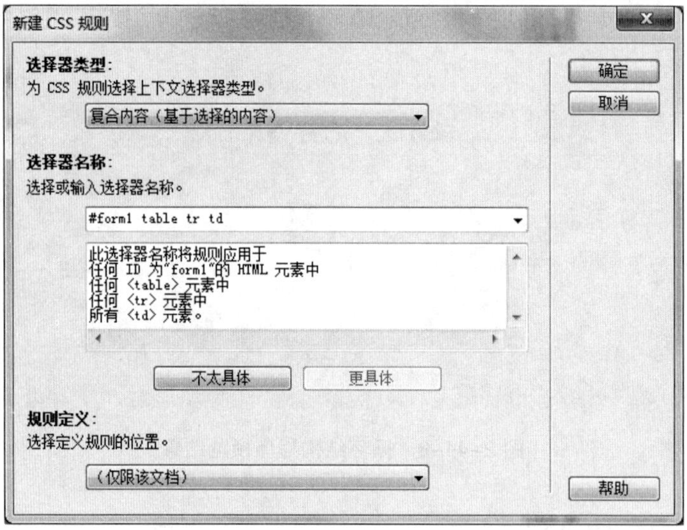

图 2-44-10　"新建 CSS 规则"对话框

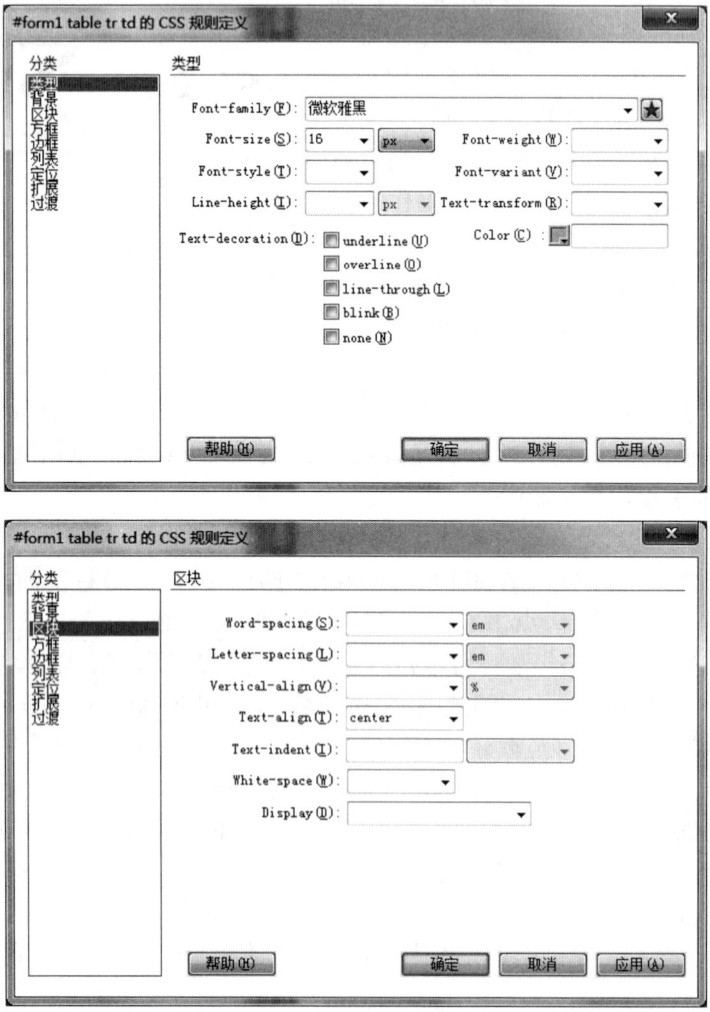

图 2-44-11　"#form1 table tr td 的 CSS 规则定义"对话框

```
 6   <title>自定义函数和过程</title>
 7   <style type="text/css">
 8   .title_font {
 9       font-family: "微软雅黑";
10       font-size: 24px;
11   }
12   #form1 table tr td {
13       font-family: "微软雅黑";
14       font-size: 16px;
15       text-align: center;
16       background-color: #9FF;
17   }
18   </style>
```

图 2-44-12　CSS 样式表定义代码

9. 在右侧单元格中添加两个文本框,设置"文本域(name)"属性分别为"num"和"sum"。

10. 添加一个普通按钮,并设置属性"按钮名称(name)"为"calcu","值(value)"为"计算","动作"为"无";添加一个"重置"按钮。

11. 在"代码"视图中找到 </head> 标记,在 </head> 和 <body> 标记之间输入程序代码,如图 2-44-13 所示。

```
19
20   </head>
21   <script language="vbscript">
22   <!--定义一个求阶乘的函数-->
23   function gcd(x)
24       p=1
25       For n=1  to x
26       p=p*x
27   Next
28   gcd=p
29   end function
30   <!--定义一过程-->
31   sub calcu_onclick
32       n=cint(Factorial_form.num.value)    <!--获取一个正整数-->
33       s=0
34       k=1
35       while k<=n
36           s=s+gcd(k)          <!--调用函数-->
37           k=k+1
38       wend
39       Factorial_form.sum.value=s   <!--在文本框中显示结果-->
40   end sub
41   </script>
42   <body>
43
```

图 2-44-13　自定义函数和过程代码

12. 保存并预览网页,输入整数 5,按"计算"按钮,测试结果,如图 2-44-14 所示。

自定义函数和过程

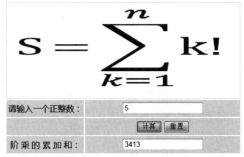

请输入一个正整数:	5
计算　重置	
阶乘的累加和:	3413

图 2-44-14　自定义函数和过程预览结果

(卜宪庚)

实验四十五

简易聊天室设计

【实验目的】

1. 掌握动态网页的设计方法。
2. 掌握 Request 对象获取表单数据的方法。
3. 掌握 Application 对象记录网站信息的方法。
4. 掌握 Session 对象记录用户信息的方法。

【实验内容】

一、搭建环境、准备素材

1. 以"D:\chapter_8\"作为站点根目录配置 IIS、创建站点搭建网站环境。
2. 将本实验的素材"images"文件夹拷贝到"chapter_8_4"文件夹中。

二、创建聊天登录界面

1. 新建网页"chatlogin.html",并保存在"chapter_8_4"文件夹中,设置网页标题为"聊天室登录界面",如图 2-45-1 所示。

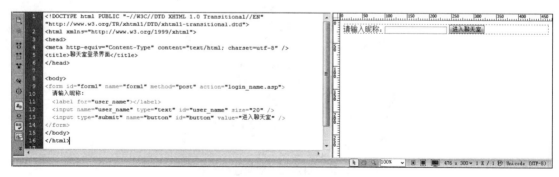

图 2-45-1　聊天登录界面

2. 在页面上添加表单，并设置表单的属性 method=" post"，action=" login_name.asp"。

3. 在表单中输入文本"请输入昵称:"。

4. 添加文本框，并设置属性 name=" user_name"，type=" text"，size=" 20"。

5. 添加提交按钮，并设置属性 type=" submit"，name=" button"，value=" 进入聊天室"。

三、设计提取登录昵称程序

1. 新建动态网页程序"login_name.asp"，并保存在"chapter_8_4"文件夹中，设置标题为"提取登录昵称"。

2. 在 </head> 和 <body> 标签之间输入提取昵称的程序代码，如图 2-45-2 所示。

```
7  <title>提取登录昵称</title>
8  </head>
9  <%
10 session("uesername")=Request("user_name")    '获取昵称并保存在session("uesername")变量中
11 response.Redirect("chatroom.asp")             '直接跳转到聊天室页面
12 %>
13 <body>
14 </body>
15 </html>
16
```

图 2-45-2　提取登录昵称程序

四、创建聊天室页面

1. 新建动态网页"chatroom.asp"，保存在"chapter_8_4"文件夹中，并设置网页标题为"简易聊天室"，设计界面如图 2-45-3 所示。

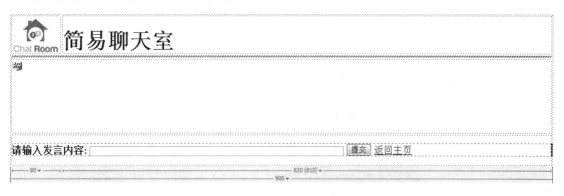

图 2-45-3　聊天室设计视图界面

2. 插入 4 行 1 列表格，设置宽度为 900px，边框粗细为 0px，水平居中。

3. 设置表格第一行高度为 60px，并拆分为一行两列，设置左面单元格宽度为 80px，并插入图像"images/chatroom.jpg"；右侧单元格宽度为 820px。

4. 在表格第一行右面单元格中输入文字"简易聊天室"，并定义名为"chat_title"的 CSS 样式表，如图 2-45-4 所示。设置字体为"默认字体"，大小为 36，加粗，底端对齐，对应 CSS 代码如图 2-45-5 所示。

5. 将光标定位在表格的第二行中，选择菜单"插入 → HTML → 水平线"命令插入一条水平线，并设置水平线宽度为 100%，居中，阴影。

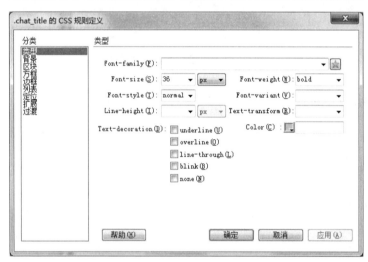

图 2-45-4　定义 "chat_title" CSS 样式表

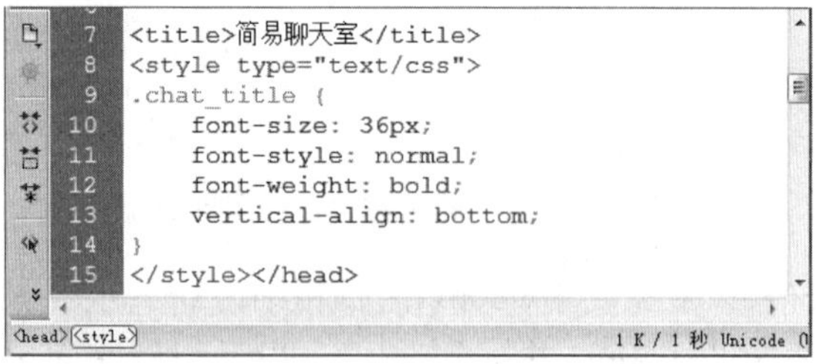

图 2-45-5　定义 "chat_title" CSS 样式表代码

6. 设置表格第四行高度为 50px，并插入一表单，设置表单属性 name="form1"，method="post"，action=""；在表单左面输入文字 "请输入发言内容："，设置默认字体并加粗；再插入文本框，设置属性 name="speak"，type="text"，size="60"，maxlength="300"；在文本框后面插入提交按钮，按钮属性为 type="submit"，value=" 提交 "。在后面添加文本 "返回主页"，并设置文本链接属性为 "../chapter_8_2/index.html"。

7. 将光标定位到表格第三行，设置表格高度为 120px，垂直"顶端"对齐；在代码视图窗口中找到对应位置，删除" ；"代码，并按回车键换行。然后输入下面代码，聊天室页面代码如图 2-45-6 所示。

```
<%
Response.Write" 欢迎 "&session("uesername")&" 进入聊天室 "&"<br>" ' 欢迎新人
If trim(request("speak"))<>"" then            ' 判断是否有发言内容
        Application.Lock                      ' 锁定
        Application("show")=session("uesername") & ": "&Request("speak") & "<br>" &
Application("show")                           ' 合并发言
        Application.Unlock                    ' 解除锁定
end if
Response.Write Application("show")            ' 显示聊天内容
%>
```

```
6
7    <title>简易聊天室</title>
8    <style type="text/css">
9    .chat_title {
10       font-size: 36px;
11       font-style: normal;
12       font-weight: bold;
13       vertical-align: bottom;
14   }
15   </style></head>
16   <body>
17   <table width="900" border="0" align="center">
18    <tr><td width="80" height="60"><img src="images/chatroom.jpg" width="80" height="60" /></td>
19    <td height="60" class="chat_title">简易聊天室</td></tr>
20    <tr><td colspan="2"><hr align="center" width="100%" /></td></tr>
21    <tr><td height="120" colspan="2" valign="top">
22   <%
23       Response.Write "欢迎; "&session("uesername")&"进入聊天室"&"<br>" '欢迎新人
24       If trim(request("speak"))<>"" then        '判断是否有发言内容
25           Application.Lock                      '锁定
26           Application("show")=session("uesername")&": "&Request("speak") & "<br>" & Application("show")'合并发言
27           Application.Unlock                    '解除锁定
28       end if
29       Response.Write Application("show")    '显示聊天内容
30   %>
31       </td></tr>
32    <tr>
33       <td height="50" colspan="2"><form id="form1" name="form1" method="post" action="">
34       <strong>请输入发言内容:
35       </strong>
36       <label for="speak"></label>
37       <input name="speak" type="text" id="speak" size="60" maxlength="300" />
38       <input type="submit" name="button" id="button" value="提交" />
39       </form></td>
40    </tr>
41   </table>
42   </body>
43   </html>
44
```

图 2-45-6　聊天室代码视图界面

8. 保存所有网页和程序，预览网页"chatlogin.html"，输入聊天内容体验。
聊天室登录界面如图 2-45-7 所示，聊天室界面如图 2-45-8 所示。

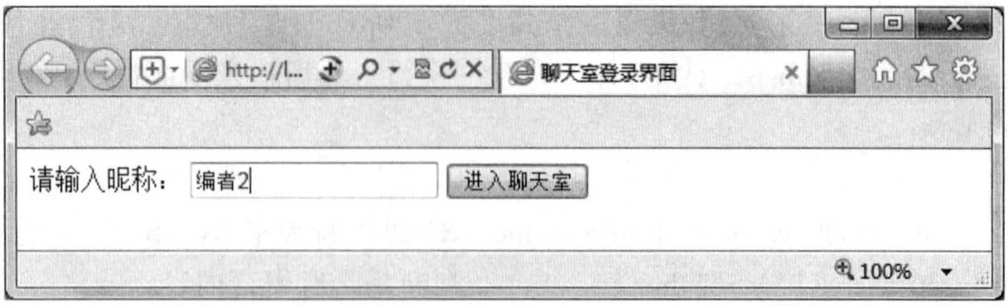

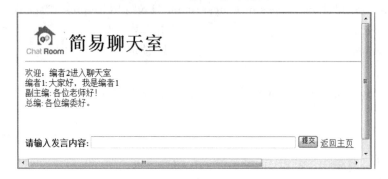

图 2-45-7　聊天室登录界面

图 2-45-8　聊天室界面

（卜宪庚）

实验四十六
用户注册和登录系统设计

【实验目的】

1. 掌握动态网页的设计方法。
2. 掌握利用表格布局进行网页登录与注册页面设计。
3. 熟悉利用 ADO 进行数据库读取的方法。

【实验内容】

一、搭建环境、准备素材

1. 以"D:\chapter_8\"作为站点根目录配置 IIS、创建站点搭建网站环境。

2. 将本实验的素材"images"文件夹和数据库文件"User_Database.accdb"拷贝到"chapter_8_5"文件夹中。

二、用户数据库及数据表

素材数据库文件"User_Database.accdb"中包含"user_table"数据表,数据表的结构如表 2-46-1 所示。

表 2-46-1　"user_table"数据表的结构

字段名称	标题	字段类型	字段大小	说明
userName	用户名	文本	20	必填字段
userPwd	密码	文本	15	必填字段
userSex	性别	文本	2	
education	学历	文本	10	
hobby	爱好	文本	20	
email	电子信箱	文本	25	

三、创建用户注册系统

用户注册系统主要包括用于输入用户信息的表单界面和连接数据库并向数据库中写入记录的程序,设计的要点是添加表单对象、检查表单、插入记录。

(一)创建注册表单界面

注册系统表单设计界面如图 2-46-1 所示,操作步骤如下:

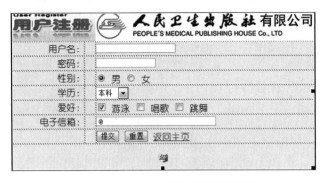

图 2-46-1　注册系统表单设计界面

1. 新建动态网页"register.asp",并保存在"chapter_8_5"文件夹中,设置网页标题为"用户注册系统"。

2. 在页面上添加表单,表单属性默认。

3. 在表单中插入一个 9 行 3 列,宽度为 535px 的表格,并设置"边框""填充"和"间距"都为"0",水平居中。

4. 单击表格内部,在 CSS 属性面板上"目标规则"文本框中选择"新 CSS 规则",点击"编辑规则"按钮,在弹出的"新建 CSS 规则"对话框中设置"选择器类型"为"标签(重新定义 HTML 元素)","选择器名称"为"table",然后点击"确定"按钮。在弹出的"CSS 规则定义"对话框中,选择"类型"选项,设置文本字体为"幼圆",选择"背景"选项,设置背景色为"#99FFFF",如图 2-46-2 所示。

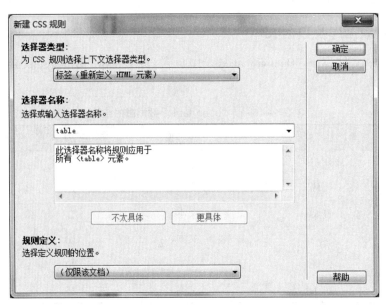

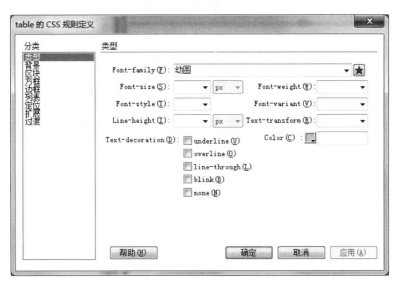

图 2-46-2　"table"标签重新定义对话框

5. 设置表格第 1 行和第 9 行高度为 50px，其他各行都为 25px；设置表格左侧单元格宽度为 130px，中间单元格宽度为 20px，右侧单元格宽度为 385px。

6. 在 CSS 属性面板上"目标规则"文本框中选择"新 CSS 规则"，点击"编辑规则"按钮，在弹出的"新建 CSS 规则"对话框中设置"选择器类型"为"类（可用于任何 HTML 元素）"，"选择器名称"为"td_left"，然后点击"确定"按钮，在弹出的"CSS 规则定义"对话框中设置文本左对齐，如图 2-46-3 所示；用同样的方法定义"td_right"文本右对齐和"td_center"文本居中对齐 CSS 样式表。CSS 样式表定义代码如图 2-46-4 所示。

7. 合并第 1 行左侧两个单元格，并插入图像"images/logo_register.jpg"，在右侧单元格插入图像"images/logo.jpg"。

8. 选择左侧第 2 至第 8 行单元格，应用"td_right" CSS 样式表，设置文本右对齐；选择右侧第 2 至第 8 行单元格，应用"td_left" CSS 样式表，设置文本左对齐；合并第 9 行的三个单元格，并应用"td_center" CSS 样式表，设置文本居中对齐。

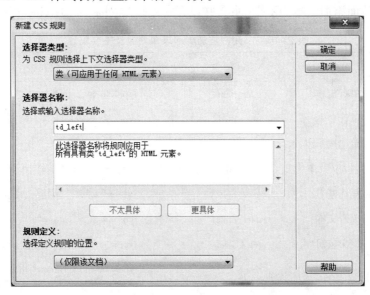

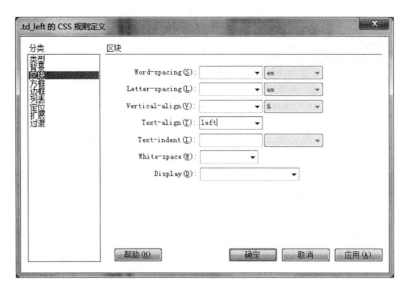

图 2-46-3　定义文本对齐 CSS 样式表对话框

```
7    <title>用户注册系统</title>
8    <style type="text/css">
9    table {
10       font-family: "幼圆";
11       background-color: #99FFFF;
12   }
13   .td_left {
14       text-align: left;
15   }
16   .td_center {
17       text-align: center;
18   }
19   .td_right {
20       text-align: right;
21   }
22   </style>
```

图 2-46-4　CSS 样式表定义代码

9. 参考图 2-46-1 设计界面,添加相应的表单对象,表单对象及主要属性见表 2-46-2。添加性别(单选按钮组)、爱好(复选框组)、学历(列表框)的对话框及属性如图 2-46-5 所示。在"重置"按钮后面添加文本"返回主页",并设置空连接"../chapter_8_2/index.html"。

表 2-46-2　用户注册界面表单对象及主要属性

标签	对象	Name 属性	主要属性
用户名	单行文本	user_name	type="text"　size="20"
密码	单行文本	user_pwd	type="password"　size="15"
性别	单选按钮组	user_sex	value="女""男"
学历	列表/菜单	user_edu	value="专科""本科""硕士""博士"
爱好	复选框组	user_hobby	value="游泳""唱歌""跳舞"
电子信箱	单行文本	user_email	type="text"　value="@"　size="30"
提交	提交按钮	reg	type="submit"　value="提交"
重置	重置按钮	reset	type="reset"　value="重置"

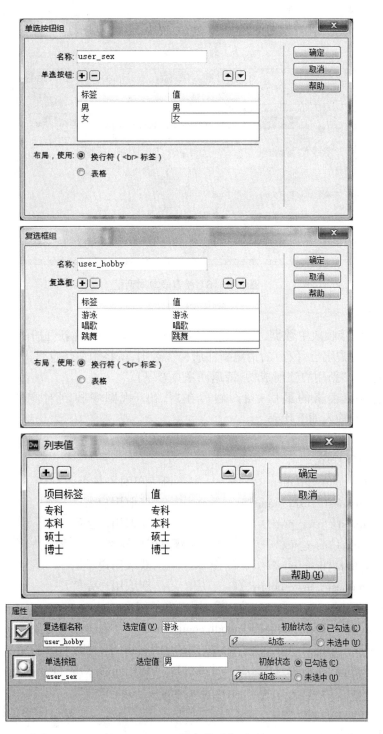

图 2-46-5　添加表单对象对话框

（二）检查表单

为了确保用户信息的合法性，需要对用户信息进行表单验证。选中表单，在"行为"面板上选择"行为→添加行为＋→检查表单"命令，弹出"检查表单"对话框，如图 2-46-6 所示。在对话框中，将文本域"user_name"和"user_pwd"的"值"勾选为"必需的"复选框，"可接受"勾选为"任何东西"单选按钮;将文本域"user_email"的"可接受"勾选为"电子邮件地址"单选按钮。

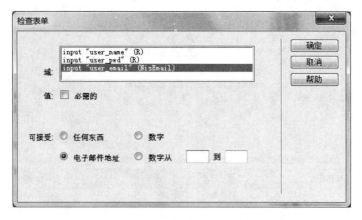

图 2-46-6　检查表单对话框

(三) 处理程序

用户注册系统接收表单数据,并判断在数据库中是否已经存在新注册的用户名,如果已经存在,则显示"该用户名已经存在,请重新注册!"。否则,就将用户信息写入到数据库中"user_table"表中,并显示"新用户注册成功,请返回主页登录!"。

将光标定位在表格的最后一行,然后在"代码"视图中找到对应的位置之后,删除" ",回车后,输入如下代码:

```
<%
'用户注册处理程序
if Request.form.count<>0 then              '判断表单对象是否为空
    uname=request("user_name")             '获取用户名
    pwd=request("user_pwd")                '获取用户密码
    sex=request("user_sex")               '获取用户性别
    edu=request("user_edu")                '获取用户学历
    hobby=request("user_hobby")            '获取用户爱好
    uemail=request("user_email")'获取用户电子信箱
    set conn=server.createobject("adodb.connection")    '创建连接对象
    conn.open("driver={Microsoft Access Driver(*.mdb, *.accdb)};dbq="&_
    server.mappath("User_Database.accdb"))    '利用 open 对象打开数据库
    sql="select * from user_table where userName='"+uname+"'"
    set rs=conn.execute(sql)  '执行查询判断该用户名是否在数据库中已经存在
    if not rs.eof then
        response.write("<p align=center>该用户名已经存在,请重新注册! </p>")
    else
    sql=" insert into user_table(userName,userPwd,userSex,education,hobby,email)"&_
        "values('"&uname&"','"&pwd&"','"&sex&"','"&edu&"','"&hobby&"','"&uemail&"')"
```

conn.execute（sql）　'向数据表中插入新用户记录

response.write（"<p align=center>新用户注册成功,请返回主页登录! </p>"）

end if

conn.close（）　'关闭数据库

end if

%>

代码截图如图 2-46-7 所示。预览并输入注册用户信息,点击"提交"按钮完成注册,结果如图 2-46-8 所示。

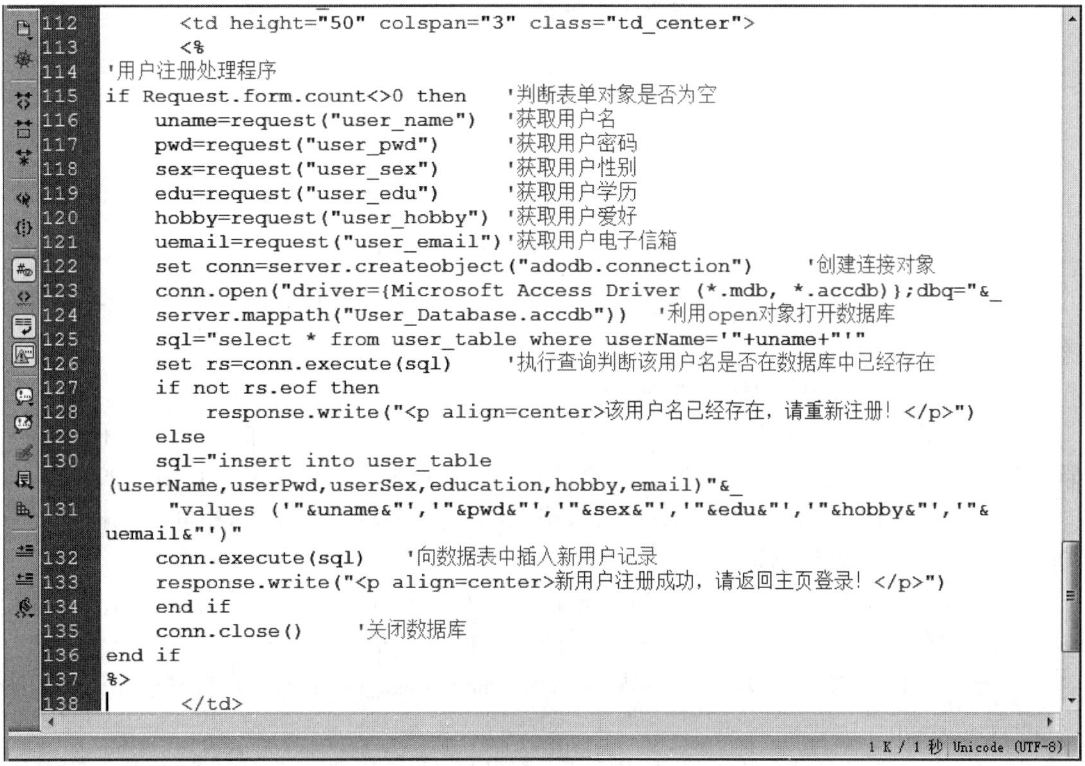

```
112        <td height="50" colspan="3" class="td_center">
113        <%
114 '用户注册处理程序
115 if Request.form.count<>0 then        '判断表单对象是否为空
116    uname=request("user_name")        '获取用户名
117    pwd=request("user_pwd")           '获取用户密码
118    sex=request("user_sex")           '获取用户性别
119    edu=request("user_edu")           '获取用户学历
120    hobby=request("user_hobby")       '获取用户爱好
121    uemail=request("user_email")      '获取用户电子信箱
122    set conn=server.createobject("adodb.connection")        '创建连接对象
123    conn.open("driver={Microsoft Access Driver (*.mdb, *.accdb)};dbq="&_
124    server.mappath("User_Database.accdb"))        '利用open对象打开数据库
125    sql="select * from user_table where userName='"+uname+"'"
126    set rs=conn.execute(sql)        '执行查询判断该用户名是否在数据库中已经存在
127    if not rs.eof then
128        response.write("<p align=center>该用户名已经存在, 请重新注册! </p>")
129    else
130    sql="insert into user_table
(userName,userPwd,userSex,education,hobby,email)"&_
131      "values ('"&uname&"','"&pwd&"','"&sex&"','"&edu&"','"&hobby&"','"&
uemail&"')"
132    conn.execute(sql)        '向数据表中插入新用户记录
133    response.write("<p align=center>新用户注册成功, 请返回主页登录! </p>")
134    end if
135    conn.close()        '关闭数据库
136 end if
137 %>
138 |    </td>
```

图 2-46-7　用户注册系统代码截图

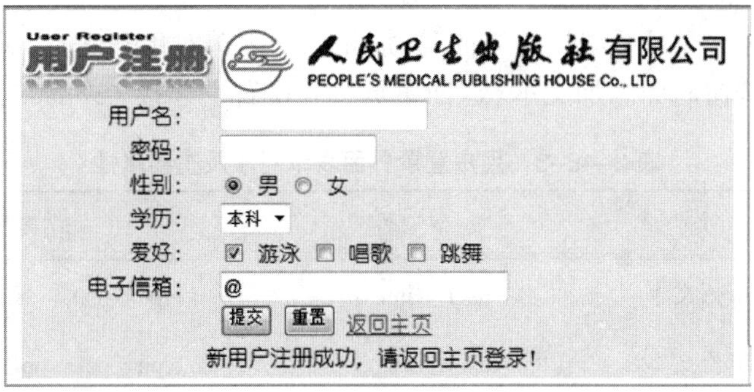

图 2-46-8　用户注册系统预览效果

四、创建用户登录系统

用户在登录时,如果输入的用户名和密码与数据库中的已有的用户名和密码相匹配,将登录成功,并显示"欢迎登录本网站!",否则显示"该用户不存在或密码错误!"。

(一)创建登录表单界面

用户登录系统表单设计界面如图 2-46-9 所示,操作步骤如下:

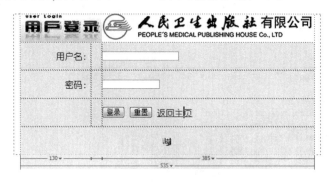

图 2-46-9 登录系统表单设计界面

1. 新建动态网页"login.asp",并保存在"chapter_8_5"文件夹中,设置网页标题为"用户登录系统"。

2. 在页面上添加表单,表单属性默认。

3. 在表单中插入一个 5 行 3 列,宽度为 535px 的表格,并设置"边框""填充"和"间距"都为"0",水平居中。参考注册系统设计,设置表格文本字体为"幼圆",背景色为"#99FFFF"。

4. 设置表格各行高度都为 50px;设置表格左侧单元格宽度为 130px,中间单元格宽度为 20px,右侧单元格宽度为 385px。

5. 参考注册系统,定义 CSS 样式表"td_left"文本左对齐,"td_right"文本右对齐和"td_center"文本居中对齐。CSS 样式表定义代码如图 2-46-4 所示。

6. 合并第 1 行左侧两个单元格,并插入图像"images/logo_login.jpg",在右侧单元格插入图像"images/logo.jpg"。

7. 选择左侧第 2、3、4 行单元格,应用"td_right"CSS 样式表,使文本右对齐;选择右侧第 2、3、4 行单元格,应用"td_left"CSS 样式表,使文本左对齐;合并第 5 行的三个单元格,并应用"td_center" CSS 样式表,使文本居中对齐。

8. 参考图 2-46-9 登录系统设计界面,添加相应的表单对象和文本,对象及主要属性见表 2-46-3,在"重置"按钮后面添加文本"返回主页",并设置空连接"../chapter_8_2/index.html"。

表 2-46-3 用户登录界面表单对象及主要属性

标签	对象	Name 属性	主要属性
用户名	单行文本	user_name	type="text" size="20"
密码	单行文本	user_pwd	type="password" size="15"
登录	提交按钮	login	type="submit" value=" 登录 "
重置	重置按钮	reset	type="reset" value=" 重置 "

（二）检查表单

选中表单,在"行为"面板上选择"行为→添加行为+→检查表单"命令,弹出"检查表单"对话框。在对话框中,将文本域"user_name"和"user_pwd"的"值"勾选为"必需的"复选框,"可接受"勾选为"任何东西"单选按钮。

（三）处理程序

用户登录系统程序代码如下：

```
<%
'用户登录处理程序
if Request.form.count<>0 then          '判断表单对象是否为空
    uname=request("user_name")          '获取用户名
    pwd=request("user_pwd")             '获取用户密码
    set conn=server.createobject("adodb.connection")    '创建连接对象
    conn.open("driver={Microsoft Access Driver(*.mdb, *.accdb)};dbq="&_
    server.mappath("User_Database.accdb"))          '利用open对象打开数据库
    set rs=conn.execute("select * from user_table where userName='" & uname & "' and
userPwd='" & pwd & "'")
        '执行查询判断用户名和密码是否正确
    if not rs.eof then
        response.write("<p align=center> 欢迎 "&uname&" 光临本网站! </p>")
    else
        response.write("<p align=center> 该用户不存在或密码错误! </p>")
    end if
    conn.close( )
end if
%>
```

代码截图如图 2-46-10 所示。预览登录系统,输入用户名和密码,点击"登录"按钮完成登录,结果如图 2-46-11 所示。

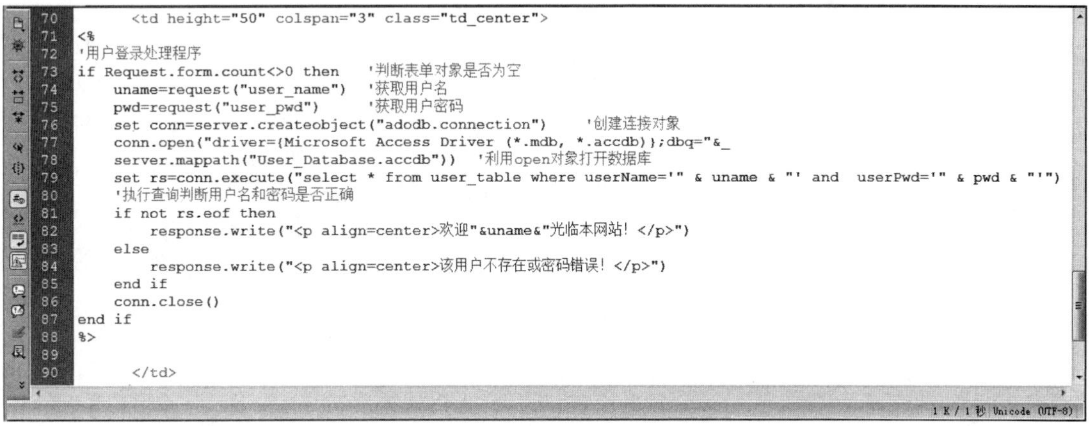

图 2-46-10　用户登录系统代码截图

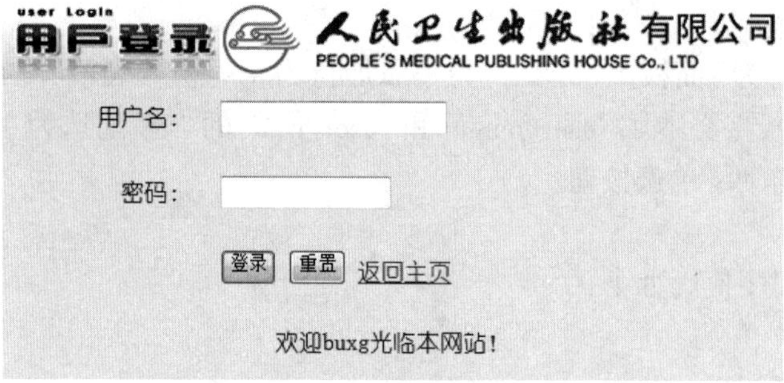

图 2-46-11 **用户登录系统预览界面**

（卜宪庚）

实验四十七
图像处理:基础操作

【实验目的】

1. 熟悉 Photoshop 的工作界面,建立、打开、浏览、保存功能。
2. 熟悉设置前景色与背景色。
3. 熟悉绘画工具及相关选项栏的使用。
4. 熟悉图层面板、[编辑]菜单、[选择]菜单和快捷键。
5. 熟悉和使用"移动工具""文本工具""渐变色填充工具"和有关的快捷键、菜单。

【实验内容】

1. 使用绘图工具创建如图 2-47-1 图样。

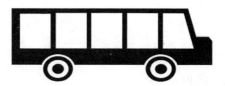

图 2-47-1　汽车

2. 使用绘图工具绘制如图 2-47-2 图像。

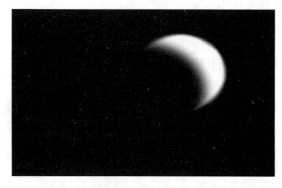

图 2-47-2　弯月

3. 使用图层面板制作如图 2-47-3 图像。

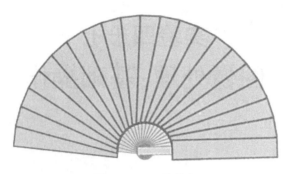

图 2-47-3　桃花扇

4. 使用文本工具和移动工具制作如图 2-47-4 图像。

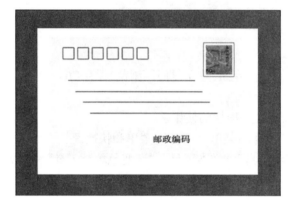

图 2-47-4　信封

【 实验步骤 】

1. 绘制汽车

(1) 创建图像文件:背景为白色。

(2) 创建图层 1,画一个矩形框,并填充黑色。

(3) 绘制白色矩形调整大小。

(4) 使用复制和旋转等工具完成车厢部分。

(5) 使用椭圆工具画轮子并填充。

2. 绘制弯月

(1) 创建文件:背景选为黑色;新建"图层 1"。

(2) 按快捷键[Ctrl+R],调出标尺,拉出两条相互垂直的参考线。

(3) 按快捷键[Shift+Alt+ 左键拖动]以参考线的交点为圆心画一个正圆。

(4) 选择消除锯齿边,羽化 =0 像素,按快捷键[Ctrl+Delete]填充白色。

(5) 画一个扁椭圆,设置参数:羽化 =15 像素。

(6) 按快捷键[Alt+Delete],填充黑色,完成。

3. 绘制桃花扇

(1) 新建文件:背景白色,新建图层 1。

(2) 画细长方矩形,填充黄色,使用[编辑]/[描边]作扇骨,设置参数:1 像素,红边。

(3) 按快捷键[Ctrl+Alt+T],变换选区,矩形拉大一些,填充绿色。

(4) 描红边:[编辑]/[描边]作扇面,设置参数:2 像素,红边。

(5) 按快捷键[Ctrl+Alt+T],移动重心至下部,旋转图像。

(6) 按快捷键[Shift+Ctrl+Alt+T]。

(7) 重复以上 5~6 步。

(8) 按快捷键[Ctrl+E],合并图层。

(9) 按快捷键[Ctrl+T],转动至合适角度。

(10)[Ctrl+D],退出图层。

4. 制作信封

(1) 新建文件:背景白色。

(2) 新建图层 1 →画大矩形→填充灰色。

(3) 新建图层 2 →画小正方形→描红色边框,复制红色小矩形,共六个小矩形。

(4) 单行选框→填充红色,调整合适宽度,复制图层。

(5) 新建图层 3,使用文字工具,创建文字图层:邮政编码。

(6) 复制邮票图片至合适位置。

（张东圆　阳小华）

实验四十八
图像处理：图层操作

【实验目的】

1. 了解 Photoshop 界面。
2. 掌握基本图片编辑工具。
3. 熟悉套索工具及图层操作。
4. 熟悉图层操作。
5. 熟悉滤镜操作。

【实验内容】

1. 使用磁性套索工具实现如图 2-48-1 效果。
2. 根据素材图片，创建如图 2-48-2 图样。

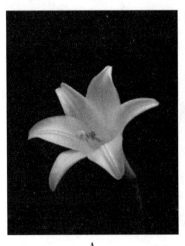
A

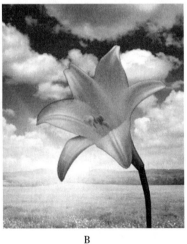
B

图 2-48-1　磁性套索工具应用

注：A 为原图；B 为效果图

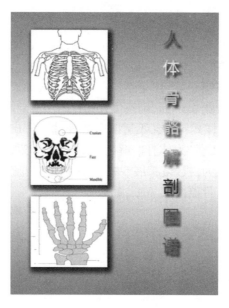

图 2-48-2 解剖图谱

3. 使用滤镜工具实现图 2-48-3 效果。

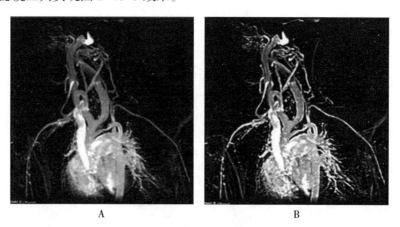

A   B

图 2-48-3 图像增强

【实验步骤】

1. 套索工具

(1) 打开素材文件如图 2-48-3A 所示,在工具箱中选择"磁性套索"工具,在 Photoshop 菜单栏下的选项栏中使用如图 2-48-4 的设置。

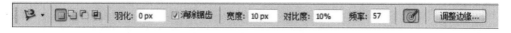

图 2-48-4 磁性套索设置

(2) 设置完成后,使用套索工具,沿抠图的对象边缘划动,即可选中图像,然后可以按 Ctrl+C 将选中部分复制,再粘贴到其他画面中,即可完成图片背景的修改。

2. 图片合成

(1) 新建"骨骼图层 .psd"的文件。调整"背景"图层的大小为:宽 300 像素、高 400 像素。设置背景图层样式为:渐变叠加,"橙、黄、橙渐变",缩放"110%"。

(2) 将素材文件夹下的三幅图片(1.jpg,2.jpg,3.jpg)依次加入图像中,生成三个图层,将每幅图片大小修改为高 3.92cm,宽 3.53cm,调整位置如样图所示。

(3) 为上述图片设置图层样式:投影,不透明度 75%,扩展 30%,大小 10 像素。

(4) 添加文字图层,填写文字"人体骨骼解剖图谱",设置该图层的文字大小为 24 点,字体为"微软雅黑";设置图层样式为:投影,扩展 5%,大小 4 像素;渐变叠加"色谱"。

(5) 保存文件,并存储为"骨骼图层 .jpg",品质 8。

3. 滤镜使用

(1) 打开素材原图,选择全图。

(2) 选择"滤镜"菜单,锐化 /USM 锐化选项。

(3) 在 USM 锐化对话框中,设置数量为 150%,半径为 3,阈值为 3。

(张东圆　阳小华)

实验四十九
在 Mimics 中建立骨骼三维模型

【实验目的】

1. 熟悉 Mimics 软件的界面和菜单。
2. 了解 Mimics 建立三维模型的方法。

【实验内容】

1. 使用 Mimics 导入 CT 图像序列。
2. 进行图像分割。
3. 建立目标三维模型。
4. 观察结果。

【实验步骤】

1. 导入 CT 图像序列(Import),操作如图 2-49-1 和图 2-49-2 所示。

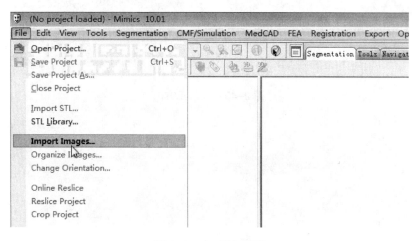

图 2-49-1　导入图像

411

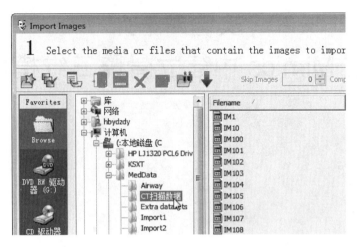

图 2-49-2 选择图像数据

2. 校正方向（Change Orientation），如图 2-49-3 所示。

3. 阈值分割（Segmentation Thresholding），如图 2-49-4 和图 2-49-5 所示。

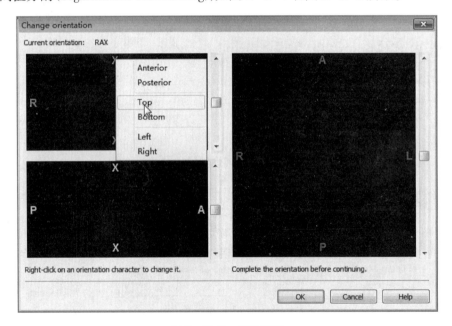

图 2-49-3 校正方向

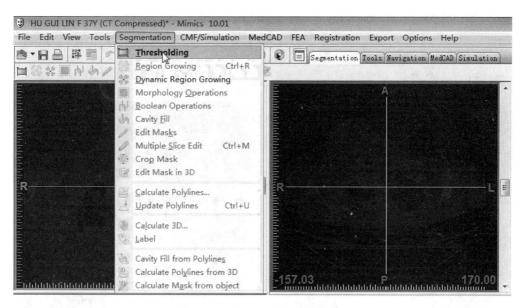

图 2-49-4 打开阈值分割对话框

注:图像显示区用不同的亮度区别人体组织的密度,密度越大亮度越高

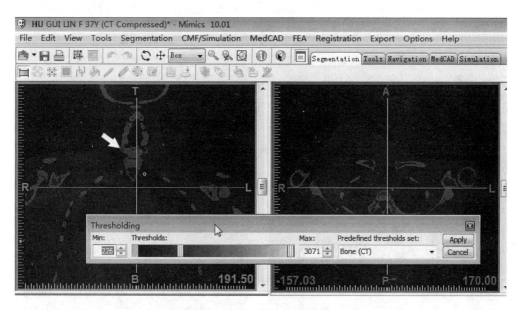

图 2-49-5 阈值分割设置

注:与图 2-49-4 比较,密度值在 226~3017(预设骨骼密度)的部分被选中,被选中部分用白色(彩色时为绿色)遮罩描述,即此图中为白色箭头指向的高亮区域

4. 区域增长(Segmentation Region Growing),如图 2-49-6 和图 2-49-7 所示。

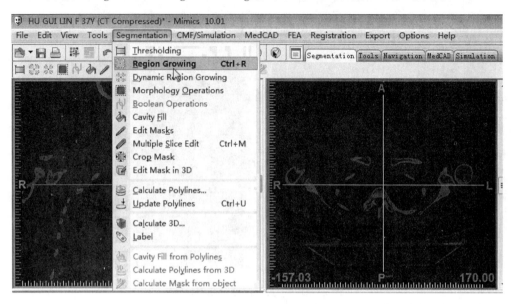

图 2-49-6 区域增长

注:用鼠标左键单击在阈值分割后需要进一步提取的感兴趣的骨组织部分,例如肋骨和脊柱,会出现图 2-49-7,用另外一种颜色(例如黄色)遮罩描述,显示在图中为白箭头指向的灰度部分

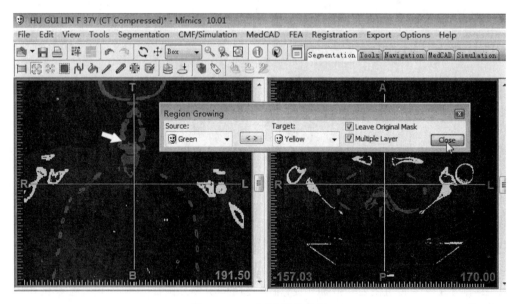

图 2-49-7 区域增长应用

5. 渲染三维模型（Segmentation Calculate 3D），如图 2-49-8 和图 2-49-9 所示。

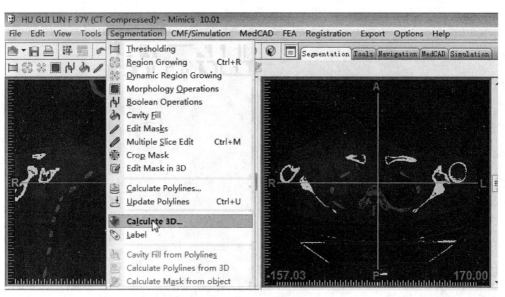

图 2-49-8　打开计算 3D 对话框

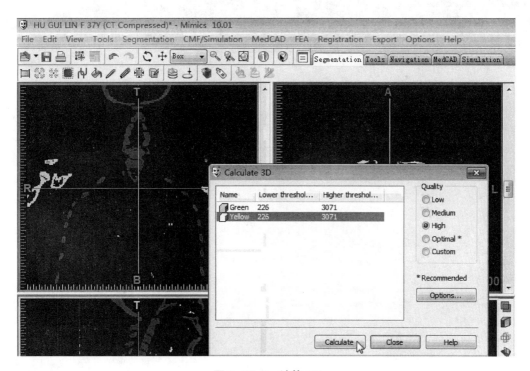

图 2-49-9　计算 3D

6. 观察结果　单击三维视图,然后按空格键,可以放大三维视图。按住鼠标右键和滚轮可以控制三维模型在窗口中的位置和旋转角度,如图 2-49-10 所示。

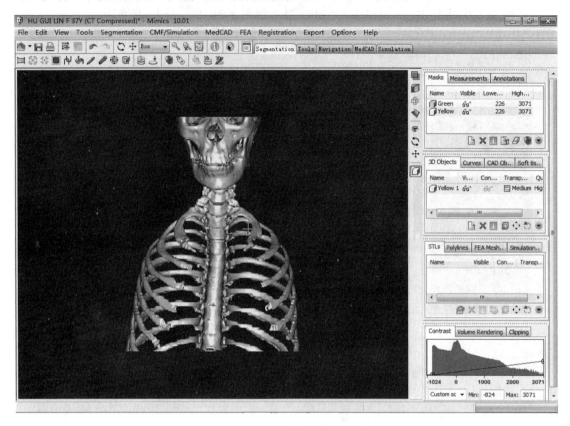

图 2-49-10　3D 计算结果

(张东圆　阳小华)

实验五十
在 Mimics 中建立血管三维模型

【实验目的】

1. 熟悉 Mimics 软件的界面和菜单。
2. 了解 Mimics 建立三维模型的方法。

【实验内容】

1. 使用 Mimics 打开项目。
2. 进行图像分割。
3. 建立目标三维模型。
4. 观察结果。

【实验步骤】

1. 打开 Mimics 项目(Open Project),如图 2-50-1 所示。

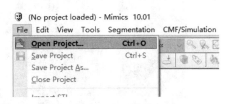

图 2-50-1　打开工程数据

2. 校正方向(Change Orientation),如图 2-50-2 所示。

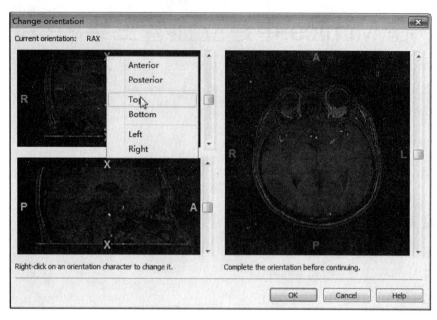

图 2-50-2　校正方向

3. 组织图像(Organize Images),如图 2-50-3 和图 2-50-4 所示。

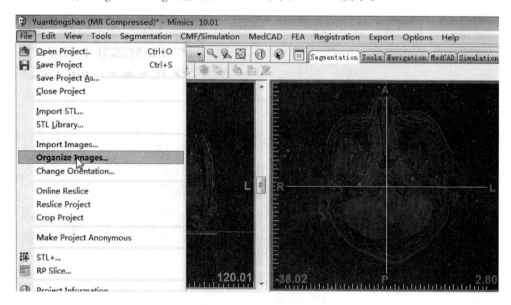

图 2-50-3　组织图像

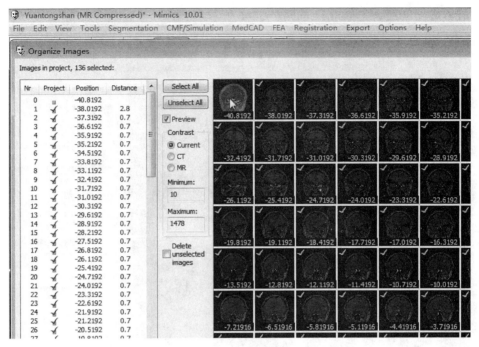

图 2-50-4　选择图像序列

4. 阈值分割（Segmentation Thresholding），如图 2-50-5 所示。

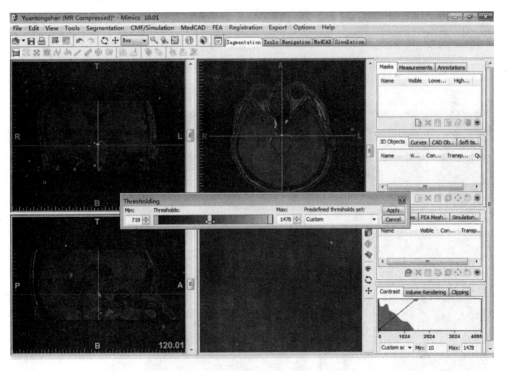

图 2-50-5　阈值分割

注：图中血管区域的分割需要由用户自行设定分别阈值。拖动阈值分割中间滑块，观察图片中血管区域被白色（彩色时为绿色）遮罩住（其他区域没有被绿色遮罩住）为最佳位置。本图中白色（彩色为高亮）显示区域为选中的血管

5. 区域增长（Region Growing），如图 2-50-6 所示。

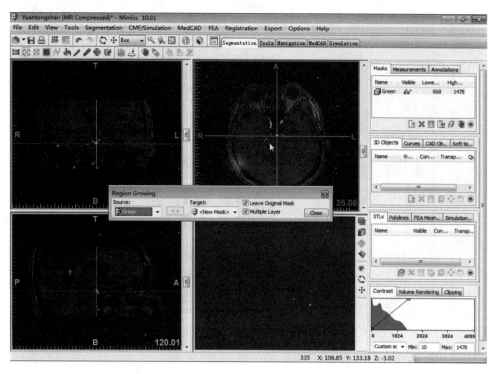

图 2-50-6　区域增长

6. 渲染三维模型（Segmentation Calculate 3D），如图 2-50-7 所示。

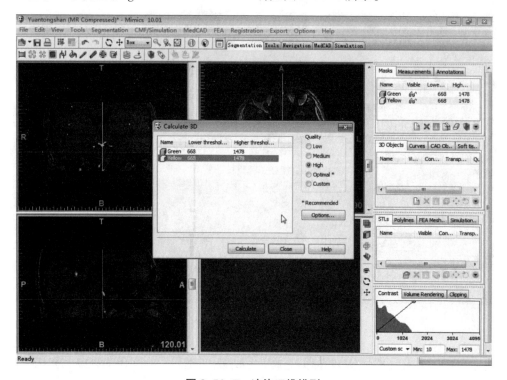

图 2-50-7　渲染三维模型

7. 观察结果，如图 2-50-8 所示。

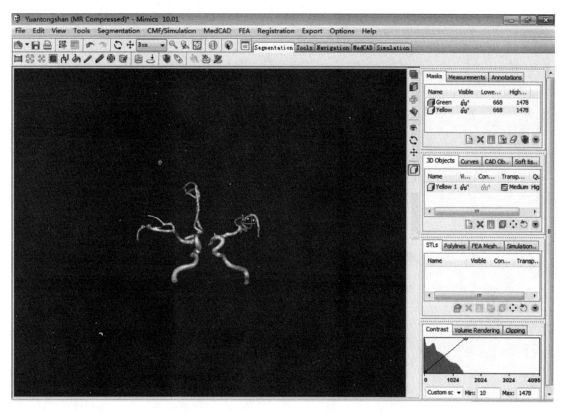

图 2-50-8 生成三维模型

（张东圆 阳小华）